中国健康管理报告2024

主 编 姚建红 姚 军

U0224258

中国协和医科大学出版社
北 京

图书在版编目（CIP）数据

中国健康管理报告. 2024 / 姚建红, 姚军主编.
北京：中国协和医科大学出版社, 2024. 10.
ISBN 978-7-5679-2484-0

Ⅰ. R199.2

中国国家版本馆CIP数据核字第202494NA18号

主　　编　姚建红　　姚　军
策　　划　卜蝴蝶
责任编辑　高淑英　　姚佳悦
封面设计　邱晓俐
责任校对　张　麓
责任印制　黄艳霞
出版发行　**中国协和医科大学出版社**
　　　　　（北京市东城区东单三条9号　邮编100730　电话010-65260431）
网　　址　www.pumcp.com
印　　刷　三河市龙大印装有限公司
开　　本　710mm×1000mm　　1/16
印　　张　18.25
字　　数　340千字
版　　次　2024年10月第1版
印　　次　2024年10月第1次印刷
定　　价　159.00元

学术指导委员会

编 委 会

主　编

　　姚建红　中国通用技术集团

　　姚　军　中国健康管理协会

副主编

　　李　明　中国健康管理协会

　　刘　欢　中国医学科学院北京协和医学院

　　闫　焱　中国通用技术集团

编　者（按姓氏笔画排序）

　　刁然然　中国医学科学院北京协和医学院

　　万小慧　中国医学科学院北京协和医学院

　　王　斌　中国健康管理协会

　　王书沅　中国通用技术集团

　　王屹亭　南京医科大学

　　王锦帆　南京医科大学

　　尹　梅　哈尔滨医科大学

　　过君君　首都医科大学

　　刘　欢　中国医学科学院北京协和医学院

　　刘　晖　中国医学科学院北京协和医学院

　　闫　焱　中国通用技术集团

　　米　海　中国石油天然气有限公司长庆油田分公司

　　李　明　中国健康管理协会

李　建　中国医学科学院北京协和医学院
李　翎　中国石油天然气有限公司长庆油田分公司
李星明　首都医科大学
吴　非　中关村卓益慢病防治科技创新研究院
张文硕　中国健康管理协会
张赫楠　哈尔滨医科大学
陆　方　南京医科大学
陈　旻　福建医科大学
金悦盈　中国医学科学院北京协和医学院
周　川　中国医学科学院北京协和医学院
周立涵　首都医科大学
郑韵婷　福建医科大学
赵　南　哈尔滨医科大学
郝燕燕　中国健康管理协会
姚　军　中国健康管理协会
姚建红　中国通用技术集团
袁海燕　中国医学科学院北京协和医学院
梁　栋　福建医科大学
韩　竹　哈尔滨医科大学附属第二医院
焦月盈　中国通用技术集团
魏　畅　中国健康管理协会

序　言

随着"健康中国"战略的不断深入推进，国民健康意识显著提升，对高质量健康管理服务的需求也在持续增长。当前，我国正处于从全面建成小康社会向社会主义现代化强国迈进的关键时期，"健康中国"战略作为实现这一宏伟目标的重要组成部分，肩负着提升全民健康水平、促进社会和谐稳定的重大使命。在这样的背景下，《中国健康管理报告2024》应运而生，旨在为推动我国健康管理事业的高质量发展提供智慧与支持。

面对疾病谱的变化、不健康生活方式的普遍存在以及慢性病高发等多重挑战，传统以治病为中心的医疗模式已经难以满足新时代的健康需求，迫切需要转变为以健康为中心的全民健康管理模式，以预防为主、全生命周期的健康维护方式来应对这些挑战。本书正是基于这一时代要求，从"健康中国"建设的战略高度出发，系统梳理了健康管理的发展历程，深入分析了健康管理在实施"健康中国"战略中的关键角色与定位，探讨了如何使健康管理更加契合中国国情，并更好地融入国家整体发展战略之中。此外，本书还借鉴了国际上成熟的健康管理经验，结合中国的实际情况，为健康管理行业的发展提供了前瞻性、战略性和指导性的建议，推动健康管理在新时代背景下实现更高层次和更优质服务。

健康管理既是一门学科，又是控制慢性病危险因素的重要手段。然而，健康管理在中国的发展还不很理想。首先是在社会上缺乏正确的认识。其次，尽管有诸多高层次的国家政策，但具体落地实施还存在一些差距。《中国健康管理报告2024》可以在统一认识、指导实践，乃至推动政策落地等方面发挥重要作用。

希望《中国健康管理报告2024》能成为健康管理从业者、研究者以及所有关心健康事业发展的人士的实用参考。让我们一起努力，持续探索和改进健康管理的方法和路径，共同推动中国健康管理事业的发展，为社会大众创造一个更健康、更和谐的生活环境。

中国工程院院士　国家食品安全风险评估中心研究员

2024年9月

前　言

　　随着社会的快速发展，人们对健康的追求日益呈现出多样化和个性化的趋势。面对新的机遇与挑战，健康管理行业正处于转型升级的关键时期。在这一背景下，我们组织专家编写了这本《中国健康管理报告2024》，希望能通过系统的研究和案例分享，为健康管理领域提供学科建设的支持和行业发展的指导，推动产业的创新与发展。

　　在本书的编撰过程中，由王锐院士、陈君石院士、林东昕院士和王健伟、甘戈、朱洪彪、刘岭、刘民、杨维中、李立明、何平、张朝阳、高蔚、梁万年、舒跃龙等知名教授和专家组成的学术指导委员会给予了悉心指导与大力支持。陈君石院士欣然为本书撰写了序言，他以专业的视角，充分肯定了本书在推动健康管理体系建设方面所做的努力。在此，我们谨代表编委会全体成员，向学术指导委员会的每一位专家表示最诚挚的谢意，感谢他们为本书的顺利完成所提供的宝贵支持与贡献。

　　同时，我们也特别感谢为本书提供案例的机构和企业。正是他们慷慨分享了成功案例，提供了实践中的宝贵经验，使得本书的内容更加丰富和具有实用价值。这不仅展示了他们在健康管理领域的卓越成就，也为行业的发展提供了宝贵的借鉴。

　　编写过程中，各位编委奉献了智慧和心血，中国协和医科大学出版社给予了全过程的专业化指导。在此，感谢所有为本书付出努力的专家、机构和从业者。

　　展望未来，我们希望本书能够为健康管理行业的发展提供有力支持，成为业内的重要参考。同时，也期待更多的合作与交流，依托于创新的力量，持续提升服务质量和管理水平，以满足人民群众不断增长的健康管理需求。唯有如此，才能保证健康管理行业的高质量发展，推动"以治病为中心"转向"以健康为中心",助力健康中国目标的早日实现。

　　由于编者水平有限,书中不妥之处,敬请各位读者提出批评和指正意见,我们将认真吸收,并作为推动我们提高研究和实践水平的宝贵智力源泉。

　　　　　　　　　　　　　　　　　　　　　　　姚建红　姚　军

　　　　　　　　　　　　　　　　　　　　　　　2024 年 10 月

目　录

第一章　健康中国战略与健康管理

随着经济社会的发展，人们的健康意识逐步增强，人口老龄化加剧，慢性病高发，不良生活方式导致的健康问题凸显，使人民群众对健康的诉求日趋强烈。党和国家高度重视全民健康工作，把建设健康中国提升为国家战略，以人民健康为中心，作出了一系列的规划部署。在政策利好的推动下，健康管理在中国扎根发展，主动健康管理模式逐渐被公众接受，随着医疗卫生领域人工智能技术的革新，健康管理领域发展前景广阔。但在发展过程中也面临着诸如政策、规范、人才、服务等方面的挑战。随着健康中国战略规划的不断实施，我国的健康管理将进入快速发展的轨道。

第一节　健康中国战略的背景和意义

一、健康中国战略的背景

健康是促进人的全面发展的必然要求，是人民群众进行基本社会活动的基础，是社会持续发展的必要条件。随着我国经济的快速发展，人们的生活水平显著提高，对于健康生活的需求日益增长，对健康的重视程度日渐增强。在人们健康意识不断提高的基础上，疾病谱发生改变，社会需求也发生了变化，加上政治、经济、社会等各方面因素对健康领域的重要影响，使健康服务的供给总体不足与需求不断增长之间的矛盾突出。同时，各年龄段群体慢性病高发，大众健康素养有待提升，不良生活方式导致的健康问题凸显，人民群众对健康的诉求日趋强烈。另外，虽然医疗卫生体制改革不断推进，但医保、医疗、医药三者间的联动尚需加强，医疗保障体系的健全程度与公众日益增长的健康需求存在差距。2023年我国人均期望寿命为78.6岁，主要健康指标居于中高收入国家前列，但部分健康指标与发达国家仍存在一定差距。"十四五"期间，我国经济由高速增长向高质量发展转变，人民群众的健康观念也发生了转变，人们更加注重生活质量，美好生活越来越成为广大人民群众追求和向往的重点，因此亟需从政策角度统筹规划关于健康的长远发展方向。

为进一步改善健康服务的能力和水平，健康中国战略应运而生，只有重塑健康保护机制，把健康放在优先发展的战略地位，才是提升人民群众健康素质的正确道路。作为统筹规划国家健康事业的依据，健康中国战略是国家追求全民健康的宏伟目标的指导方针，是促进社会发展的长久之计。健康中国战略是中国共产党在新时代背景下，以提高全体人民健康水平为根本目的，对可能对健康产生影响的因素（如生活行为方式、生产条件及生活环境和医疗卫生服务），采取预防为主，宣传以健康为重点的生活方式，降低疾病的发生率，实现发现早、治疗早、康复快的目标，以健康服务、生活健康、健康保障、健康环境、健康产业、健康支撑与保障为框架建立起来的国家战略，进而促进全民健康，是我国国家总体战略体系中的重要内容，是我国改善和保障民生的战略部署，是全面建成小康社会，实现第二个百年奋斗目标，实现中华民族伟大复兴中国梦的前提条件。

党的十八大以来，党和国家高度重视全民健康工作，把建设健康中国提升为国家战略，"以人民健康为中心"作为政策导向，作出了一系列的规划部署。2015年党的十八届五中全会明确提出推进健康中国建设，从统筹推进"五位一体"总体布局和协调推进"四个全面"战略布局出发，为更好地保障人民健康作出了制度性安排。2016年8月，习近平总书记在全国卫生与健康大会上强调，没有全民健康，就没有全面小康。提出"将健康融入所有政策，人民共建共享"，要把人民的健康放在优先发展的战略地位，作出了加快推进健康中国建设的重大部署。中共中央、国务院于2016年10月印发并实施了《"健康中国2030"规划纲要》，这是全面提升中华民族健康素质，实现人民健康与经济社会协调发展的国家战略，是未来15年推进健康中国建设的行动纲领。2017年党的十九大报告中阐述"提高保障和改善民生水平，加强和创新社会治理"时，强调"实施'健康中国'战略"，为人民群众提供全方位全周期健康服务。《中华人民共和国基本医疗卫生与健康促进法》的公布施行，是贯彻党的十九大和十九届四中全会精神，推进卫生与健康领域治理体系和治理能力现代化的重要举措。《中华人民共和国基本医疗卫生与健康促进法》是我国卫生与健康领域的第一部基础性、综合性法律，这部卫生健康"基本法"强调了"大健康"和"预防为主"的理念，提出个人、政府、社会的健康防病责任，国家和社会应积极提供健康教育和信息，个人应自我践行健康生活方式，对自身健康负责。2021年发布的《中华人民共和国国民经济和社会发展第十四个五年规划和2035年远景目标纲要》从政策的角度提出要全面推进健康中国战略的实施，把保障人民健康放在优先发展的战略位置，坚持预防为主的方针，深入实施健康中国行动，完善国民健康促进政策。党的二十届三中全会审议通过的《中共中央关于进一步全面深化改革、推进中国式现代化的决定》提出实施健康优先发展战略，推动建立完善健康优先发展的规划、投入、治理等政策法规体系，充分体现了以习近平同志为核心的党中央对全民健康事业的高度重视。

二、健康中国战略的意义

过去人们的健康理念大多停留在"有病再治"的阶段，缺少"治病于未发"的理念。推动健康中国战略的实施，有助于引导人民群众转变健康理念，树立将疾病扼杀在萌芽状态、坚持"防未病"的理念。健康中国战略还提出了"大卫生、大健康"的理念，延伸拓展了健康的内涵，推动以健康为中心的思想转变，有利于实现全民健康。通过国家总体战略规划对全民进行健康管理，促进人民健康意识的转变，有助于延长健康寿命，提升人群生命质量。健康是人全面发展的基础，人的素质对人的能力发展上限具有重要影响，而人的体力、智力发展都需要有健康的身体和精神作为依托。以国家战略为指导对国民进行健康管理，有利于普遍提高人民的健康水平，加大当下和未来时期内的劳动产出，提高社会劳动生产率。个体健康指标的改善将逐渐聚集成全社会巨大的健康人力资本的提升，推动健康中国战略有助于提升社会的生产力和核心竞争力。在人们生活水平不断提升的时代背景下，提出构建"健康中国"战略，更是明确回应人民群众对健康的迫切需求，是实现社会美好生活的基础。建设"健康中国"是满足人民日益增长的美好生活需求的重要手段，有助于提高人民的获得感和幸福指数。

健康中国战略前瞻性、系统性地对大众群体的健康进行管理，其主要目的在于推动健康与经济、社会协调发展。健康领域涉及范围较广，在"健康中国"战略实施过程中，康养、健康管理等健康产业得到发展，可以为民生经济培育新的增长点，有助于推动经济可持续增长。目前我国经济处于转型阶段，实现经济高质量发展亟需高水平劳动力的支持，人民健康水平的提高必然为经济高质量发展提供条件，健康中国战略的实施可以有效促进经济、社会的健康发展。古人说"仓廪实而知礼节，衣食足而知荣辱"，基本需求得到满足是人民安居乐业的基础。从本质上看，健康中国战略也是保障民生福祉之策，同样关乎社会和谐稳定。推动健康中国战略的实施有利于提高健康服务供给能力和社会保障水平，进一步促进社会公平和全面发展，维系社会安定和国家安全。实施健康中国战略不仅保障人民群众的权益和发展，也是经济转型升级、社会稳定发展的必然选择，更是推进国家治理体系及治理能力现代化的关键。随着经济、社会的发展，政府对国民健康的支持程度和管理效率，决定了人民对社会建设的参与意愿和对政府政治权力的支持度。健康中国战略的制定凸显了中国共产党以人民为中心的发展思想，是国家利益和人民愿望的集中体现，是民族振兴和国家富强的重要标志。

第二节　健康管理在健康中国战略中的地位和作用

健康是人类永恒的追求，连接着千家万户的幸福，关系到国家和民族的未来。党的十八大以来，以习近平同志为核心的党中央将维护人民健康摆在了优先发展的战略位置，并确立了新时代卫生与健康的工作方针，印发《"健康中国2030"规划纲要》，描绘了健康中国建设的宏伟蓝图，发出建设健康中国的号召。健康中国战略全面实施后，我国人民健康状况和基本医疗卫生服务的公平性、可及性得到持续改善，医疗卫生事业获得了长足进步并迈入新的历史征程。2014年12月习近平总书记在江苏镇江调研考察时指出，没有全民健康，就没有全面小康。2019年新冠疫情暴发，在抗疫斗争中，我国坚持人民至上、生命至上，始终把人民生命安全和身体健康放在第一位，不问代价、不计成本地挽救生命，努力全方位、全周期地保障人民健康，反映了我国医务人员超高的道德水准和以人为本的价值追求。这场艰苦卓绝的抗疫斗争勾勒了最生动的"中国答卷"。2020年是我国全面建成小康社会的决胜之年和收官之年，而健康中国的蓝图，凝聚了亿万人民的期待。全民健康作为全面小康的应有之义，是全面建成小康社会的健康之基。健康是人全面发展的基本要求，只有实现了全民健康的全面小康，才能得到人民认可、经得起历史检验；也只有夯实全民健康的发展基石，才能托起全面小康的宏伟目标，朝着社会主义现代化国家新征程奋进。

在中国特色社会主义现代化征程中，人民健康是最重要的指标，也是幸福生活的基础。过去受限于医疗卫生条件和诊疗水平，看得上病、看得起病是人民群众的普遍诉求。但随着我国经济的发展和生活水平的提升，人民群众对美好生活有了新的期盼，对健康与医疗卫生服务也提出了新的诉求，更加重视生命质量和健康水平，从看得上病、看得起病到看得好病、看得舒心，从有病治病到希望少得病、不得病，反映了人民群众日益增长的健康需求。然而随着城镇化进程加快、人口老龄化日益严重，我国居民的疾病谱也在不断发生变化，人民健康面临着新的威胁和挑战。一方面，慢性非传染性疾病发展为影响我国人群健康的主要疾病。由于公众的整体健康素养不高，加之现实生活压力的加大，吸烟、酗酒、日常缺乏锻炼、长期不合理膳食等不健康的生活方式较为普遍，导致相关疾病日益突出，其中心脑血管疾病、癌症、慢性呼吸系统疾病、糖尿病等慢性病较为多见且群体日趋年轻化。据统计，由慢性非传染性疾病导致的死亡人数占总死亡人数的比例高达88.5%，随之而来的疾病负担占比超过70%，严重威胁着我国居民的健康。另一方面，肝炎、结核病、获得性免疫缺陷综合征（艾滋病）等重大传染病的防控形势依然严峻，这些问题的存在要求我们继续强化重大传染病的防控力度，最大程度控制并降低此类传染病的流行趋势。此外还有职业健康、地方病等问题也不可小觑。维护人民健康是我国医疗卫生事业发展的初心和使命，为推进全民健康，实施健康中国战略，我国积极转变健康理念，促进卫生健康工作从"以治病为中心"转向"以人民健康为中心"，切实解决群众看病难、看病贵的问题，努力为人民群众提供全方位、全周期的健康保障，落实预防为主的工作方针，统筹推进医保、医疗、医药领域联动改革，着力解决基本医疗卫生资源均衡配置等问题。同时不断提升全民健康素养，扩大健康知识普及率，推动健康宣教走进课堂、家庭、社区、单位，让每个人成为自身健康的首要责任人，引导群众形成良好的行为习惯和生活方式。通过加强健康干预减少危险因素暴露，减少吸烟、酗酒等不利于健康的生活习惯和心理依赖，通过鼓励全民健身推行主动健康、合理膳食的健康生活方式，提前将健康危险因素拒之门外。针对妇、幼、老、贫等重点人群，统筹提供全生命周期健康服务。全民健康需要个人、家庭、社会和政府多方共同参与，通过常态健康管理和疾病早诊早治将健康融入所有政策，实现全民共建共享，确保健康中国行动真正落地见效。

2001年国内首家健康管理公司注册、2003年全国取得抗击非典疫情胜利以及2005年健康管理师职业设立，逐步推动健康管理在中国扎根发展。一般来说，健康管理是针对健康需求、对健康资源进行有计划地组织、指挥、协调和控制的过程。主要是对个体和群体健康的全面监测、分析、评估和咨询指导从而对健康危险因素进行及时、有效干预。最初健康资源作为国内经济发展动力得到重视，但在老龄化程度加重的今天，我国健康资源被不断消耗，居民对健康管理的需求日益迫切。随着老龄群体不断增长，我国人口老龄化的发展速度已超过发达国家，人口结构发生新的变化，面临未富先老的难题与挑战。加之慢性病发病率的攀升和新发传染病的不断出现，导致相关危险因素日益严重，我国人民的健康受到多重威胁。此外，一段时间内医疗费用的急剧上涨使得居民个人与政府负担加重。各项因素表明，加强健康管理对我国经济社会的可持续发展至关重要。推进健康中国建设和实现全民健康，离不开全民健康管理。健康管理强调自我主动性，即个人为自身健康的首要负责人，从过去的被动预防和被动治疗转变为主动负责，要求个人时刻关注自己的身体健康状况，具备疾病预防意识、主动预防并发现自身疾病。健康管理的高度自主性衍生出主动健康管理（PHM）服务模式的理念，主张以人为本，旨在实现"人人参与、人人尽力、人人享有"的健康管理模式。新时代背景下，主动健康管理模式要求通过提高主动健康管理素养水平、精准预测健康风险、智能预警预测健康事件、有效干预健康结局从而促进全民健康。通过健康管理与其他技术的融合发展为公众提供全周期健康保障，例如云计算、大数据、物联网、人工智能等新一代信息技术，实现数字化健康管理体系。通过电子健康档案的建立和联网，为公众预防疾病、就医治疗、康复疗养、健康养老等服务扫清信息障碍。在《"健康中国2030"规划纲要》发布后，国家明确支持发展健康管理服务业，要求加快培养健康管理与相关产业的专业技术人才，为健康管理行业与市场融合发展创造良好的契机与环境，从而最大限度地发挥健康管理为全民健康保驾护航的作用。新时代下的全面健康管理将更加助推实现全民健康。

健康中国才能铺就人民幸福之路。现实生活中，健康风险因素具有复杂多变性，个体差异大，因而单一治疗手段的作用相对有限，需要更加有效的措施维护人民群众的健康。健康中国建设需要坚持中国特色卫生与健康发展道路问题，并构建大卫生、大健康的发展格局。"大卫生"即在政策制定与实施过程中充分体现健康优先的重要前提，主张全方位防控健康风险因素；"大健康"则指明了从个人健康到全民健康，再到全面健康的多维度、多层次的健康中国的发展目标体系。大卫生、大健康的发展格局更加重视疾病的预防环节，充分显示了全民健康管理的必要性。通过全民健康管理，将健康意识融入人民群众的行为、思想和习惯，引导群众主动参与卫生健康治理，践行文明、健康的生活方式，获得身心俱佳的健康状态，营造出人人参与、人人尽责、人人受益的社会氛围。将全民健康管理打造成一种有效的健康干预机制，进一步提升健康资源的使用效率，以确保健康中国战略推进机制的科学性和高效性。

第三节　健康管理的发展机遇和挑战

人体是一个非常复杂的系统，个体的实际寿命受到很多因素影响，所以养生和如何保持健康在古代就受到重视，防患于未然的健康智慧古已有之。《黄帝内经》指出"上工治未病，不治已病"，当代也有学者指出，"健康管理的本质就是提升生命质量，延长有效寿命，降低患病风险"，这与《黄帝内经》中提到的预防疾病的思想一脉相承。健康管理是对健康危险因素全面、全过程的监测、分析、评估，并且有效利用有限的资源达到最大的健康效果，需要调动个体和群体的积极性。我国从"大健康"观出发，把提高全民健康管理水平放在国家战略高度，群众健康将从医疗转向预防为主，不断提高民众的自我健康管理意识。广义的健康管理需要吸纳多方资源，构建一套完整、科学的服务体系，从国家层面为人民群众制定全方位、全周期的健康管理计划。从国际卫生事业的发展实践看，强化健康管理对于提高卫生资源效益和民众健康水平具有重要意义。我国人口基数大，消耗的健康资源巨大，医疗费用负担沉重，因此做好公众健康管理符合我国的国情。一是我国老龄化不断加剧，但经济发展水平有待进一步提高，出现"未富先老"的困境。二是健康改善速度有待提高。三是疾病负担沉重，目前我国面临传染病和慢性非传染病的双重压力。四是人们对健康越来越关注，但科学的健康理念和知识并未普及。世界卫生组织的研究显示：人类三分之一的疾病通过预防保健可以避免，三分之一的疾病通过早期的发现可以得到有效的控制，三分之一的疾病通过信息的有效沟通能够提高治疗效果。从"以治病为中心"转为"以健康为中心"，关键是加强对疾病预防的重视。做好健康管理是一项具有挑战性的工作，人们往往在患病时才会关注自身健康的管理，而在健康时常常忽略健康管理。

党的二十大报告提出，推进健康中国建设，要"把保障人民健康放在优先发展的战略位置，完善人民健康促进政策"。以健康优先就是要把健康融入所有政策，以人民的健康需求为导向发展健康服务。健康问题牵涉面广，当前健康中国战略相关工作分散在医疗医药、社会保障、环境治理、公共卫生等部门，各部门工作已形成体系。因此，需要将健康的理念融入公共政策制定实施的全过程，然后逐渐推进不同部门之间健康职能的整合。在政策提出和实施的过程中，要正确认识健康中国战略的重要作用，积极调动医疗、环境、教育、法制等多部门共同努力，坚持健康优先原则。这一点与广义的健康管理相呼应。当前我国健康管理领域还面临一些其他挑战，包括：①缺乏行业规范和技术标准。虽然国内与健康管理相关的服务机构已经达到数千家，但大部分服务都是围绕健康管理的某个环节展开，服务内容和质量参差不齐，很难体现健康管理的真正价值。②健康管理领域尚未形成主流理论框架，具有我国特色的健康管理服务体系和运营模式还在探索中。③健康管理的技术水平和服务模式相对滞后。无论是健康评估、健康维护，还是服务模式和范围，我国与发达国家水平仍存在一定差距。当前，我国健康管理主要以健康体检为主要形式，缺乏系统全面的科学评估和有效的健康干预服务，导致公众对服务的满意度和信任度不足，一定程度上制约了健康管理行业的发展。④高层次的专业人才匮乏。与我国健康管理发展需求相比，人才培养机制和体制建设薄弱，缺乏健康管理的专业团队和师资力量，高层次的专业人才数量明显不足。⑤人民群众对健康管理的认识薄弱。在国内，人们习惯了"生病就医"的医疗模式，在无明显症状的情况下对自己的健康状况不够重视和了解。医疗人员受传统生物医学模式的影响较大，主要对非健康人群提供服务，而对亚健康、健康人群的关注不够。⑥政府对健康管理的支持和引导力度有待加强。目前健康管理领域相关政策偏少，配套政策也相对不健全。现有的医疗保障制度只能解决人们的基本医疗需求，只保治、不保防，存在防治分离的问题。

虽然存在诸多问题和挑战，但我国健康管理领域也迎来了一些发展机遇。首先，国家层面对健康管理越来越重视，在顶层设计方面，出台了部分政策和规划，倡导健康管理，为行业发展创造了良好的政策环境；其次，移动互联网的发展为健康管理提供了发展空间。随着医疗卫生领域人工智能技术的革新，如早诊和抗衰等行业发展前景广阔。未来健康管理发展需要考虑以下方面。

1. 倡导生命全程健康管理的理念 宣传推广健康管理相关理论知识，在全民树立新的健康观，教育和帮助人们认识健康管理对提高生活质量、提升健康水平的重要性，使人们意识到健康管理不只是某一时间段的管理，而是整个生命过程全周期的管理，这样才能最大程度发挥健康管理的效果。

2. 鼓励大型综合性医院参与健康管理 大型综合性医院开展健康管理具有较大优势，一是，在信息采集监测阶段，其拥有先进的设备设施、完善的检测系统和信息网络平台；二是，在健康分析评估和健康干预阶段，其拥有雄厚的专家队伍、多学科的诊疗优势；三是，大型综合性医院具有长期的工作基础和经验积累。近些年，很多大型综合性医院已深刻体会到单纯的医学体检已不能满足人民群众的健康保健需要，规范的健康管理服务将越来越受到人们的青睐。由单纯体检服务向真正的健康管理转变已成为大势所趋。健康中国战略也明确提出消除危害城乡居民健康的主要问题和健康危险因素，在服务机构上应以公共卫生机构和大中型医院为支撑。所以大中型公立医院应以促进健康管理发展为己任，为提高全民健康水平发挥应有的作用。

3. 发挥社区卫生服务机构的平台作用 推行分级诊疗制度为健康管理工作的开展提供了便利。社区卫生服务机构作为基层医疗卫生服务的守门人，掌握并管理着社区居民的健康信息，无论是健康管理机构还是健康保险机构均需以社区卫生服务机构作为平台来为居民提供服务。

4. 加快健康管理信息服务平台建设 信息技术是未来开展健康管理服务的基础。随着分级诊疗制度的建立，上级医疗机构、社区卫生服务机构和医保机构的信息将逐渐整合，实现互联互通，不同机构可以通过健康管理信息平台提供服务并进行监管。

5. 加强政府支持力度 由于我国健康管理相关法律法规尚不完善，缺乏理论支持，技术和服务规范亟待统一，一定程度上影响了健康管理服务的可持续发展。

6. 促进不同服务机构之间的合作　探索完善健康管理公司、健康保险公司、社会医疗保险机构之间的合作机制。在医疗保险管理中引入健康管理新理念，将基本医疗保险与预防保健相结合，引导健康和亚健康人群能够将个人账户内积累的资金用于健康管理。

7. 完善健康管理学科与教育体系，培养高层次人才　建立健康管理相关知识与课程体系，开设健康管理专业，培养健康管理高层次人才，促进健康管理科技创新和科研协作等。

第四节　健康中国战略的实施规划

党的二十大报告把健康中国确立为2035年基本实现社会主义现代化的总目标之一，明确健康中国建设的重大意义，同时明确要坚持健康优先的发展战略，完善人民健康促进政策，并依据新时代卫生与健康工作方针，针对当前卫生健康事业面临的突出问题，明确提出了重点工作任务，为健康中国建设指明了发展方向和实践路径。全面推进健康中国建设与国家整体战略紧密衔接，将为实现第二个百年奋斗目标和实现中华民族伟大复兴的中国梦注入强大动力。

一、健康中国15项专项行动

国务院发布《国务院关于实施健康中国行动的意见》，围绕疾病预防和健康促进两大核心，提出开展15个重大专项行动，旨在促进以治病为中心向以人民健康为中心转变，努力使群众不生病、少生病。通过政府、社会、家庭和个人的共同努力，全面推进健康中国建设。其中强调国家层面成立健康中国行动推进委员会，制定印发《健康中国行动（2019—2030年）》，细化专项行动的目标、指标、任务和职责分工，统筹指导各地区各相关部门加强协作，研究疾病的综合防治策略，做好监测考核，动员各方广泛参与，凝聚全社会力量，形成健康促进的强大合力。同时，《国务院关于实施健康中国行动的意见》中也提倡全体居民注重健康管理，坚持普及知识、提升素养，自主自律、健康生活，早期干预、完善服务，全民参与、共建共享的基本原则，稳步提高全民健康素养，加快推广健康生活方式。

健康中国15项专项行动从全方位干预健康影响因素、维护全生命周期健康、防控重大疾病三方面展开，包括健康知识普及、合理膳食、全民健身等具体行动方案，特别关注人群全生命周期的健康维护，以及对心脑血管疾病、癌症等重大疾病的防控。全方位干预健康影响因素行动是为了预防和控制健康风险，提高全民健康水平，包括健康知识普及行动、合理膳食行动、全民健身行动、控烟行动、心理健康促进行动以及健康环境促进行动6项行动，体现了预防为主的原则，推动健康生活方式的普及。维护全生命周期健康行动通过实施各项健康促进行动，从孕期保健到老年人护理，覆盖个体生命的各个阶段，提高人们的健康素养和生活质量，包括妇幼健康促进行动、中小学健康促进行动、职业健康保护行动、老年健康促进行动，期望提高全民健康管理意识，共建健康中国。防控重大疾病行动是为了有效控制和减少心脑血管疾病、癌症、慢性呼吸系统疾病等严重危害人民健康的疾病的发生和传播，通过实施针对性的防控措施，提高公众对这些疾病的认知和防范能力，从而降低发病率和死亡率，保障人民身体健康和生命安全，包括心脑血管疾病防治行动、癌症防治行动、慢性呼吸系统疾病防治行动、糖尿病防治行动、传染病及地方病防控行动。这一系列措施体现了国家对公民健康的高度关注，旨在通过全社会的共同努力，构建健康中国建设的长效机制。

二、"十四五"国民健康规划

《"十四五"国民健康规划》旨在全面推进健康中国建设，提出了一系列目标、任务和措施，强调了以人民健康为中心的发展思想，注重预防为主、医防结合，推动卫生健康领域改革和发展，提升全民健康水平。规划措施涵盖了织牢公共卫生防护网、全方位干预健康问题和影响因素、全周期保障人群健康、提高医疗卫生服务质量、促进中医药传承创新发展、做优做强健康产业、强化国民健康支撑与保障七个方面。

1. 织牢公共卫生防护网　通过提高疾病预防控制能力、完善监测预警机制、健全应急响应和处置机制、提高重大疫情救治能力，提高公共卫生服务水平，保障人民群众的身体健康和生命安全，使全民享有更高水平的健康保障和服务。

2. 全方位干预健康问题和影响因素　采取普及健康生活方式、加强传染病、寄生虫病和地方病防控、强化慢性病综合防控和伤害预防干预、完善心理健康和精神卫生服务、维护环境健康与食品药品安全、深入开展爱国卫生运动等综合性措施，从多个角度入手，解决影响人们健康的方方面面问题和因素，从而提高全民健康水平。

3. 全周期保障人群健康　全周期保障人群健康是为了在不同阶段、不同情况下，全面保障人民的身体健康和心理健康，使人们能够获得高质量的医疗服务和健康保障。具体措施包括完善生育和婴幼儿照护服务、保护妇女和儿童健康、促进老年人健康、加强职业健康保护、保障相关重点人群健康服务等方面，通过这些措施全面保障人民的健康，提高全民健康水平。

4. 提高医疗卫生服务质量　通过优化医疗服务模式、加强医疗质量管理、加快补齐服务短板等方面提出一系列措施，如建设分级诊疗体系、推进紧密型县域医共体建设、提高家庭医生签约服务质量、加强医疗质量管理和监督等，提高医疗卫生服务的质量和效率，满足人民群众日益增长的健康需求，保障人民身体健康。

5. 促进中医药传承创新发展　从充分发挥中医药在健康服务中的作用、夯实中医药高质量发展基础两方面提出加强中医药科技创新、提高中医药人才队伍建设、推动中医药国际化、拓展中医药产业发展空间等措施来促进中医药传承创新发展，推动中医药事业走向现代化、国际化，促进中医药传承创新发展，让中医药更好地服务于人民群众的健康需求。

6. 做优做强健康产业　做优做强健康产业是为了让健康产业更加优秀、更加强大，为人民健康保驾护航，通过推动医药工业创新发展、促进高端医疗装备和健康用品制造生产、促进社会办医持续规范发展、增加商业健康保险供给、推进健康相关业态融合发展等方面，促进健康产业的发展，提高人民健康水平。鼓励新药研发创新和使用、加快构建药品快速应急研发生产体系、优化创新医疗装备注册评审流程、支持前沿技术和产品研发应用等具体措施，从而做优做强健康产业。

7. 强化国民健康支撑与保障　通过深化医药卫生体制改革、强化卫生健康人才队伍建设、加快卫生健康科技创新、促进全民健康信息联通应用、完善卫生健康法治体系、加强交流合作等方面提出措施，如建设分级诊疗体系、加强公共卫生服务、推进紧密型县域医共体建设、实施全民健康生活方式行动、加强营养干预、开展全民健身运动、做好重点传染病防控、强化疫苗预防接种等，以此提高国民健康水平，为人民群众提供更好的健康支撑和服务保障。

三、健康细胞工程建设

健康细胞工程建设包括健康机关、健康村（社区）、健康学校、健康促进医院、健康企业、健康家庭六类，特别强调了健康机关、学校、医院和家庭四个方面的建设策略。健康细胞建设是推进健康城乡建设的重要基础，也是国家卫生城市建设的重要组成部分。

在健康机关建设方面，机关单位干部职工的健康行为对于社会大众具有引领作用，健康机关建设是示范中的示范，必须首先抓好，努力将示范效应扩展到全社会。环境改善方面要抓好机关环境卫生、无烟机关建设以及健康食堂等健康环境建设；行为养成方面要抓好健康知识普及、践行文明健康绿色环保生活方式等；制度建设方面要制定完善卫生管理、健康教育、工间操、定期体检、无烟单位、员工休假等制度。

在健康村（社区）建设方面，环境改善方面要重点改善健身文化设施，建设无障碍环境，完善残疾人、老年人、幼儿服务设施，全面搭建健康建设的支持性环境；健康服务方面要着力开展健康教育和健康素养促进行动，引导居民践行文明健康绿色环保生活方式，做细做精家庭医生签约服务，不断提升居民健康水平。环境整治方面要结合乡村振兴战略，整合项目资源，以治脏、治乱、治差为重点，扎实推进综合整治，同时加大改水改厕力度，定期组织控制病媒生物防制活动；公共卫生方面要建立健全公共卫生委员会，加强对传染病、常见病、慢性病和地方病的有效管控，促进村民养成良好的生活行为习惯，丰富村民文化体育生活，提高村民健康素养。

在健康学校建设方面，孩子的健康影响家庭健康，小时候的健康习惯影响一生的健康素养，因此健康校园建设的意义重大。要加强健康校园建设，校园环境整洁卫生，绿化美化，教学和生活设施布局合理，周边社会文化环境健康安定；健康教育课和体育课达到国家规定课时，开展学生体质监测，建立师生健康体检和健康管理机制；建设健康食堂，保障食品安全；实施校园传染病、常见病、多发病防控，落实眼保健操制度，开展预防近视、肥胖、龋齿等行动；开展心理健康主题活动，提供心理咨询帮助等。开展无烟学校建设。中小学校以培育健康行为习惯、营造健康成长环境为主，大学校园以倡导健康文化、预防控制传染病为主，积极推进健康学校建设。

在健康促进医院建设方面，要将健康理念融入医院规划、建设、管理、运营全过程，充分体现人性化特点。加快推进医防结合，医院不仅要看病、还要防病，将健康教育融入医疗服务当中，开展形式多样的健康教育服务；大力营造健康和谐诊疗环境，提供优质服务，提高患者就医体验。加强医院健康文化建设，建设无烟医院，倡导文明健康绿色环保生活方式；加强员工健康管理，建立健康体检、职业健康监护制度等；发挥自身优势，积极传播健康文化，参与社区健康公益活动。

在健康企业建设方面，企业在追求经济效益的同时，必须注重社会效益。建立健全职业防护、职业病防治等促进职工健康的规章制度，组织开展健康讲座和各类文体活动，开展无烟单位建设。强化法治意识，履行社会责任，加强废水、废气、固废、垃圾等处理管理；提高职业健康防护意识，定期组织开展职业健康体检，防范职业危害。

在健康家庭建设方面，家庭是最小的社会单元，家家户户的健康构成全社会的健康。要全面加强健康教育，引导家庭成员树立现代健康观，培养健康理念，掌握科学育儿、老年人照护、常见病、慢性病、传染病预防、家庭急救、灾害逃生等健康科普知识和技能。尤其要大力推行"三减三健"、戒烟限酒、控盐限油、平衡膳食，改善家庭环境卫生，坚持体育锻炼，保持积极健康心态，提高幸福指数。

健康细胞建设是一个系统工程，需要各级政府的坚强领导和各个行业部门的协同推进，需要社会各界和广大人民群众的积极参与。总体而言，健康细胞工程建设是推进健康中国建设的关键组成部分，通过细致入微的规划和实施，旨在全面提升人们的健康素养和生活质量。

参考文献

［1］支叔尔. 健康中国战略背景下医学生社会责任感培育研究［D］. 重庆医科大学，2022.

［2］董超. 国家卫生健康委：我国人均预期寿命有了历史性跃升［N］. 保健时报，2022-09-15（002）.

［3］冯靓. 健康中国战略背景下南充市重大疾病保险需求影响因素研究［D］. 新疆财经大学，2021.

［4］徐诗枧，闫静. 论全民健身与全民健康深度融合——基于"主动健康"视域［J］. 体育文化导刊，2023，（2）：1-6.

［5］黄建始，陈君石. 健康管理在中国的历史、现状和挑战［J］. 中华全科医师杂志，2007，6（1）：45-47.

［6］姜莹莹，齐力，毛凡，等. 国家慢性病综合防控示范区多部门合作现状研究［J］. 中国卫生政策研究，2019，12（11）：59-66.

［7］弓孟春，刘莉，王媛媛，等. 主动健康管理模式的构建策略［J］. 科技导报，2022，40（6）：93-100.

［8］曹霞，武留信. 发展健康管理服务健康中国［J］. 中华医学信息导报，2020，35（20）：4-5.

［9］孙明，解夕黎，贾雯涵，等. 健康管理理论研究进展及在慢性疾病管理中的应用［J］. 中国医科大学学报，2022，51（1）：69-72.

［10］姚建红. 构建大卫生大健康格局全方位护佑人民健康［J］. 红旗文稿，2024，（9）：9-13+1.

［11］习近平. 习近平谈建设健康中国［J］. 健康中国观察，2021，（6）：24-25.

［12］李新华. 打造高质量"科普之翼"助力健康中国建设［J］. 中国出版，2022，（5）：

38-40.

［13］胡大一. 健康中国，我们在行动［J］. 中华高血压杂志，2020，28（1）：1.

［14］蔺娟. 陕西：从"细胞工程"起步［J］. 瞭望，2019，（48）：44-45.

［15］周映夏. 推进"健康细胞工程"努力建设"健康中山"［N］. 中山日报，2017-02-24.

第二章　健康管理的发展历程
　　　　与国际比较

第一节　健康管理的起源

　　1948年，世界卫生组织（WHO，以下简称"世卫组织"）将健康定义为："健康不仅仅是没有疾病或者虚弱，而是包括躯体健康、心理健康和社会适应能力的完好状态"。有效的健康管理可以降低患病风险、节省财务成本、改善人们的健康状况。我国早期健康管理思想可以追溯到两千多年前的《黄帝内经》，其明确指出了"治未病"的思想；战国时期名医扁鹊也曾说过"上工治未病，中工治欲病，下工治已病"，与健康管理理念及思想十分契合。

　　现代健康管理最早起源于美国，1929年美国蓝十字和蓝盾保险公司通过对教师和工人提供健康管理服务，有效降低医疗赔付这一商业行为进行了健康管理的初步实践探索。1969年，美国联邦政府出台了将健康管理纳入国家医疗保健计划的政策。尼克松政府将健康管理服务推向市场，使单一的健康保险赔付担保转变为更全面的健康保障体系。1973年美国政府正式通过了《健康维护组织法》（HMO Act of 1973），极大地推动了健康维护组织（HMO）的迅猛发展，并允许健康管理机构设立关卡，限制医疗服务，以控制不断增加的医疗费用。1978年，美国密歇根大学Dee.W.Edington博士提出了健康管理的概念并成立了健康管理研究中心，经过不断发展已成为了全球开展健康管理研究的顶尖机构。

　　21世纪初，健康管理被引入中国并逐步兴起与发展。2009年《健康管理概念与学科体系的中国专家初步共识》颁布，将健康管理定义为："以现代健康概念（生理、心理和社会适应能力）和新的医学模式（生物–心理–社会）以及中医治未病为指导，通过采用现代医学和现代管理学的理论、技术、方法和手段，对个体或群体整体健康状况及其影响健康的危险因素进行全面检测、评估、有效干预与连续跟踪服务的医学行为及过程。"简述为，健康管理是指对个人或人群的健康危险因素进行全面监测、评估与有效干预的活动过程。其目的在于通过改善或改变健康服务手段，提高公众健康有效组织行为等方面利用有限资源，以最小投入获得最大健康收益。

第二节　健康管理的发展

一、健康管理发展现状

随着社会结构、科技进步和医学理念的变化，健康管理也不断演变和发展。在早期，健康管理主要以疾病治疗为核心，人们依赖医疗系统应对已经发生的健康问题。随着时间的推移，预防医学的理念开始兴起，强调通过预防措施来减少疾病的发生，包括健康教育、疫苗接种和健康生活方式的推广。健康促进的概念进一步扩展了健康管理的视野，它不仅关注疾病的预防，还致力于提升人们的健康水平和生活质量。跨学科的融合为健康管理带来了新的视角和方法。医学、心理学、社会学和经济学等学科的融合，为理解和解决复杂的健康问题提供了更全面的框架。这种融合促进了人们对健康影响因素深层次的理解，包括社会经济状态、环境因素、个人行为和心理状态。

个性化健康管理的兴起得益于信息技术和生物技术的发展。数据分析、人工智能和可穿戴设备等技术的应用，使得健康管理服务能够根据个人的具体需求和健康数据提供定制化的健康管理计划。健康信息技术的应用极大地提高了健康管理的效率和效果。电子健康记录、远程医疗服务和移动健康应用等工具，不仅使健康信息的收集和分析变得更加高效，也使患者能够更方便地获取和管理自己的健康信息。

政策和法规的支持为健康管理的发展提供了坚实的基础。政府通过立法、政策制定和财政投入，推动了健康服务的标准化、规范化和普及化。国际合作与交流的加强，促进了健康管理知识和经验的全球共享，加速了健康管理实践的创新和改进。健康产业的发展为健康管理提供了丰富的资源和工具。健康保险、健康科技产品和服务、健康咨询和健康管理服务等产业的快速发展，满足了人们多样化的健康需求。

健康管理的演变过程是一个由点到面、由单一到多元、由被动到主动的全面转变。它不断地吸收新技术、新理念和新模式，以适应不断变化的社会需求和健康挑战，其目标是实现全人群、全生命周期的健康管理，提高人们的生活质量和健康水平。随着科技的不断进步和社会的持续发展，健康管理将继续向着更加智能化、精准化和人性化的方向发展。

二、国际健康管理发展经验

1. 美国　美国健康管理发展与兴起的直接原因是为了抑制日益增长的卫生费用，"重诊断治疗"的医疗系统使得小部分易患病人群占用了更多的卫生服务费用，有效控制患者病情，维持未患病者健康才能切实降低医疗卫生费用。20世纪70年代末，美国开展了名为"健康人民"的全民健康行动，该行动的三大目标是预防疾病、拯救生命，提高人民生活质量，坚持健康促进与疾病预防以节约开支，这标志着健康管理逐渐得到美国民众的认可。1979年，美国卫生总署发表了《健康人民：关于健康促进与疾病预防的报告》，宣告开始"美国史上的第二次公共卫生革命"，此后以十年为周期制定国民健康计划，不断在既往经验教训上改善优化，提高国民健康水平。1991年颁布《健康人民2000年：健康促进与疾病预防国家目标》，以延长国民健康年龄、消除种族健康差距、让所有国民均得到健康预防服务机会为总目标；2000年颁布《健康人民2010年》作为全国性干预措施以提高全体美国人的健康状况，并提出提高健康生活质量，延长健康寿命和消除健康不平等现象这两个主要目标。到2020年美国卫生福利部又发布了《健康人民2030年》的目标，希望到2030年，80%的美国成年人自我报告身体和心理健康良好或比既往更好。

2. 日本　1978年日本厚生省首次提出《增进国民健康对策》，拉开了第一次国民健康促进运动的帷幕，该阶段日本建立了全周期人群健康检查与保健指导制度，设立健康增进中心、市町村卫生保健中心及健康促进协会，设立健康健身公益基金，普及健康知识，支持健康促进相关专业研究。1988年日本第二次国民健康促进运动开展，称为"活力80健康计划"，重点强调促进国民身体活动对策和运动方针，促进健康增进设施的实施，以制度形式推进健康体检、全民运动和心理健康指导。2000年日本提出"21世纪国民健康促进行动"，即第三次国民健康促进运动，强调通过实施不良生活习惯干预与健康普查来减少健康危险因素，提高居民生命质量。总结日本多次开展国民健康促进运动的经验发现，其主要借助法律和制度推行健康管理，此后还通过颁布《健康促进法》《食育基本法》等相关法律法规促进国民身心健康。

3. 英国　20世纪40年代英国创立了国民医疗服务体系（NHS），为每个纳税人提供基本医疗保健服务，对改善人民健康状况发挥了积极作用。此后，由于人口增加及医疗需求质量的提高，使得NHS面临财政压力和改革挑战，英国政府也采取了一系列措施改革优化NHS的运作效率和质量。为了进一步促进国民健康，满足日益增长的卫生服务需求，NHS也为国民提供各类健康管理项目：NHS健康检查计划面向40～74岁未被登记心脑血管疾病或有患病风险人群，通过对个人行为及健康风险因素的早期评估、识别和管理来预防心脑血管疾病及相关疾病，2022年英国有1500万人有免费检查资格，每5年由当地全科医生或理事会邀请参与健康检查；NHS糖尿病预防计划通过改变行为来降低糖尿病风险，根据对健康记录的分析，该项目可降低血糖水平并减轻体重，促进参与者健康；2024年8月英国政府向全国推出一项挽救生命的健康检查计划，帮助国民免受心脏病、肾病和糖尿病等疾病侵害，预计全国13万人的健康得到更好的保护，在NHS健康检查基础上扩大国民健康受益范围。

4. 德国　德国健康管理与预防紧密结合，1866年德国巴斯夫公司为帮助员工预防和管理疾病设立了职业健康部。第二次世界大战后由于发展带来的环境污染对民众健康造成了威胁，德国进一步修订各类健康法规，并将健康管理明确写入法律。此外，早在20世纪20年代，德国就实施了国民"一年一检"政策，现如今95%以上的德国人每年都可以进行一次免费体检，定期检查及早期预防让德国人高血压、糖尿病及癌症等患病情况均有所下降。德国也是世界上最早实施社会保障制度的国家，保险机构介入全民健康管理，2002年政府把慢病预防和管理纳入社会保障体系，将一定比例的保费投入预防事业，保险公司积极主动地帮助被保险人开展健康管理，并对按时体检及接受健康教育者给予奖励，提高公民健康素养。

第三节　健康管理在我国的发展过程和实践创新

一、我国健康管理的发展

我国现代健康管理的概念于21世纪初引入，2003年的SARS危机与2019年的新冠疫情加快了健康管理在中国的发展。根据我国国家统计局2021年发布的《健康服务业分类（试行）》，我国健康管理与促进服务可分为政府与社会组织健康服务、健康科学研究和技术服务、健康教育服务等七个子类别。这些服务以维护与促进人类身体健康状况或预防健康状况恶化为主要目的，涵盖了各行各业，在不同层面和领域为个体提供多样化的支持和关怀，以满足其健康需求。据统计，2000年以来，我国健康管理机构（体检）每年以25%的速度增长。在2007

年的一次全国抽样调查中，体检机构达到5000多家，截至2011年10月已发展到8000多家，根据前瞻产业研究院网站相关数据，2023年中国健康体检市场参与主体已有数万家。以北京市的体检机构为例，2002年成立了国内第一家专业体检机构，到2021年全市开展健康体检的医疗机构达到了270家，根据其中采集到的192家机构的体检统计数据，共开展健康体检服务5 525 752次。除体检服务，以休闲、美容、保健、运动健身与康复为主要服务内容的健康管理非医学服务机构也得到了蓬勃发展，2014年已超过60万家，从业人员3000万以上。无论是体检中心还是以疗养院、高端健康会所、老年颐养中心为依托开展健康管理服务的机构都已经成为我国开展健康管理工作的重要组成部分。

保险业从节省开支出发，也开始重视受保人的健康管理，组织力量和资源来提供健康管理服务。为了适应健康管理发展对人才的需求，2005年，劳动和社会保障部将"健康管理师"列为新职业，之后发布了《健康管理师国家职业标准》，并利用社会力量开展"健康管理师"职业培训，初步探索了健康管理师的培训模式，为健康管理工作，特别是社会力量开展健康管理工作提供了必要的专业技术力量。与此同时，我国政府在制定国家基本公共卫生服务政策中，把不同人群的健康管理列为主要的基本公共卫生服务内容。因此，基层社区卫生服务机构也成为了健康管理工作的重要力量。此外，政府出台了一系列建设性规划或意见，促进慢病防控及健康管理的开展，如2012年，卫生部等15部门联合制定了《中国慢性病防治工作规划（2012—2015年）》，把健康管理列入了慢性病防治工作的重要内容。

为满足广大人民群众日益增长的健康服务需求，2013年国务院发布了《关于促进健康服务业发展的若干意见》，将健康管理和健康促进列为健康服务业4个核心内容之一。2014年国务院办公厅印发《关于加快发展商业健康保险的若干意见》，2015年国务院办公厅印发《中医药健康服务发展规划（2015—2020年）》等，都为我国健康管理事业的发展提供了保障。2016年10月，中共中央、国务院印发《"健康中国2030"规划纲要》，首次提出了健康中国战略规划，实现全人群、全生命周期的健康管理和健康促进工作，明确了2030年的规划目标和实施策略，并于2019年制定了《健康中国行动（2019—2030年）》等配套文件。2020年6月1日实施的《中华人民共和国基本医疗卫生与健康促进法》，是国家和社会尊重、保护公民的健康权的具体体现，也是促进健康中国战略实施，普及健康生活，优化健康服务，完善健康保障，建设健康环境，发展健康产业，提升公民全生命周期健康水平的重要保障。

在国家提出"推进健康中国建设"宏伟目标的大环境下，整个社会观念也逐步由以治病为中心转变为以健康为中心，健康管理已经成为全民刚需。其核心价值首先在于将健康维护的重点从治疗和康复向疾病的预防前移，通过"未病先防"和"既病防变"的健康管理理念能够减少疾病的负担，提高人们的生活质量，降低医疗成本。其次，健康管理能够促进人民的整体健康水平，通过提供一种综合、可及、可持续的方法，为确保人民都能享受到全面的便利，各地探索开展了很多健康管理新模式，打造了健康中国背景下的健康管理新业态。例如福建三明医改中创新性提出的实施全民健康管理工程，探索在医疗卫生机构设置健康管理中心和疾病管理中心，培养健康管理医师和疾病管理师，提供"院前健康管理、院中诊断治疗、院后疾病管理"的全过程医疗服务新模式，为健康中国行动提供了鲜活的实践经验。

二、中国健康管理的国际交流与合作

近年来，中国在健康管理领域的国际交流与合作上取得了显著的进展，通过积极推动"健康中国"战略与全球健康治理的深度融合，显著提升了在国际的影响力。中国与世界卫生组织等国际机构保持着紧密而务实的合作关系，在医疗改革、疾病预防和控制等关键领域开展了一系列富有成效的合作。通过"请进来"和"走出去"的策略，不断加强与国际社会在健康管理领域的交流与合作。

全方位多层次推动合作，助力国内卫生事业发展。积极与世界卫生组织等国际组织和相关国家、地区开展医改、疾病防控、人口老龄化等重点领域的合作交流，卫生健康合作成为大国高级别战略对话机制的重要议题。通过出访来访、技术交流、实施政策研究和开展合作项目，互学互鉴、博采众长，推动健康中国建设和卫生健康事业发展。

深入参与全球卫生治理，积极贡献中国力量。积极参与卫生领域国际组织和区域合作机制的工作，分享中国经验。2016年成功与世界卫生组织共同举办第九届全球健康促进大会；在世界卫生大会主推并通过了儿童安全用药、传统医药等多项决议，并牵头举办了卫生体系、健康扶贫等主题边会；我国目前有5支国际应急医疗队获得了世卫组织认证；成功通过世卫组织疟疾消除认证，中国疟疾防控经验被纳入世卫组织技术指南；传统医学也被正式纳入最新《国际疾病分类》体系。这些举措都为促进全球健康提供了中国方案，贡献了中国力量。

携手抗击疫情，守护人类健康。2014年到2015年，先后派出临床和公共卫生专家1200多人次，全力援助西非疫区国家控制埃博拉疫情，成功实现"打胜仗、零感染"目标。新冠疫情发生以来，与世卫组织及有关国家和地区保持密切沟通，第一时间共享新冠病毒基因序列等信息，第一时间公布诊疗方案和防控方案，及时公开透明通报疫情信息，与全球180多个国家和10多个国际组织举办技术交流活动，向30多个国家派出抗疫医疗专家组，毫无保留地和各方分享中国抗疫经验。

积极推动建设"健康丝绸之路"，打造援外医疗新亮点。与世界各国和国际组织开展务实合作，在周边国家开展疟疾、登革热联防联控和妇幼卫生等务实合作项目。同时，持续向有需要的国家派出中国医疗队员，与非洲41国46家医院开展对口合作，在30多个国家实施白内障复明和心脏病手术义诊，累计诊治患者2200万人次，2000余人次医疗队员荣获中外的国家级荣誉。

通过"请进来"和"走出去"的务实国际交流合作，促进了我国健康管理服务技术创新发展，推动新技术新方法在全球范围和国内的应用；通过探索新的健康管理服务模式，满足不同国家和地区的多样化的健康需求；通过跨国健康管理学术交流，促进了我国健康管理的管理创新、技术创新、模式创新和服务创新，提升我国健康管理服务和产业的效率与质量。

虽然在健康管理领域国际合作还存在文化差异与沟通障碍、政策法规的差异与衔接、技术标准不统一与互认难题等问题挑战，但是面对人类卫生健康共同体的利益追求和共建共享的工作目标，我们需要与世界各国加强政府间沟通与协调，推动健康管理行业和企业间合作，以更大成效和更大信心为健康管理国际交流与合作筑牢根基。

三、健康管理中国模式的特点和创新

随着"健康中国"成为国家发展的基本战略，我国的健康管理模式也逐渐形成了自己的特色，主导思想是"健康中国战略"。健康中国战略强调做好生命全周期、全过程、全方位的健康管理。实施过程中重点突出六个方面。

一是突出健康管理全人群。强调全民健康覆盖基础上的健康管理行动，强化全社会健康管理意识和能力。服务对象也从关注"病人"转向关注"全人群"，健康人群、亚健康人群和患病人群都是健康管理的服务对象。着眼点从关注"看病就医"的治疗需求转变为关注全人群的"健康管理"需求。

二是突出生命全周期。针对生命不同阶段的生理心理特点、易患疾病、危险因素等，聚焦妇幼、中小学生、职业人群、老年人的不同健康问题和影响因素，精准确定服务内容和干预项目，推动实现从胚胎到生命终点的全生命周期健康管理。

三是突出全生命过程。疾病的发生发展是一个逐步积累、演化的过程。从慢性病防控看，其一级预防（病因预防）、二级预防（早期发现、早期诊断、早期治疗）、三级预防（康复性预防）应当是一个连续的管理和服务过程。健康管理就是要为人民提供"系统连续"的健康服务，推进慢性病防、治、管整体融合发展，实现医防结合。

四是突出全方位。随着医学模式从生物医学模式转向生物-心理-社会医学模式，社会、自然环境和生活行为方式等因素对健康的影响越来越突出，必须坚持大健康的理念，统筹应对和综合管理多重健康因素，才能战胜慢性病的挑战。

五是突出科技创新。强调健康管理系统化，服务的整合与连续，精准评估，精准管理。健康管理应当是一个系统连续的过程，是健康信息的不间断收集、健康状况的实时动态评估和健康干预的连续实施，是统筹疾病预防、治疗、康复、健康促进的健康全链条、全过程健康管理，这就需要新技术的支撑。

六是突出传统特色。中医药是我国的传统文化瑰宝，也是新时期健康管理立足发展的文化根基。中医健康管理有着丰富的历史积淀，也具备良好的发展机遇。今后需要加强中医与西医的优势互补、群体健康管理模式与个性化健康指导的融合、人体各个生理阶段与全生命周期健康管理的有序衔接、先天禀赋与后天生活方式连接的健康管理方案，强化未病先防、既病防变、病后防复的疾病全过程的系统管理理念，探索养生为先、预防为主、早诊早治、天人合一和辨证施治的中医健康管理服务模式。

同时，我国政府对健康管理行业的发展给予了积极的支持和政策扶持，为行业的快速发展提供了良好的环境。《"健康中国2030"规划纲要》明确提出预防为主，关口前移，为健康管理的发展奠定基础，此后，医疗体系建设、健康保险、智慧养老、居民健康素养等方面多项政策的发布，使健康管理行业迎来更大的发展机遇。

四、各国健康管理模式比较

通过对比分析（表2-1），美、英、德日等发达国家已经摸索出一套适合其国情的健康管理发展路径。中外健康管理模式在追求全民健康的目标上是一致的，但在实施路径、政策环境、科技应用等方面各有侧重，体现了不同国家在文化、经济和政策等方面的差异。相比而言，中国健康管理更多由政府引导与监管，充分结合互联网技术，多元化服务提供商共同参与，构建了独具特色的中国健康管理模式。

表2-1　各国健康管理服务模式特点及局限性

国家	模式	特点	局限性
美国	市场主导的管理式医疗	1. 保险公司参与医疗机构管理，为利益最大化对参保人进行健康管理； 2. 将健康管理纳入医保范畴并实行按人头预付制； 3. 定期出台健康管理计划，对健康指标进行全方位细化管理； 4. 医疗机构、参保人、保险公司三方互相制衡，有利于降低参保人健康风险，提升医疗服务质量	1. 以市场为主导，政府宏观调控力度较弱； 2. 无法同时兼顾效率和公平性； 3. 对低收入人群来说，医疗费用依然相对高昂
英国	福利性医疗健康服务体系	1. 国民医疗服务体系（NHS）提供全民免费医疗卫生服务； 2. 国家政府为主导，提供筹资与支付； 3. 以全科医生为服务提供主体，开展预防、保健、健康教育、转诊等健康管理服务	1. 现有保障体系以国民医疗服务体系（NHS）为主，缺乏竞争激励机制，医疗效率低下； 2. 医疗服务质量难以满足国民健康需要； 3. 国家医疗费用投入增加，政府财政负担重
日本	法律保障下全民医疗覆盖	1. 以国家法律推动国民健康； 2. 除健康策略外，制定便于执行评估的具体目标，并实现从"健康体检"为主的疾病预防形式，转向重视开展"健康教育"一级预防，强调健康为"国民运动"； 3. 全民参保的国民健康保险制度； 4. 日本大部分城市均设有健康管理中心且配备先进健康检查设备，体检费用大部分由健康保险承担； 5. 体检后提供及时细致反馈报告及康复治疗服务； 6. 注重跨学科合作，整合医疗、护理、康复等多方资源，提供更全面的医疗服务	1. 人口老龄化严重，社区健康管理人才短缺
德国	强制医疗保障式健康服务	1. 与预防紧密结合，为国民提供每年免费健康体检； 2. 重视健康宣传，积极向国民普及健康知识，培养健康管理理念，重视儿童及青少年健康教育； 3. 全民参加医疗保险，实行以法定医疗保险为主、私人医疗保险为辅的医保体制，保险公司促进健康教育，提高健康教育覆盖率； 4. 重视社区疾病预防服务	1. 健康管理师忙于体检，缺乏国民性健康促进计划； 2. 强调预防与高质量医疗服务，导致医疗成本相对较高

续　表

国家	模式	特点	局限性
中国	全方位、全人群、全生命周期健康管理	1. 将儿童、妇女、老年人等重点人群健康管理服务纳入国家基本公共卫生服务； 2. 健康管理服务机构以体检中心、健康咨询公司和健康管理公司为主； 3. 健康管理服务费用由个人承担； 4. 将互联网+、可穿戴设备等科技信息手段融入健康管理； 5. 结合祖国传统医学，为健康管理赋能	1. 健康管理覆盖范围窄，主要集中于大型城市，服务可及性及便利性差； 2. 多数健康管理机构依然以健康体检为主，缺少后续反馈及随访； 3. 从事健康管理工作的人员专业素质参差不齐，不足以满足人群健康管理需求； 4. 人民健康素养有待进一步提升，对健康管理社会认知度及信任度相对较低； 5. 对健康管理工作缺乏明确统一的考核指标

　　我们需要立足国情，见贤思齐，博采众长，借鉴西方市场导向的机制，结合国内的医疗体系和互联网技术，更灵活地满足多样化的健康管理需求。从长远的角度来看，中国的独特文化和庞大市场使得中西医结合、强调个性化服务的路径更具有可持续性。在保持市场竞争和创新的同时，通过政府引导和监管，创新我国健康管理发展理念，优化我国健康管理运作模式，全面落实健康管理"五全"管理理念，即全民健康管理、全面健康管理、全程健康管理、全时健康管理、全新健康管理。要实现"五全"健康管理，指导思想需由趋利化向公益化转变，工作方向需由高端化向大众化转变，工作重点需由医院化向社区化转变，管理方式需由经验化向法治化转变，运行手段需由人工化向智能化转变。通过科学构建健康管理体系、科学营造健康环境、科学防控慢性病、科学应对老龄化、科学干预出生缺陷、科学培育健康管理人才、科学推进中医现代化、科学实施健康扶贫，从上游抑制慢性病的发生与增长，从源头促进人民群众健康与长寿。

参考文献

[1] 朱素蓉，王娟娟，卢伟. 再谈健康定义的演变及认识 [J]. 中国卫生资源，2018，21（2）：180-184.

[2] KAN Y C，CHEN K H，LIN H C. Developing a ubiquitous health management system with healthy diet control for metabolic syndrome healthcare in Taiwan [J]. Computer methods and programs in biomedicine，2017，144：37-48.

［3］周勇，罗敏，龚玉荣. 新形势下健康医疗档案管理存在的问题及对策［J］. 全科护理，2009，7（7）：621-622.

［4］中华医学会健康管理学分会，中华健康管理学杂志编委会. 健康管理概念与学科体系的中国专家初步共识［J］. 中华健康管理学杂志，2009，3（3）：141-147.

［5］LI W，GUI J，LUO X，et al. Determinants of intention with remote health management service among urban older adults：A Unified Theory of Acceptance and Use of Technology perspective［J］. Frontiers in public health，2023，11：1117518.

［6］刘瀚洋，穆云庆，冯泽永. 美国管理型医疗对我国社区健康管理的启示［J］. 医学与哲学，2015，36（9）：74-77.

［7］张晓燕，唐世琪，梁倩君. 美国健康管理模式对我国健康管理的启示［J］. 中华健康管理学杂志，2010，04（5）：315-317.

［8］汪紫彤，范阳东. 日本社区健康管理发展现状及对我国的启示［J］. 中国全科医学，2022，25（4）：393-400.

［9］厚生劳动省. 健康日本21総論（全部）［EB/OL］.［2024-08-31］. https：//www.mhlw.go.jp/www1/topics/kenko21_11/pdf/s0.pdf.

［10］崔晶晶. 日本国民健康管理探析及借鉴［J］. 经贸实践，2018，（16）：341+343.

［11］Service N H. NHS Health Check［EB/OL］.（2023-08-14）［2024-09-02］. https：//www.nhs.uk/conditions/nhs-health-check/

［12］Department of Health and Social Care N E a A G M. Over 130，000 people to benefit from life-saving health checks［EB/OL］.（2024-08-30）［2024-09-02］. https：//www.gov.uk/government/news/over-130000-people-to-benefit-from-life-saving-health-checks

［13］布里格特·卜尔雷博士接受《生命时报》专访［EB/OL］.（2014-10-17）［2024-09-02］. http：//www.100md.com/html/201410/1749/0876.html

［14］韩玫. 德国健康管理及其启示［J］. 山东行政学院学报，2017，（4）：93-97.

［15］向群勇. 当前疾控机构开展健康管理存在的问题与对策［J］. 健康管理与促进，2015，2（3）：19-21.

［16］北京市体检中心. 北京市2021年体检统计资料报告分析［EB/OL］.（2023-5-6）［2024-9-14］ https：//www.bjtjw.net/bjtjw/C/C6/202305/t20211231_36144.html

［17］白书忠，武留信，陈刚，等. 中国健康管理创新理论与实践［J］. 中华健康管理学杂志，2014，8（2）：75-78.

［18］王培玉. 健康管理理论与实践的现状、问题和展望［J］. 中华健康管理学杂志，2015，（1）：2-6.

［19］卫生部、国家发展改革委、教育部等关于印发《中国慢性病防治工作规划（2012—2015年）》的通知［J］. 中华人民共和国卫生部公报，2012，（5）：31-36.

［20］T L，R M J，S S. Community health and public health collaborations［J］. Public health behind bars，2007，10（5）：508-534.

［21］张鑫华，王国祥. 从"健康日本21"计划实施看日本社会国民健康的管理与服务［J］. 成都体育学院学报，2014，（9）：19-23.

第三章　健康管理的内涵

随着经济的迅速发展和生活水平的显著提高，人们对健康的重视程度也在不断加深。在此背景下，健康管理的作用显得尤为重要，它是应对健康挑战、提升国民整体健康水平的关键策略。作为一种新兴的健康服务模式，健康管理不仅仅关注疾病的治疗，更致力于全面维护和促进人们的健康。它包括了健康状态的分析与评估、健康风险的预测与预警，以及危险因素的预防与干预和慢性病的康复管理等多个方面，成为了提高全民健康水平的关键途径。

近年来我国的健康管理事业取得了显著的进步，并得到了国家的高度关注和支持。新技术的应用为健康管理带来了前所未有的机遇，使健康管理变得更加精准、高效和智能化。尽管如此，健康管理仍面临诸多挑战，如完善服务体系、加强专业人才队伍建设以及提高公众的健康意识等。只有通过全方位推进健康管理，才能更好地保障民众健康，促进社会的繁荣与发展。通过对健康管理的内涵进行深入研究，将进一步提升健康管理的应用和普及程度。这不仅能帮助人们更好地理解健康管理的概念，还能促进健康管理技术和服务的发展，使之更加贴近大众的需求。

第一节　健康管理的定义和基本范畴

一、健康管理的定义

健康管理的定义经历了从初步概念到逐步深化的过程。健康管理最初被理解为一种以预防为主的健康服务模式，旨在通过个体或人群的健康监测、评估和干预来提高健康水平。随着时间的发展，健康管理的内涵不断扩展，从最初的医学范畴逐渐扩展到社会和心理层面，最终成为一个包含多学科交叉的综合性概念。早期的健康管理侧重于疾病的预防和控制，尤其针对慢性病的早期发现与管理。随着健康观念的变化和医学模式的演进，健康管理开始强调个体健康的整体性和多维度性，不再仅仅局限于疾病治疗，而是关注健康促进和生活质量的提升。

21世纪初，健康管理的概念开始在中国广泛传播，其定义也发生了显著的变化。这一时期的健康管理更多地被理解为一种系统的方法，旨在通过健康教育、健康咨询、健康检查和健康指导等多种方式，帮助个体和群体维持良好的身体和心理状态，减少疾病的发生和发展。

近年来，随着大数据、人工智能等新技术的应用，健康管理的定义进一步深化。如今，健康管理被视为一个综合性的健康服务模式，它不仅关注个体的生理健康，还涉及心理健康和社会适应能力等多方面。健康管理的目标已不仅仅是预防疾病，还包括提高生活质量、延长健康寿命等更广泛的领域。

2005年，陈君石和李明在《中华全科医师杂志》中提出了健康管理的定义："健康管理是对个人及人群的健康危险因素进行全面管理的过程。其宗旨是调动个人及集体的积极性，有效地利用有限的资源来达到最大健康效果。具体做法是在对个人健康状况进行评价的基础上，提供有针对性的健康管理计划，并鼓励和促使人们采取行动来改善和维护自己的健康。"

2007年，陈君石和黄建始编写的《健康管理师》教材将健康管理定义为："针对健康需求进行健康资源的组织、指挥、协调和控制，对个体或群体的健康进行全面监测、分析、评估、提供健康咨询和指导及对健康危险因素进行干预的过程。"

2009年，中华医学会健康管理分会在《中华健康管理学杂志》发表的专家共识中，进一步明确了健康管理的概念："健康管理是以现代健康概念（生理-心理和社会适应能力）和新的医学模式（生理-心理-社会）以及中医治未病为指导，通过采用现代医学和现代管理学的理论、技术、方法和手段，对个体或群体整体健康状况及其影响健康的危险因素进行全面检测、评估、有效干预与连续跟踪服务的医学行为及过程。其目的是以最小投入获取最大的健康效益。"

2019年，中国健康管理协会姚军等在《健康管理职业导论》中，对健康管理的定义进一步修订：健康管理是以维护和促进健康为目标，通过科学有效的检测、监测、分析和评估，对个人与人群健康进行预测、预防、干预和评价，并利用各种资源获得最大健康效益的过程，进而提高全民健康寿命。健康管理的目标是通过调动个体、群体以及整个社会的积极性，有效地利用有限的资源来达到最大健康效果，最终实现全民健康的美好理想。

健康管理的定义变迁体现了学界对健康认识的不断深化和完善，从单一的疾病治疗转变为全面健康促进，从个体层面拓展到社会层面，健康管理已成为推动健康中国战略实施的关键要素。

二、健康管理的核心理念

我国健康管理的核心理念是围绕全生命周期预防疾病、促进健康、提高生命质量而形成的系统性思想。这一理念融合了中医"治未病"的思想，注重通过低成本、高效益的健康教育和行为干预手段，引导公众建立健康生活方式，通过一系列科学的方法和技术，对个人或群体的健康状况进行全面管理。

健康管理的核心理念总结如下：

1. 预防优先　健康管理强调预防胜于治疗，通过早期识别和干预健康风险因素，来避免疾病的发生和发展。这也符合《"十四五"国民健康规划》提出的"病前主动防，病后科学管，跟踪服务不间断"的一体化健康管理服务理念。

2. 个性化管理　健康管理首先需要针对不同个体的健康状况制定个性化的健康计划，这包括健康信息管理、健康评价和健康改善措施。同时，还要考虑不同的健康问题和不同健康需求的特征，包括健康风险因素的检测、评估和干预，以及生活方式管理、需求管理、疾病管理、灾难性病伤管理和残疾管理等多方面的内容。

3. 信息化支持　健康管理的实施离不开信息技术的支持，包括电子健康档案、健康数据收集与分析工具等，这些技术为健康管理提供了强大的后台支持。

4. 流程化服务　健康管理是一个不断运行的循环过程，包括健康危险因素的检查监测、评价、干预、再监测、再评价和再干预的往复循环。

5. 多方协作　健康管理不仅需要个人的努力，还需要家庭、社区、医疗机构乃至整个社会的支持与协作，形成一个健康促进的网络。

6. 全生命周期健康管理　从出生到老年的各个阶段，健康管理都需要根据不同年龄段的特点提供相应的服务，确保每个人都能享受到从预防到治疗再到康复的全方位健康服务。

7. 健康融入所有政策　为了更好地实现健康管理目标，需要将健康纳入所有相关的公共政策之中，这是《"健康中国2030"规划纲要》中的重要内容。

8. 中医特色　融入中医"治未病"理念，在整体观和辨证施治原则的基础上，通过养生保健、自然疗法、情志调节等措施，在疾病尚未发生之前采取措施以防止疾病的发生，或者是在疾病初期进行干预以阻止其发展。这一理念与现代健康管理中预防为主的观念高度契合。

健康管理的核心理念体现了现代社会对健康的重视，强调了通过预防、教育、技术支持和持续服务来提升整体健康水平的重要性。随着科技的进步和社会的发展，健康管理的理念还会不断地更新和完善。

三、健康管理的基本范畴

（一）健康管理的主体和客体

在健康管理领域，主体和客体是两个重要的概念，它们分别代表了健康管理的实施者和接受者。

1. 健康管理的主体

（1）定义：健康管理的主体是指负责提供健康管理服务、制定健康管理计划、实施健康管理策略、监测健康管理效果的组织或个人。

（2）类别：①医疗机构：健康管理中心、独立健康管理机构、医院、社区卫生服务中心等。②健康管理人员：健康管理师、医生、医疗专业人员、健康教育者等。

（3）职责：利用医学、管理学、心理学等多学科知识，为个体或群体提供综合性的健康管理服务。主体的主要职责包括收集健康管理对象的信息、评估健康状况、制定个性化的健康管理计划、提供健康咨询和指导、实施健康干预措施，并对健康管理效果进行监测和评估。

2. 健康管理的客体

（1）定义：健康管理的客体是指接受健康管理服务的对象，可以是个人、家庭、社区或特定的人群，他们是健康管理活动的服务对象。客体的健康状况是健康管理的核心关注点，包括生理健康、心理健康、社会适应能力等多方面。客体通过参与健康管理活动，接受健康咨询、健康教育和健康干预，以改善和维护自身的健康状况。

（2）类别：客体也因为特征和需求不同而分为如下内容。

1）个体：①健康人群：关注健康维护和促进，预防疾病的发生。②高风险人群：关注健康风险因素的识别和干预，改善健康状况。③患病人群，特别是慢性病患者，强调早诊早治和规范化治疗，通过"防治管"一体化服务，管理好疾病，延缓疾病发展进程。

2）群体：①家庭，以家庭为单位，提供预防、治疗等一体化的健康管理服务。②社区，包括居民社区和功能社区，提供综合性的健康管理服务，特别是慢性病管理和健康风险因素评估。③特殊人群，如商业保险人群、企业和高端商务人士，为其提供健康咨询、就医绿色通道、健康讲座、养生保健等服务。

（3）职责：健康管理客体，需要承担起自身健康管理的责任。个人应当认识到自己是自身健康的第一责任人，积极参与健康管理过程，包括自我监测健康状况、培养健康的生活方式、主动学习健康知识，并与健康管理主体（如医生、健康管理师等）保持良好沟通与合作，共同制定和执行健康管理计划，以实现健康管理的目标。

（二）健康管理的服务内容和范围

健康管理的服务内容可以根据不同的标准进行多样化的分类，覆盖了从健康教育到具体的干预措施等多个方面。通常这些服务内容可以按照以下几种方式进行划分。

1. 按照健康管理的基本步骤划分

（1）健康信息收集：通过问卷调查、体检、健康档案记录等方式，全面收集个体的基本信息、生活习惯、疾病史、家族遗传史等健康相关数据。

（2）健康风险评估：基于收集到的健康信息，运用统计学和流行病学等方法，对个体的健康风险进行评估，包括慢性病风险、生活方式风险等。

（3）健康干预计划制定：根据健康风险评估结果，为个体量身定制健康干预计划，包括饮食调整、运动指导、心理疏导、药物治疗等。

（4）健康干预实施与监测：按照干预计划，指导个体实施健康行为改变，并定期监测干预效果，根据监测结果调整干预方案。

2. 按照健康管理的服务类型划分

（1）生活方式管理：关注个体的饮食、运动、睡眠、烟酒使用等情况，对个体的生活方式的健康干预。

（2）疾病管理：针对已患病人群，进行疾病的监测、治疗和康复管理，预防疾病进展和并发症发生。

（3）心理健康管理：提供心理咨询、心理疏导、压力管理等心理健康服务，帮助个体维护良好的心理状态。

（4）营养管理：根据个体的营养需求和健康状况，提供个性化的饮食指导和营养补充建议。

（5）运动管理：根据个体的健康状况和体力活动评估结果，提供个性化的运动指导和提高运动效果的建议。

3. 按照健康管理的服务对象划分

（1）个体健康管理：针对单个个体提供全方位的健康管理服务，包括健康评估、健康咨询、健康干预等。

（2）群体健康管理：针对特定群体（如企业员工、社区居民等）提供的健康管理服务，包括群体健康风险评估、健康教育、健康促进活动等。

健康管理的服务内容可以从多个维度进行划分，具体划分方式取决于服务提供者、服务对象、服务类型和技术应用等因素。在实际应用中，健康管理服务往往是多种划分方式的综合体现，旨在通过全面的健康管理措施促进个体和群体健康水平的提升。

（三）健康管理的阶段划分

健康管理的阶段划分通常依据个体健康的发展阶段来考虑，旨在为不同健康状态下的个体提供相应的服务和支持。这种划分方法将健康管理分为五个主要阶段，每个阶段都有其特定的目标和重点任务，共同构成了全生命周期的健康管理体系。

1. 健康促进阶段 主要面向健康人群，旨在维护和提高健康水平。在这个阶段，健康管理工作主要包括健康教育、健康生活方式指导、预防接种等。其目的是预防疾病的发生，延缓健康衰退。在生命周期的早期阶段，如胎儿期和婴幼儿期，健康管理的重点在于孕前检查、孕期保健、产前筛查，以及生长发育监测、预防接种和营养指导。

2. 疾病预防阶段 主要面向高危人群，旨在预防疾病的发生或及早发现。这个阶段的主要工作包括健康风险评估、筛查检查和预防性干预。其目的是降低疾病发病的风险，实现早发现、早诊断、早治疗。青少年期的健康管理则关注健康体检、心理健康辅导以及青春期保健，以确保青少年身心健康地发展。

3. 疾病管理阶段 主要面向已经患病的人群，旨在控制病情、预防并发症。在这个阶段，健康管理涉及诊断评估、制定管理方案以及监测疗效等方面的工作。其目的是减轻症状，提高患者的生活质量，并降低并发症的风险。成年期的健康管理则包括健康体检、慢性病管理和职业健康管理，以预防和控制疾病，保持工作能力。

4. 康复管理阶段 主要面向病情稳定或处于康复期的人群，旨在促进功能恢复。在这个阶段，健康管理工作的重点是康复评估、制定康复计划以及康复训练。其目的是最大程度恢复患者的体能和功能，帮助他们重返正常生活。无论是成年期还是进入老年期，根据具体情况，康复管理都是一个重要的环节。

5. 临终关怀阶段 主要面向疾病终末期的人群，旨在提供舒适、有尊严的照护。这个阶段的主要工作包括症状控制、心理支持以及生命伦理决策。其目的是减轻患者的痛苦，提高他们的生命质量，并实现善终。在老年期，健康管理的重点包括健康体检、慢性病管理和老年护理，以提高老年人的生活质量，延缓衰老过程。

不同阶段的健康管理侧重点有所不同，但都以个体健康为中心，注重预防为主、管理为本的理念。随着健康状况的变化，个体可能在不同阶段之间转换，健康管理的具体内容也应随之调整。同时，不同阶段的健康管理也是相互关联、相互影响的，需要整体协调、连续实施。

第二节　健康状况的分析评估和健康风险的预测预警

健康管理是一个跨学科领域，涵盖从信息收集到个性化干预的全面健康促进策略。其核心目标是通过系统的评估个体和群体的健康状况，识别潜在风险，并通过有效的健康风险预警，提供针对性的干预措施，从而实现整体健康水平的提升以及疾病的早期预防。

一、健康状况的分析评估

（一）健康体检和健康评估的作用

健康体检和健康评估在健康状况的分析评估中发挥着关键作用，它们是收集个体健康数据、识别潜在风险、进行风险预警的重要手段。健康体检为健康评估提供了必要的生理数据，而健康评估则通过分析这些数据和其他相关信息，帮助个体识别健康风险并制定相应的健康管理计划。两者相辅相成，共同促进个体的健康管理。

1. 健康体检　健康体检是健康管理的基础环节。通过体检，医生可以通过问诊、体格检查及器械检查等手段，获取个体的身体状况数据。这些数据包括身高、体重、血压、血糖、血脂等生理指标，是进行健康评估的必要条件。

体检结果为健康评估提供了客观的生理数据支持，帮助医生和健康管理师对个体的健康状况进行初步判断和诊断。

2. 健康评估　健康评估是在体检数据的基础上，结合个体的健康史、生活方式、心理状态等信息，进行更深入的分析。评估的目的是识别健康风险因素，预测个体未来的健康趋势。通过健康评估，个体可以全面了解自身存在的健康问题，识别哪些生活方式或行为可能对健康产生负面影响。

健康评估的结果通常以报告的形式呈现，提供个性化的健康指导和干预建议，帮助个体采取措施改善健康状况。

（二）健康评估的指标体系

健康评估指标体系是用于评估个体或群体健康状况的系统化方法。它通过收集、分析和报告健康相关数据，帮助识别健康风险，制定健康管理计划。

1. 健康评估指标体系的基本概念　健康评估指标体系的核心在于通过科学的方法和工具，系统地收集和分析个体或群体的健康信息，以评估其健康状况和潜在风险。指标体系范围包括以下方面。

（1）个人健康信息：包括疾病史、家族史、生活方式、心理状态等。

（2）体格检查和实验室检查：如身高、体重、血压、血糖、血脂等。

（3）健康风险评估：通过问卷和数学模型，预测未来患病风险。

（4）健康管理和指导：根据评估结果，制定个性化的健康管理计划。

2. 指标体系的分类　健康评估指标体系可以根据不同的维度进行分类，每一类指标都有其特定的意义。

（1）人口学指标：如年龄、性别、职业等，用于识别不同人群的健康特征。

（2）生活方式指标：如饮食、运动、吸烟、饮酒等，帮助识别可改变的健康风险因素。

（3）生理指标：如体重、血压、血糖等，直接反映个体的健康状况。

（4）心理指标：通过心理问卷评估心理健康状况。

（5）疾病风险指标：针对特定疾病的风险评估，如心血管疾病、糖尿病等。

（6）环境和遗传指标：分析环境和遗传因素对个体健康的影响。

3. 具体的指标清单　以下是健康评估中常用的具体指标。

（1）基本人口学信息：年龄、性别、职业。

（2）生活方式：饮食习惯、运动频率、吸烟状况、饮酒量。

（3）体格检查：身高、体重、腰围、血压。

（4）实验室检查：血糖、血脂、尿常规。

（5）心理健康：心理状态评估问卷结果。

（6）家族病史：家族中常见疾病的历史。

（7）疾病风险评估：如缺血性心血管疾病、肺癌、糖尿病的风险评估。

（8）健康危险因素：如高血压、肥胖、吸烟等。

在健康管理中，需要综合运用各种评估方法和工具，全面收集和分析个体的各项指标，从而准确评估其健康状况和风险，并制定个性化的健康干预方案。通过持续监测和评估，我们可以及时调整干预措施，帮助个体实现健康目标。

二、健康风险的预测预警

健康风险的预测预警是健康管理的重要手段之一，通过收集和分析健康数据、生活方式、环境因素、遗传信息等，预测个体或群体可能面临的健康风险，并提前发出预警，帮助健康管理专业人员和干预对象采取预防或干预措施，降低健康风险的发生和影响。其基本目的是早期发现与干预，延缓疾病进展；提高健康意识，促进健康行为；优化资源配置，提高医疗效率；改善健康水平，提升生活质量。总之，健康风险的预测预警是一项重要的公共卫生策略，通过提前识别和干预健康风险，有效促进个体和群体的健康水平，提高生活质量。

（一）健康风险评估模型

1. 定义　健康风险评估模型是指利用数学、统计学和计算机科学等方法，基于个体或群体的健康数据、生活方式、环境因素等多维度信息，预测未来发生特定疾病或健康问题的概率，用于评估个体或群体健康风险的模型。这些模型可以预测个体或群体可能面临的健康风险，例如疾病的发生、发展和死亡率等。

2. 模型的分类

（1）基于疾病的模型：如冠心病、糖尿病、癌症等特定疾病的风险评估模型。这些模型通常针对特定疾病，帮助识别高风险个体。

（2）基于人群特征的模型：针对特定人群（如老年人、吸烟者等）的风险评估。这类模型考虑人群的特定特征和行为习惯。

（3）基于危险因素的模型：分析单一或多种危险因素与疾病发病率的关系。这类模型通常使用多元回归、模糊数学、神经网络等方法。

3. 基本原理

（1）数据收集：通过问卷、体检和实验室检查等方式收集信息。

（2）风险计算：利用数学模型和统计方法（如多元回归、模糊数学、神经网络等）计算个体的健康风险，例如 Framingham 冠心病模型。

（3）评估报告：生成报告，提供健康风险的量化估计和健康教育信息。

4. 用途

（1）识别高风险个体：帮助识别未来可能患病的高风险个体，便于早期干预。

（2）个性化健康干预：根据评估结果制定个性化的健康干预方案，帮助个体改正不健康的行为。

（3）健康教育：提供健康教育信息，提高个体对健康风险的认识。

（二）健康风险的监测和预警机制

健康风险的监测和预警机制是通过系统化的方法来识别和管理个体或群体的健康风险，以便在早期阶段采取适当的干预措施。由于群体和个体的健康风险特征、监测方法和预警策略存在差异，健康风险的监测和预警在群体和个体中有所不同。

1. 个体健康监测预警

（1）目标：个体健康监测预警主要针对单个个体的健康状况，目标是识别和管理个人的健康风险。通过收集个人的健康数据（如生活方式、体格检查、实验室检查结果等），进行健康风险评估，预测未来可能发生的健康问题，通过个性化的健康管理方案，帮助个体控制和降低健康风险，改善健康状况。

（2）数据收集和分析：一般通过体检、健康档案、个性化的健康检测和问卷调查、可穿戴设备等收集个体的健康数据、生活方式、家族史等信息。利用健康风险评估模型，根据个体的健康信息，评估其患特定疾病的风险概率。根据风险评估结果，向个体发出预警提示，提醒其注意健康风险，并提供相应的健康建议。

（3）干预措施：基于个体的健康评估结果，根据个体的健康风险和需求，制定个性化的健康干预方案，包括生活方式指导、健康教育、疾病筛查、早期治疗等。根据预警信息，制定并实施相应的干预措施，如健康教育、疫苗接种、环境治理等，以降低或消除健康风险。

（4）应用场景：个人健康管理、保险评估、个性化医疗服务等。

2. 群体健康监测预警

（1）目标：识别群体中的健康风险趋势。与健康管理相关的两个主要目的包括：①慢性病监测预警。通过监测慢性病的发病率、死亡率等指标，识别高危人群，以便开展健康教育、筛查、干预等措施。②传染病监测预警。通过监测传染病的发病情况，及时发现疫情，采取隔离、消毒、疫苗接种等措施，防止疫情扩散。

（2）数据收集和分析：通过疾病监测系统、人口普查、健康调查、环境监测等渠道，收集人群的健康状况、疾病发病率、死亡率、生活方式、环境暴露等数据。运用统计学、流行病学等方法对数据进行分析，识别疾病流行趋势、高危人群、危险因素等。基于数据分析结果，评估人群面临的健康风险，预测未来可能发生的疾病流行或健康问题。

（3）干预措施：干预措施通常是从公共卫生层面出发，针对群体健康趋势，制定广泛的健康促进和疾病预防策略。

（4）应用场景：公共卫生政策制定、社区健康计划、资源配置优化等。

健康风险的监测和预警机制在人群和个体层面都有着重要的应用。通过建立完善的监测预警体系，可以及时发现和应对健康风险，提高公众健康水平，促进健康中国建设。

（三）大数据和人工智能在健康风险预测中的应用

1. 大数据在健康风险预测中的作用　大数据在健康风险预测技术中的发展具有重要作用，其技术原理和对健康管理的效率及精准管理的影响主要包括以下内容。

（1）个性化健康评估：大数据技术能够分析大量的个体健康数据，识别出个体的健康风险因素。这种分析为个性化健康评估提供了基础，使得健康服务能够更有针对性。

（2）定制化干预方案：通过对个体健康数据的深入分析，大数据技术可以为个人提供定制化的健康管理方案。这种个性化的干预措施能够更有效地满足个体的健康需求。

（3）精准医疗支持：大数据技术在精准医疗中发挥重要作用，通过分析基因组数据、生活方式数据等，帮助制定个性化的治疗方案，提高治疗效果。

大数据技术通过提高数据处理能力和分析精度，显著提升了健康管理的效率，并为个性化健康服务提供了强有力的支持。随着技术的不断进步，这些应用将继续在健康管理领域发挥重要作用。

2. 大数据在社区健康管理中的应用　在社区健康管理中，大数据的应用主要体现在以下几个方面，并对居民的健康管理产生了积极影响。

（1）提高健康管理效率：大数据技术能够快速处理和分析大量健康数据，帮助社区卫生服务中心更高效地管理居民健康。

（2）个性化健康服务：通过对个体健康数据的深入分析，大数据技术可以提供个性化的健康管理方案，满足居民的特定健康需求。

（3）疾病预防和控制：大数据技术可以识别社区中常见的健康问题和疾病趋势，帮助制定有效的预防和控制策略，降低疾病发生率。

（4）健康教育和意识提升：通过数据分析和健康报告，居民可以更好地了解自身健康状况，提高健康意识，主动参与健康管理。

大数据在社区健康管理中的应用不仅提高了健康管理的效率和精准度，还为居民提供了更全面和个性化的健康服务，促进了社区整体健康水平的提升。

3. 人工智能（AI）和大语言模型（LLM）在健康管理中的应用　AI和LLM的出现对健康管理的发展产生了深远的影响，主要体现在以下几个方面。

（1）个性化健康管理：AI和LLM能够处理和分析大量的健康数据，为个体提供个性化的健康评估和干预方案。这种个性化管理能够更有效地满足个体需求，提供更有针对性的健康服务。通过分析个人的健康数据，AI可以方便和快速地识别出特定的健康风险，并提供个性化的建议和干预措施。

（2）疾病预测和预警：通过建立基于AI的疾病预测模型，通过为个体或人群进行健康画像来识别个体和群体的健康风险，进行早期预警。这类似于"健康天气预报"，能够预测常见慢性病的发生风险，如心血管疾病、糖尿病等。AI和LLM可以通过分析历史健康数据，预测未来的健康趋势，并帮助制定预防措施。

（3）数据驱动决策：AI和LLM依赖于大量的训练数据，通过科学、客观的数据采集和分析，健康管理能够实现对个体健康状况的全面了解和有效干预。数据驱动的决策可以提高健康管理的精准度，确保干预措施的有效性。

（4）创新健康服务模式：AI和LLM的应用推动了健康服务模式的创新。通过云计算、大数据、物联网等技术的结合，构建起网络式健康服务体系、普惠式健康维护体系和远程式健康促进体系。这些创新模式使得健康管理服务能够覆盖全生命周期，实现标准化和规范化。

人工智能和大语言模型的出现为健康管理提供了新的可能性，推动了健康管理的效率和精准度的提升。随着技术的不断进步，这些应用将继续在健康管理领域发挥重要作用，为人们的健康保驾护航。

4. 大数据在健康风险监测和评估中的应用情况　大数据相关的健康风险监测和评估的应用和案例主要集中在以下几个方面。

（1）健康风险评估模型的应用：国内已经开发了多种健康风险评估模型，用于预测常见慢性病如冠心病、脑卒中、糖尿病等的发病风险。这些模型通过分析大量的健康数据，帮助识别高风险个体和群体，从而进行早期干预和预防。

（2）移动互联网医疗应用：随着移动互联网的普及，国内已经涌现出了大量的健康管理信息采集设备和软件。这些应用工具涵盖了医疗咨询、健康自测、慢病管理等功能，利用大数据技术可以为用户提供个性化的健康管理服务。

（3）健康大数据平台：很多城市和医疗机构建立了健康大数据平台，通过整合医院信息系统、可穿戴设备数据、公共卫生数据等，提供全面的健康管理服务。这些平台能够实现对居民健康状况的动态监测和风险评估。

（4）社区健康管理：在社区层面，健康大数据被用于建立居民的电子健康档案，提供系统的健康管理指导。通过大数据分析，社区卫生服务中心能够为居民提供个性化的健康建议和干预措施。

大数据在健康风险监测和评估中的应用提升了健康管理的效率和精准度。随着技术的不断进步，这些应用将继续在健康管理领域发挥重要作用。

第三节　危险因素的预防干预和慢性病的保健康复

随着我国人口老龄化加剧，慢性病的患病率不断上升，预防干预和保健康复对于促进健康老龄化、延长健康预期寿命至关重要。危险因素的预防干预和慢性病的保健康复，直接关系到降低疾病给个人和社会带来的负担，同时通过积极预防和干预各种危险因素，可以有效降低慢性病的发病率和死亡率。同时，通过保健康复，能够帮助慢性病患者控制病情、延缓疾病进展、改善功能障碍，并提高人们的生活质量。这些措施还有助于减少慢性病患者的住院率和并发症发生率，从而降低医疗费用，优化医疗资源配置。

慢性病的保健康复涵盖疾病管理、康复治疗、心理支持、社会支持和长期照护等方面。通过规范化管理、康复治疗和心理社会支持，可以协助慢性病患者控制病情、恢复身体功能、改善生活能力，并提高其社会参与度。对于需要长期照护的患者，提供生活照料和医疗护理等服务，保障其基本生活需求。

一、危险因素的预防干预

（一）生活方式干预

生活方式干预是预防慢性病发生和发展的重要手段，通过改善个体的不良生活习惯，可以显著其降低患病风险。其中，饮食、运动和戒烟是最为关键的三个方面。

1. 饮食干预

（1）合理膳食结构：饮食干预的核心是建立合理的膳食结构，强调高纤维、低脂肪、低热量的饮食。减少高脂肪、高蛋白、高热量食物的摄入，增加蔬菜和水果的摄入量，以确保营养均衡。

（2）控制食物摄入量：通过控制食物的摄入量，特别是高热量食物的摄入，帮助个体维持健康的体重和体重指数（BMI），从而降低慢性病的风险。

2. 运动干预

（1）增加体力活动：鼓励个体增加日常体力活动，如步行、骑自行车、游泳等，以提高心肺功能和肌肉力量。

（2）制定运动计划：根据个体的健康状况和需求，制定个性化的运动计划，确保运动的频率、强度和时间适宜，以达到最佳的健康效果。

3. 戒烟干预

（1）戒烟计划：帮助吸烟者制定戒烟计划，提供戒烟咨询和支持，使用药物辅助戒烟等方法，减少吸烟对健康的危害。

（2）减少被动吸烟：通过健康教育和政策干预，减少被动吸烟的机会，保护非吸烟者的健康。

4. 其他生活方式干预

（1）限制饮酒：建议适量饮酒，避免酗酒，以减少酒精对身体的负面影响。

（2）心理健康管理：通过心理咨询和压力管理技术，帮助个体保持心理平衡，减少心理压力对健康的影响。

生活方式干预的目标是通过改善不良行为和习惯，降低健康风险因素的影响，从而预防慢性病的发生和发展。这种干预不仅有助于个体健康的维护，也对群体健康水平的提升具有重要意义。

（二）社会经济因素的干预

从社会经济因素的角度进行干预是健康管理的一个重要方面，因为这些因素对个体和群体的健康有着深远的影响。以下是从社会经济因素进行干预的几个关键点。

1. 提高健康素养　健康素养是公众获取、理解和运用健康信息和服务，以维护和促进自身健康的能力。通过健康教育、科普宣传等方式，提高公众的健康意识和自我保健能力，使其能够主动采取健康的生活方式，降低慢性病风险。包括普及慢性病的防治知识，教导人们如何识别慢性病的早期症状，以及如何在日常生活中进行自我管理。

2. 提倡健康消费　消费行为对健康有着重要影响。通过引导公众选择健康食品、参与健康活动、购买健康产品等，可以促进健康生活方式的形成，降低慢性病风险。政府和社会各界可以共同努力，营造有利于健康消费的环境，例如加强对健康产品的监管，提供更多的健康选择，开展健康消费宣传活动等。

3. 加强健康监测和健康保障的支持　定期的健康体检和疾病筛查可以帮助个体及早发现潜在的健康问题，及时采取干预措施。同时，完善的健康保障体系可以为个体提供经济支持，减轻疾病带来的经济负担，使其能够更好地进行治疗和康复。政府可以加大对基层医疗机构的投入，提高慢性病的筛查和管理能力，同时完善医疗保险制度，减轻患者的经济负担。

通过综合施策，从提高健康素养、提倡健康消费、加强健康监测和健康保障的支持等多个角度入手，可以构建一个全方位、多层次的慢性病预防体系，降低慢性病的发病率和死亡率，提高全民健康水平。

（三）环境因素的干预

环境因素的干预在健康危险因素干预中扮演着不可或缺的角色，通过改善我们周围的环境条件，直接或间接地降低了人们暴露于各种有害因素的机会，从而减少慢性病的发生风险。具体来说，环境因素干预可以从以下三个方面发挥作用。

1. 不断改善提升健康生活居住环境　良好的居住环境是健康的基础。通过改善住房条件、加强社区卫生管理、提供清洁水源和卫生设施等，可以降低环境污染对健康的影响，减少疾病传播的风险。此外，通过增加绿地面积、建设健身设施，为居民提供了更多锻炼和休闲的机会，鼓励他们养成健康的生活方式，从而降低慢性病的发生率。

2. 建设健康社区　健康社区不仅仅是提供良好的物理环境，更重要的是营造一种积极向上的健康氛围。在社区中建设和完善健身设施，鼓励居民参与体育锻炼。通过提供健康教育、组织社区活动等，可以提高居民的健康意识，鼓励他们参与体育锻炼、健康饮食等健康行为。同时，社区还可以发挥社会支持的作用，为居民提供心理支持和帮助，促进他们的身心健康。

3. 加强食品安全监管　食品安全直接关系人们的健康。通过严格的食品安全监管，从生产、加工到销售的各个环节确保食品的质量和安全，可以减少食源性疾病的发生，保障公众健康。

综上所述，环境因素干预通过创造有利于健康的居住环境、营造积极的社区氛围、保障食品安全等多种途径，有效降低了人们接触有害环境因素的机会，促进了健康行为的养成，从而在健康危险因素干预中发挥着重要作用。

二、慢性病的保健康复

慢性病的保健康复涉及慢性病管理模式、早诊早治和规范化治疗、慢性病康复和健康促进这三个关键话题。关于这些的讨论具有重要的意义，因为它们直接关系到如何有效应对慢性病带来的挑战，提高患者的生活质量，减轻社会负担。

（一）慢性病健康管理模式

慢性病管理模式的建立是应对慢性病高发的重要策略。随着慢性病患病率的上升，传统的医疗模式已无法满足需求，亟须一种系统化、持续性的管理模式。慢性病管理模式强调以患者为中心，通过多学科合作，提供全方位、持续性的医疗和健康管理服务。这种模式的重点在于预防并发症、控制病情进展、改善生活质量，而不是单纯治愈疾病。

特别对于已经患病的人群，这种模式重点关注加强自我健康管理，以达到控制病情、预防并发症、改善生活质量的目的。慢性病健康管理中需要重点关注的有以下两个方面。

1. 加强自我健康管理　慢性病管理模式鼓励患者积极参与自身的健康管理。通过健康教育、技能培训等方式，帮助患者了解疾病知识、掌握自我监测和管理技能，提高自我保健能力。包括指导患者如何正确用药、监测血压血糖等指标、合理膳食、适量运动、保持心理健康等。

2. 提高依从性　依从性是指患者按照医嘱进行治疗和管理的程度。良好的依从性对于慢性病的控制至关重要。慢性病管理模式通过建立良好的医患沟通、提供个性化支持、简化治疗方案等方式，帮助患者克服困难，提高依从性。

慢性病健康管理模式对于患病人群来说，重点在于赋予患者自我管理的能力，提高他们对治疗方案的依从性，并确保他们接受规范化的诊疗。通过这些措施，可以帮助慢性病患者更好地控制病情、预防并发症、提高生活质量，实现长期健康管理的目标。

（二）早诊早治和规范化诊疗

在慢性病管理中，早诊早治和规范化诊疗是两个紧密相连、至关重要的环节，对提高患者生活质量、降低疾病负担具有重要意义。

1. 早诊早治　指的是在慢性病的早期阶段，甚至在出现明显症状之前，就通过筛查、体检等手段发现疾病，并及时采取干预措施。其意义在于以下几个方面。

（1）延缓疾病进展：许多慢性病在早期阶段发展缓慢，症状不明显，但如果延误诊治，可能会导致病情恶化、并发症增加，甚至危及生命。早诊早治可以抓住疾病发展的"黄金时期"，通过早期干预，延缓疾病进展，甚至逆转病情。

（2）提高治疗效果：慢性病的早期阶段往往对治疗反应更好，治疗效果更显著。早诊早治可以使患者尽早接受规范治疗，提高治愈率或控制率，降低疾病对身体的损害。

（3）降低医疗费用：早期诊断和治疗可以避免疾病发展到晚期，减少住院次数和并发症治疗费用，从而降低整体医疗费用。

2. 规范化诊疗　规范化诊疗是指按照循证医学指南，为患者提供科学、合理的治疗方案。慢性病管理模式强调多学科合作，包括医生、护士、营养师、康复师等，共同为患者制定个性化的治疗方案，并定期评估治疗效果，及时调整治疗方案。其意义在于以下几个方面。

（1）保证治疗效果：规范化治疗可以确保患者接受到目前最有效的治疗方法，避免因治疗不当或过度治疗而导致的病情恶化或不良反应。

（2）提高医疗质量：规范化治疗有助于减少医疗差错，提高医疗服务的质量和安全性。

（3）促进医疗资源合理利用：规范化治疗可以避免不必要的检查和治疗，减少医疗资源浪费，提高医疗资源利用效率。

早诊早治和规范化诊疗是慢性病管理的关键环节。早诊早治可以抓住疾病治疗的最佳时机，提高治疗效果，降低疾病负担；规范化诊疗则可以确保患者接受到科学、合理的治疗，提高医疗质量，促进医疗资源的合理利用。两者相辅相成，共同为慢性病患者的健康保驾护航。

（三）慢性病康复与健康促进

慢性病康复与健康促进在慢性病管理中扮演着不可或缺的角色，它们共同致力于提升患者的生活质量，并构筑长期的健康防线。慢性病康复旨在帮助患者恢复身体功能、改善生活能力，提高生活质量。健康促进则通过健康教育、行为干预等方式，帮助患者养成健康的生活方式，提高自我管理能力，预防疾病复发和并发症。

1. 慢性病康复的重要性　慢性病康复作为一项综合性干预手段，在慢性病管理中占据核心地位。它通过整合医学、康复学、护理学等多学科的专业知识与技术，旨在最大化恢复患者的生理、心理及社会功能。康复治疗方案通常基于个体化原则设计，针对患者的具体病症和康复需求量身定制。通过一系列物理治疗、职业疗法及心理辅导等手段，实施慢性病康复可以帮助患者减轻症状，恢复功能，提高日常生活自理能力，从而改善其整体生活质量。此外，康复过程中的社会支持网络构建也有助于患者重建社会角色，增强其社会融入感。

2. 健康促进的策略与实践　健康促进的目标是通过教育和行为干预，增强个体及社区对健康的认知与管理能力。它强调患者的主动参与，倡导通过健康教育提升疾病管理的知识水平，通过行为干预促使患者采纳有益于健康的生活方式。例如，推广合理的饮食结构、规律的身体锻炼、戒除吸烟和限制酒精摄入等健康习惯，均属于健康促进的内容范畴。通过这些措施，不仅可以有效控制慢性病的发展，还能增强患者的健康素养，使其成为自己健康的第一责任人。健康促进还致力于创建有利于健康的社会环境，以支持个体和群体的健康行为选择。

3. 综合管理的协同效应　慢性病康复与健康促进相结合，形成了一个全面且高效的慢性病管理系统。康复措施着重于恢复和改善患者的生理功能，提高其生活自理能力；而健康促进则致力于通过健康教育和行为改变，预防疾病复发并减少并发症的风险。两者相互补充，共同作用于慢性病患者的整体健康状态。这种综合管理不仅有助于改善患者的生理健康，还能促进其心理健康和社会适应能力的发展。通过这种系统化的管理方式，患者能够更好地应对慢性病带来的挑战，实现更高品质的生活。

第四节　健康管理的目标和原则

健康管理的目标和原则是构建健康管理体系的基础，为体系的建设和实施提供方向和标准，确保健康管理服务的有效性和质量。

健康管理的目标指明了体系的方向。无论是提升人群健康水平、控制医疗成本，还是促进健康公平，不同的目标将决定体系的重点和服务内容。清晰的目标有助于各项工作的集中与协调，避免资源的无效分配，从而提升体系的效能。健康管理的原则构成了体系的基本框架，为其运作提供支持。以人为本的原则要求健康管理服务应考虑个体的需求和差异，提供个性化的健康管理；科学循证的原则意味着体系的干预措施需基于可靠的科学依据，确保服务的安全性和有效性；公平可及的原则强调服务的普及性，特别是对弱势群体的关注。这些原则共同决定了健康管理体系的基本价值观和行动准则，确保在服务过程保持正确的导向。

明确的目标和原则有助于各相关方的合作，提高健康管理的效率。它们使医疗机构、健康管理机构和个人能够达成共识，明确各自的责任和任务，从而实现更有效的协同工作。随着社会的发展、科技的进步和人群需求的变化，健康管理的目标和原则也需适时调整，以保持体系的活力和适应性，更好地满足公众的健康需求。

一、健康管理的目标

健康管理的基本目标可以概括为：促进全民健康，提高健康水平，延长健康寿命。它不仅仅关注疾病的预防和控制，更追求通过科技创新和服务模式的优化，为人民群众提供全方位、全周期的健康保障，从而实现全民健康，助力健康中国战略的实施。具体而言，健康管理的目标可以从以下几个方面考虑。

1. 促进健康公平，缩小健康差距　通过优化健康管理资源配置，加大对欠发达地区和弱势群体的支持力度，促进基本健康服务的均等化，确保人人享有基本健康权益。

2. 强化疾病预防，降低疾病负担　坚持预防为主，深入开展健康教育和健康促进，引导群众树立健康意识，养成健康生活方式。同时，加强疾病早筛早诊早治，降低疾病发生率和死亡率。

3. 提高健康素养，增强自我管理能力 通过多种形式的健康教育和健康促进活动，提高全民健康知识知晓率和健康行为形成率，增强群众自我管理健康的意识和能力，实现健康自觉、自主、自律。

这些目标相互关联、相互促进，共同构成了新时期我国健康管理的总体目标和战略方向。实现这些目标，需要政府、社会、市场、个人等多方共同努力，形成推进健康中国建设的强大合力。健康管理作为促进全民健康的重要手段，必将在健康中国建设中发挥越来越重要的作用，为提高人民健康水平和生活质量、全面建成小康社会作出积极贡献。

二、健康管理的原则

健康管理的原则是指在健康管理实践中应当遵循的基本准则和指导思想，其体现了健康管理的价值取向、伦理规范和方法论，是确保健康管理科学性、有效性和公平性的重要保障。健康管理的原则通常包括以下几个方面。

1. 以人为本原则 健康管理应当尊重个人的健康权利，关注个人的健康需求，充分调动个人的主观能动性，实现自我健康管理。健康管理的各项决策和措施都应当以维护和促进个人健康为根本出发点和落脚点。

2. 预防为主原则 健康管理应当坚持预防为主、防治结合的方针。注重健康教育和健康促进，倡导健康的生活方式，降低疾病风险。同时，针对高危人群开展早期筛查和干预，做到早发现、早诊断、早治疗，减轻疾病负担。

3. 科学管理原则 健康管理应当遵循医学科学规律，采用循证决策的方法，根据个体或群体的健康状况、影响因素等，制定科学合理的管理方案。健康管理的各项措施应当经过严格的科学论证，并在实践中不断优化完善。

4. 全程管理原则 健康管理应当覆盖个体全生命周期，针对不同发展阶段的健康需求，提供连续、全面的健康服务。从健康促进到疾病预防，从疾病管理到康复护理，健康管理应当实现无缝衔接，提供全程健康保障。

5. 数智化赋能原则 健康管理应当充分利用大数据、人工智能等现代信息技术，提高健康管理的智能化水平。通过收集、分析和利用健康相关数据，可以更加精准地评估健康风险，预测疾病发生，制定个性化的健康管理方案。同时，人工智能技术可以辅助临床决策，优化资源配置，提高健康管理的效率和质量。健康管理的各个环节都应当积极探索数智化应用，不断创新管理模式和服务方式，用数据驱动健康管理的变革和发展。

第五节　健康管理的实施策略

在健康中国建设的过程中，健康管理扮演着不可或缺的角色。为实现全民健康的美好愿景，需要制定一套全方位、多层次的健康管理实施策略，政府、社会组织、医疗机构、健康管理机构和个人共同参与，携手共筑健康未来。具体策略主要包括以下几个方面内容。

1. 政府主导，完善健康管理政策体系　制定国家健康管理政策和规划，将健康管理纳入国民经济和社会发展的总体布局。建立健全健康管理法律法规和标准规范，加强健康管理的监管和指导。加大财政投入，优化健康管理资源配置，为健康管理体系建设提供必要的物质保障。

2. 多部门协同，建立健康管理工作机制　加强卫生健康（中医药、应急、预防、控制）、发展改革、教育、体育、民政、人力资源社会保障、医疗保险、药品管理等部门的沟通协作，建立健康管理工作协调机制。发挥各部门在健康教育、体育健身、健康保障等方面的职能作用，形成健康管理工作的整体合力。

3. 健康管理机构引领，创新健康管理服务模式　培育专业化、规范化的健康管理机构，发展第三方健康管理服务。鼓励健康管理机构开展特色服务，满足差异化、多元化的健康管理需求。运用信息技术手段，创新远程健康管理、移动健康管理等服务模式，拓展健康管理的服务领域和服务人群。

4. 医疗机构支撑，提供专业健康管理服务　发挥医疗机构在健康管理中的专业优势，为个人和群体提供全方位、全周期的健康管理服务。加强全科医疗服务能力建设，促进预防保健和疾病管理相结合。推动医疗机构与健康管理机构协同发展，建立分工明确、优势互补的健康管理服务网络。

5. 全民参与，提高健康素养和自我管理能力　加强全民健康教育，普及健康知识，提高健康素养。倡导健康的生活方式，引导群众主动参与健康管理。发展社区健康管理服务，为群众就近就便获得健康管理服务提供支持。鼓励个人和家庭建立电子健康档案，运用可穿戴设备、健康APP等，实现自我健康监测和管理。

6. 企业和社会组织助力，营造良好的健康管理生态　发挥企业和行业协会、学术团体等社会组织在健康管理中的桥梁纽带作用，加强健康管理政策宣传、人才培养、学术交流等。鼓励社会资本参与健康管理服务供给，满足市场多样化需求。加强健康管理领域的科技创新，研发健康管理产品和服务，促进健康管理生态良性发展。

　　这一系列策略的实施，需要各方主体分工协作、密切配合。在政府的统筹规划下，充分调动医疗机构、健康管理机构、企业和社会组织等的积极性，鼓励全民参与，共同推进健康管理体系建设。通过不懈努力，我们必将建成与健康中国相适应的高质量健康管理体系，为提高全民健康水平、促进经济社会发展作出积极贡献。

参考文献

［1］国务院办公厅关于印发"十四五"国民健康规划的通知［J］. 中华人民共和国国务院公报，2022，（16）：17-31.

［2］王陇德. 健康管理师基础知识［M］. 北京：人民卫生出版社，2019.

［3］白书忠，武留信，陈刚. 健康管理机构内涵建设与发展［J］. 中华健康管理学杂志，2012，06（1）：3-5.

［4］郭清. 健康管理学［M］. 北京：人民卫生出版社，2020.

［5］王陇德. 健康管理师国家职业资格三级［M］. 北京：人民卫生出版社，2019.

［6］王秀峰. 健康中国战略背景下强化全民健康管理的若干思考［J］. 中华健康管理学杂志，2020，14（2）：105-109.

［7］李明，杨小姣，王燕芳. 健康管理理论与实践技能系列讲座：健康风险评估工具的选择和使用［J］. 中华健康管理学杂志，2015（2）：135-139.

［8］李江，陶沙，李明，等. 健康管理的现状与发展策略［J］. 中国工程科学，2017，19（2）：8-15.

［9］李明. 卫生行业特有职业——健康管理师的现状与展望［C］. //第十一届中国科协年会论文集. 2009：1-4.

［10］李明. 健康管理师的现状与展望［J］. 中华健康管理学杂志，2009，3（2）：118-120.

［11］陈君石，李明. 个人健康管理在健康保险中的应用现状与发展趋势［J］. 中华全科医师杂志，2005，4（1）：30-32.

［12］姚军，刘世征. 健康管理职业导论［M］. 北京：人民卫生出版社.

［13］李力. 中医特色健康管理体系构建的基本原则与内涵［J］. 中华健康管理学杂志，2014（6）：2.

第四章　健康管理的功能定位

　　健康是促进人的全面发展的必然要求，是经济社会发展的基础条件。维护全民健康是各级政府的责任。同时，个人是独立的生命个体，个人及其家庭是健康管理的第一责任人和第一受益人，家庭对生命繁衍和卫生健康的追求构成了健康管理根本需求。本章将从国家、个人、企事业单位和社会组织四个层面，深入剖析健康管理的角色与功能定位，探讨健康管理如何在不同层面发挥作用，为健康中国建设提供有力支撑。

　　健康管理是国家、企事业单位向个人和家庭直接服务，或是通过自办或签约医疗机构为政府部门、企事业单位服务，间接为家庭服务。城乡社区、行业协会、学术团体等社会组织在政府、企业、居民之间发挥协调和配合作用。个人和家庭也可以接受健康教育后实现自我保健（图4-1）。

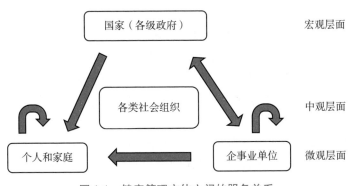

图4-1　健康管理主体之间的服务关系

第一节　国家层面（宏观层面）的健康管理

　　从国家层面来看，健康管理是纯公共产品或向全体公民免费提供的准公共产品。《"健康中国2030"规划纲要》提出"共建共享、全民健康"是建设健康中国的战略主题。其中共建共享是建设健康中国的基本路径，全民健康是建设健康中国的根本目的。政府作为国家的代表提供制度管理和公共服务、满足全体公民的卫生健康需求，是健康管理最重要的供方。

一、公共卫生和安全保障功能

健康管理的首要功能是保障公共安全，相关法律法规主要包括以下几个部分。

1. 与公共安全直接相关的法规

（1）《中华人民共和国生物安全法》（2021年施行、2024年修订）的主旨为维护国家安全，防范和应对生物安全风险，保障人民生命健康，保护生物资源和生态环境，促进生物技术健康发展，推动构建人类命运共同体，实现人与自然和谐共生。

（2）《中华人民共和国药品管理法》（1985年施行、2019年修订）的主旨为加强药品管理，保证药品质量，保障公众用药安全和合法权益，保护和促进公众健康。

（3）《中华人民共和国疫苗管理法》（2019年施行）的主旨为加强疫苗管理，保证疫苗质量和供应，规范预防接种，促进疫苗行业发展，保障公众健康，维护公共卫生安全。

（4）《中华人民共和国食品安全法》（2009年施行、2015年修订、2021年修订）的主旨为保证食品安全，保障公众身体健康和生命安全。

（5）《中华人民共和国传染病防治法》（1989年施行、2004年修订、2013年修订）的主旨为预防、控制和消除传染病的发生与流行，保障人体健康和公共卫生。

（6）《中华人民共和国献血法》（1998年施行）的主旨为保证医疗临床用血需要和安全，保障献血者和用血者身体健康，发扬人道主义精神，促进社会主义物质文明和精神文明建设。

（8）《中华人民共和国国境卫生检疫法》（1986年施行、2024年最新修订）的主旨为防止传染病由国外传入或者由国内传出，实施国境卫生检疫，保护人体健康。在中华人民共和国国际通航的港口、机场以及陆地边境和国界江河的口岸，设立国境卫生检疫机关，依照本法规定实施传染病检疫、监测和卫生监督。

2. 与公共安全相关的其他法规

（1）《中华人民共和国民法典》（2021年施行，以下简称"民法典"）的主旨是保护民事主体合法权益的基本法律，其中也包含了与公共卫生服务相关的规定。例如，民法典中关于个人隐私保护、医疗责任等方面的规定，都与公共安全密切相关。完全民事行为能力人，有权依法自主决定无偿捐献其人体细胞、组织、器官和遗体。任何组织或者个人不得强迫、欺骗并利诱其捐献。完全民事行为能力人依据前款规定同意捐献的，应当采用书面形式，也可以订立遗嘱。自然人生前未表示不同意捐献的，该自然人死亡后，其配偶及成年子女及父母可以共同决定捐献，决定捐献应当采用书面形式。

（2）《中华人民共和国立法法》（2000年施行、2015年修订、2023年修订）的主旨为规定国家立法的基本原则和程序，对于制定和修改公共卫生服务相关法律法规具有重要的指导意义。该法确保了公共卫生服务法律法规的科学性、合理性和可执行性。

3. 与公共安全相关的条例、规定和办法

（1）《医疗器械监督管理条例》（2000年施行、2020年修订）的主旨为保证医疗器械的安全、有效，保障人体健康和生命安全，促进医疗器械产业发展。

（2）《行政执法机关移送涉嫌犯罪案件的规定》（2001年施行、2020年修订）的主旨为保证行政执法机关向公安机关及时移送涉嫌犯罪案件，依法惩罚破坏社会主义市场经济秩序罪、妨害社会管理秩序罪以及其他罪，保障社会主义建设事业顺利进行。卫生健康行政部门是法律、法规授权的具有管理公共事务职能、在法定授权范围内实施行政处罚的组织，承担相应的职能。

（3）《中华人民共和国食品安全法实施条例》（2009年施行、2019年修订）的主旨为制定食品安全各个环节的监督管理权限和法律责任。

（4）《公共场所卫生管理条例》（1987年施行、2016年修订、2019年修订）的主旨为为创造良好的公共场所卫生条件，预防疾病，保障人体健康。

（5）《艾滋病防治条例》（2006年施行、2019年修订）的主旨为预防、控制艾滋病的发生与流行，保障人体健康和公共卫生。艾滋病防治工作坚持预防为主、防治结合的方针，建立政府组织领导、部门各负其责、全社会共同参与的机制，加强宣传教育，采取行为干预和关怀救助等措施，实行综合防治。

（6）《血吸虫病防治条例》（2006年施行）的主旨为预防、控制和消灭血吸虫病，保障人体健康、动物健康和公共卫生，促进经济社会发展。对血吸虫病防治实行预防为主的方针，坚持防治结合、分类管理、综合治理、联防联控，人与家畜同步防治，重点加强对传染源管理。

（7）《放射性同位素与射线装置安全和防护条例》（2005年施行、2019年修订）的主旨为加强对放射性同位素、射线装置安全和防护的监督管理，促进放射性同位素、射线装置的安全应用，保障人体健康，保护环境。

（8）《食盐加碘消除碘缺乏危害管理条例》（1994年施行）的主旨为消除环境缺碘、公民摄碘不足所引起的地方性甲状腺肿、地方性克汀病和对儿童智力发育的潜在性损伤。采取长期供应加碘食盐为主的综合防治措施，保护公民身体健康。

（9）《国内交通卫生检疫条例》（1999年施行）的主旨为控制鼠疫、霍乱以及国务院确定并公布的其他传染病通过列车、船舶、航空器和其他车辆等国内交通工具及其乘运的人员、物资进行传播、流行，保障人体健康。

（10）《学校卫生工作条例》（1990年施行）的主旨为加强普通中小学、农业中学、职业中学、中等专业学校、技工学校、普通高等学校的卫生工作，提高学生的健康水平。学校卫生工作的主要任务是：监测学生健康状况；对学生进行健康教育，培养学生良好的卫生习惯；改善学校卫生环境和教学卫生条件；加强对传染病、学生常见病的预防和治疗。

（11）《人体器官捐献和移植条例》（2024年施行）的主旨为规范人体器官移植，保证医疗质量，保障人体健康，维护公民的合法权益。人体器官捐献和移植工作坚持人民至上、生命至上。国家建立人体器官捐献和移植工作体系，推动人体器官捐献，规范人体器官获取和分配，提升人体器官移植服务能力，加强监督管理。

（12）《突发公共卫生事件应急条例》（2003年施行、2011年修订）的主旨为有效预防、及时控制和消除突发公共卫生事件的危害，保障公众身体健康与生命安全，维护正常的社会秩序。主要包括突然发生，造成或者可能造成社会公众健康严重损害的重大传染病疫情、群体性不明原因疾病、重大食物和职业中毒以及其他严重影响公众健康的事件。

（13）《医疗废物管理条例》（2003年施行、2011年修订）的主旨为加强医疗废物的安全管理，防止疾病传播，保护环境，保障人体健康。医疗废物是指医疗卫生机构在医疗、预防、保健以及其他相关活动中产生的具有直接或者间接感染性、毒性以及其他危害性的废物。

（14）《病原微生物实验室生物安全管理条例》（2004年施行、2016年修订、2018年修订）的主旨为加强病原微生物实验室生物安全管理，保护实验室工作人员和公众的健康。病原微生物是指能够使人或者动物致病的微生物。实验活动是指实验室从事与病原微生物菌（毒）种、样本有关的研究、教学、检测、诊断等活动。

（15）《国务院关于加强食品等产品安全监督管理的特别规定》（2007年施行）的主旨为加强食品等产品安全监督管理，包括食用农产品、药品等与人体健康和生命安全有关的产品。进一步明确生产经营者、监督管理部门和地方人民政

府的责任，加强各监督管理部门的协调、配合，保障人体健康和生命安全

（16）《医疗用毒性药品管理办法》（1988年施行）的主旨为加强医疗用毒性药品的管理，防止中毒或死亡事故的发生。医疗用毒性药品指毒性剧烈、治疗剂量与中毒剂量相近，使用不当会致人中毒或死亡的药品。

二、社会发展和人力资源储备功能

政府承担健康管理的次要功能是为社会发展储备足够的人力资源，相关法律法规主要包括以下几个部分。

1. 与人力资源储备有关的法规

（1）《中华人民共和国基本医疗卫生与健康促进法》（2020年施行）的主旨为发展医疗卫生与健康事业，保障公民享有基本医疗卫生服务，提高公民健康水平，推进健康中国建设。医疗卫生与健康事业应当坚持以人民为中心，为人民健康服务。医疗卫生事业应当坚持公益性原则。

（2）《中华人民共和国人口与计划生育法》（2002年施行、2015年修订、2021年修订）的主旨为实现人口与经济、社会、资源、环境的协调发展，推行计划生育，维护公民的合法权益，促进家庭幸福、民族繁荣与社会进步。实行计划生育是国家的基本国策。国家采取综合措施，调控人口数量，提高人口素质。国家依靠宣传教育、科学技术进步、综合服务、建立健全奖励和社会保障制度，开展人口与计划生育工作。

（3）《中华人民共和国母婴保健法》（1995年施行、2017年修订）的主旨为将母婴保健事业纳入国民经济和社会发展计划，政府提供必要条件和物质帮助，使母亲和婴儿获得医疗保健服务、扶持边远贫困地区的母婴保健事业。

（4）《中华人民共和国职业病防治法》（2002年施行、2018年最新修订）的主旨为预防、控制和消除职业病危害，防治职业病，保护劳动者健康及其相关权益，促进经济社会发展。劳动者依法享有职业卫生保护的权利。职业病防治工作坚持预防为主、防治结合的方针，建立用人单位负责、行政机关监管、行业自律、职工参与和社会监督的机制，实行分类管理、综合治理。

（5）《中华人民共和国精神卫生法》（2013年施行、2018年修订）的主旨为发展精神卫生事业，规范精神卫生服务，维护精神障碍患者的合法权益。精神卫生工作实行预防为主的方针，坚持预防、治疗和康复相结合的原则，开展维护和增进公民心理健康、预防和治疗精神障碍、促进精神障碍患者康复的活动。精神障碍患者的人格尊严、人身和财产安全不受侵犯。

2. 与人力资源储备有关的管理条例和实施办法

（1）《中华人民共和国母婴保健法实施办法》（2001年施行、2022年修订）的主旨为保障公民获得适宜的母婴保健服务的权利。各级政府提供必要的经济、技术和物质条件，并对少数民族地区、贫困地区给予特殊支持。

（2）《残疾预防和残疾人康复条例》（2017年施行、2018年修订）的主旨为预防残疾的发生、减轻残疾程度，帮助残疾人恢复或者补偿功能，促进残疾人平等、充分地参与社会生活，发展残疾预防和残疾人康复事业，禁止基于残疾的歧视。

（3）《中华人民共和国尘肺病防治条例》（1987年施行）的主旨为保护职工健康，消除粉尘危害，防止发生尘肺病，促进生产发展。

（4）《麻醉药品和精神药品管理条例》（2005年施行、2013年修订、2016年修订）的主旨为加强麻醉药品和精神药品的管理，包括麻醉药品药用原植物的种植、麻醉药品和精神药品的生产等活动，保证药品合法使用，防止流入非法渠道损害社会人力资源的更替积累。

（5）《反兴奋剂条例》（2004年施行、2018年修订）的主旨为提倡健康、文明的体育运动，加强反兴奋剂的宣传、教育和监督管理，坚持严格禁止、严格检查、严肃处理的反兴奋剂工作方针，禁止使用兴奋剂。防止在体育运动中使用兴奋剂，保护体育运动参加者的身心健康，维护体育竞赛的公平竞争。

三、市场管理和文化传播功能

为实现更加长远和持久的健康管理，政府还承担医疗服务的市场管理和促进世界范围的健康文化传播的功能。

1. 与市场管理有关的法规、条例

（1）《中华人民共和国医师法》（2022年施行）的主旨为保障医师合法权益，规范医师执业行为，加强医师队伍建设，保护人民健康，推进健康中国建设。

（2）《护士条例》（2008年施行、2020年修订）的主旨为维护护士的合法权益，规范护理行为，促进护理事业发展，保障医疗安全和人体健康。

（3）《乡村医生从业管理条例》（2004年施行）的主旨为提高乡村医生的职业道德和业务素质，加强乡村医生从业管理，保护乡村医生的合法权益，保障村民获得初级卫生保健服务。

（4）《医疗机构管理条例》（1994年施行、2016年修订、2022年修订）的主旨为加强对从事疾病诊断、治疗活动的医院、卫生院、疗养院、门诊部、诊所、卫生所（室）以及急救站等医疗机构的管理，促进医疗卫生事业的发展，保障公民健康。

（5）《医疗纠纷预防和处理条例》（2018年施行）的主旨为预防和妥善处理医疗纠纷，保护医患双方的合法权益，维护医疗秩序，保障医疗安全。国家建立医疗质量安全管理体系，深化医药卫生体制改革，规范诊疗活动，改善医疗服务，提高医疗质量，预防、减少医疗纠纷。实事求是，依法处理医疗纠纷。

（6）《医疗事故处理条例》（2002年施行）的主旨为正确处理医疗事故，保护患者和医疗机构及其医务人员的合法权益，维护医疗秩序，保障医疗安全，促进医学科学的发展。

2. 与文化传播有关的法规

（1）《中华人民共和国中医药法》（2017年施行）的主旨为继承和弘扬中医药，保障和促进中医药事业发展，保护人民健康。中医药包括汉族和少数民族医药在内的我国各民族医药的统称，是反映中华民族对生命、健康和疾病的认识，具有悠久历史传统和独特理论及技术方法的医药学体系。国家鼓励中医西医相互学习，相互补充，协调发展，发挥各自优势，促进中西医结合。

（2）《中华人民共和国红十字会法》（1993年施行、2017年修订）的主旨为保障和规范红十字会依法履行职责，保护人的生命和健康，维护人的尊严，发扬人道主义精神，促进国际和平进步事业。政府规范红十字会的组织和活动，发挥其在人道主义工作中的作用。

总的来说，国家健康管理相关的法律法规涉及多个方面，包括民事权益保护、立法原则与程序以及医疗卫生与健康促进等。这些法律法规共同作用于卫生服务领域，旨在保障人民群众的健康权益，促进社会的和谐与稳定。

第二节　个人层面（微观层面）的健康管理

《"健康中国2030"规划纲要》提出"全民健康"是立足全人群和全生命周期两个着力点，提供公平可及、系统连续的健康服务，实现更高水平的全民健康。按照马斯洛需求层次理论，需求分为生理的需求、安全的需求、归属和爱的需求、尊重的需求和自我实现的需求五个层次，当低层次的需求得到满足后就会产生高层次的需求。个人的健康管理功能也要遵循从低到高的消费规律。只有依次满足高层次的需求才能持续提升健康管理的服务价值。

一、生理的需求

健康管理首先是满足生理需求的功能，主要包括以下四个方面。

1. 饮食和温度需求

（1）人体需要摄取充足的营养物质，包括碳水化合物、脂肪、蛋白质、维生素、矿物质、水和空气。健康管理就是要维持食物、空气和水这些摄入要素的清洁卫生。

（2）在炎热或寒冷的环境下，健康管理还要保持适宜的体温，采取维持人体功能正常运作所必需的保温条件。

2. 睡眠需求

（1）人体需要获得足够的睡眠来恢复体力和精神。睡眠有助于保持身体代谢和免疫力，维持睡眠时间的长度对维持身体健康至关重要。

（2）人体健康对睡眠深度也有要求，健康管理还要对造成各种睡眠障碍的因素进行处理和控制。

3. 排泄需求

（1）人体需要排泄废物和代谢产物，包括尿液、粪便和汗液等。健康管理要完成正常的排泄过程、维持体液平衡和清除废物。

（2）健康管理还要对人体排泄废物和代谢产物进行处理，避免对家庭生活环境造成污染。

4. 性需求

（1）个人有性欲和生殖需求，这是人类繁衍后代的基本需求之一。健康管理首先要学习正确的性知识、正视和尊重个人的需求，并采用适当的方式满足或疏导。

（2）性行为和生殖健康管理还要采用安全、健康的性行为方式，预防性传播疾病和不良性经验、避免焦虑等负面情绪。定期检查和治疗，可以保障生殖系统功能正常。

二、安全的需求

个人的健康管理还要规避潜在的健康风险。健康风险是指健康状况的不确定性导致损失的可能。损失包括生理心理的痛苦和直接经济损失，还包括人们预期到风险的存在而焦虑、干扰日常生活造成的间接损失。

1. 减少风险发生的可能性

（1）对于少见疾病感染或意外伤害等小概率事件，降低风险就是尽可能地避免风险发生。例如对老人的家居环境进行适老化改造，安装防滑地砖、坡度、扶手等设施。

（2）对于常见疾病或功能衰退等大概率事件，降低风险则是尽可能地推迟风险发生的时间。例如为老年人营造熟悉的生活环境、强化记忆训练等，能够推迟认知障碍的发生。

2. 当风险发生时能够及时应对减少损失

（1）平时有突发事件的应对预案。例如家中准备常用药品、外伤敷料，家庭成员牢记求助电话、救护车路线、接受简单的救护培训等。

（2）通过事先储备资金或购买保险，补偿风险事件发生后增加的成本支出，保障健康状况迅速恢复。

三、归属和爱的需求

家庭在满足人们生理需要和安全需要方面提供最基本的庇护。当基本需求满足以后，归属和爱就成为人们的强烈动机。

1. 健康管理涉及众多的服务对象　在有限的地域空间里所有的人都是健康管理的潜在服务对象。健康管理让个人能够突破家庭的小范围，和更多的人交往，相互付出信任和支持。关系型交易往往比陌生的市场交易更能实现社会功能上的互助互补。

（1）健康管理拓展了资源优化配置的触角。健康管理让更多的闲置的资源，特别是人力资源得到充分利用。

（2）健康管理增加了专业人员与居民之间、居民与居民之间信息交流的机会，提高人们的认知素养。

2. 健康管理的目标是共同的　健康管理能够满足人们在家庭之外有所归属的愿望，即成为更大的群体的一员，这就是人的归属感。

（1）群体成员间在发生相互作用时，其行为表现是协调的，减少人际矛盾和摩擦，在应对外部挑战能够更好地发挥自己的能力。

（2）当群体取得荣誉的时候，群体成员会获得类似的鼓舞、表现得更加团结、更加注重自身能力的提升。

四、尊重的需求

健康管理还要满足尊重的需要，使人对自己充满信心、对工作富有热情，体验到生命的作用和价值。尊重的需要又可分为内部尊重和外部尊重。

1. 内部尊重　就是个人的自尊，是在各种情境中感受到人格的平等、对未来持有信心、能独立自主参与社会活动。

（1）健康管理能够帮助个人克服生理缺陷或低迷状态，使其更积极参与团队合作。

（2）健康管理能够帮助个人在达到心理平衡的状态，更容易在社会交往中获得正向反馈。

2. 外部尊重　是指个人的价值得到肯定，是自己的能力和付出得到社会的承认，受到别人的信赖和高度评价。

（1）健康管理具备的社交属性，可以帮助个人的技能和声誉随着时间的推移获得积累。

（2）健康管理的过程本身也能够最大限度地获得他人的共情，跌宕起伏的故事更容易得到认可和传播。

五、自我实现的需求

自我实现需要是指个体向上发展和充分运用自身才能、品质、能力倾向的需要。自我实现是成长性、创造性的"高峰体验"。在健康管理的其他目标得到满足后，只有自我实现才能进一步增加个体的满意度、激发健康消费的意愿。

1. 自我认知是自我实现的第一步　这一阶段的健康管理是对自身的能力和所处的环境条件有客观认知，即希望自己成为所期望的人物，设定与自己的能力相称的目标。

2. 自我肯定是自我实现的过程　自我实现不是单纯的观念运动，而是随时随地、点点滴滴地实现个人潜能的过程，去工作，去劳动，去认知，去体验，使之处于合意状态的活动。这一阶段的健康管理就是指努力做好自己想做的事情，是一个连续不断的发展过程。

第三节　机构层面（微观层面）的健康管理

《"健康中国2030"规划纲要》提出"全民健康要惠及全人群，不断完善制度、扩展服务、提高质量，使全体人民享有所需要的、有质量的、可负担的预防、治疗、康复、健康促进等健康服务，突出解决好妇女儿童、老年人、残疾人、低收入人群等重点人群的健康问题。"

企事业和机关后勤等单位管理和控制着大部分健康管理所需要的专业人员和设备资料，他们在健康管理体制机制和卫生技术等方面的实践创新，决定了健康管理服务的供给水平。

《"健康中国2030"规划纲要》提出"从供给侧和需求侧两端发力，统筹社会、行业和个人三个层面，形成维护和促进健康的强大合力。"供方机构向社会提供健康管理服务，需方机构为员工组织或购买健康服务、承担成本段或产品端的健康管理职责。

一、成本端健康管理

成本端健康管理指的是企事业单位将健康管理仅作为劳动成本控制和人力资源管理职能。在经济高速运转的背景下，加班加点、超负荷工作、亚健康甚至是带病工作已经成为一种社会常态，年轻人得中老年病比比皆是，中青年人抑郁症频现、癌症高发、过劳猝死及因病英年早逝也有较高的比例，对家庭和企事业单位都造成巨大损失。健康管理应引起各单位高度重视。除了定期体格检查及时发现健康隐患，各单位还充分认识到健康管理的效果直接影响到单位的人员成本和工作效率。成本端健康管理的方式有两类：一体化和服务外包。

1. 保健机构一体化　一体化是建立隶属于本单位的保健机构、招募专职医务人员承担预防保健职能。一体化是健康管理最有效的方式，能够将健康管理和本单位的整体目标完全整合。医务人员没有生存压力，也能够通过多重激励完成各项保健任务。缺点是医务人员业务范围受限，缺少提升专业水平的积极性；同时成本偏高，只适用于员工数量多、成本体量大的单位。

（1）保健医生：为重点保障的服务对象（如航空航天、电力、冶金、石油等行业职工），配备专门的保健医生承担健康管理的职责、制定健康管理计划并实施日常保健和医疗衔接。

（2）保健门诊：设置门诊服务提供常见病诊疗、转诊和健康咨询。保健门诊是企事业和机关单位较为常见的职工健康管理方式。

同时保健机构还要提高员工的健康意识和知识储备，关注员工心理健康，增强员工体质、推行健康体检、健康运动、健康饮食等多种保健项目，让员工感受人文关怀。保健机构结合业务特点开展安全培训和急救培训，提高员工自我保护意识和自救能力。

2. 健康管理服务外包　服务外包是将健康管理的职能外包出去、为职工购买社会保险或商业保险，由专业机构承接服务。服务外包是社会化大生产的重要特征，可以为众多中小企业、新兴产业降低用工成本，也便于人力资源在不同行业和地区流动，有利于灵活就业人员参与创业创新活动。缺点是健康管理供需双方不能形成稳定的服务关系。市场化环境下的医务人员更依赖专科服务，没有足够的全科服务激励，无法发挥最好的保健效果。

（1）为员工购买社会保险：员工按照当地社会保障部门制定的统一标准，接受社保机构和基层卫生机构提供的家庭医生签约服务包含的健康管理服务。针对居民健康状况和需求、提供健康评估、在评估基础上制定健康管理计划。包含健康管理周期、健康指导内容、健康管理计划成效评估等。同时也提供各项公共卫生服务、基本医疗服务、双向转诊和巡诊出诊服务等。

（2）为员工购买商业补充保险：员工按照合同约定，接受商业保险公司和医疗机构提供附加的健康管理服务。不仅可以提供会员制的家庭医生服务，包含24小时线上健康咨询、视频问诊、预约问诊、住院或手术协调、定期体检等，还可以将保障范围扩大到所有家庭成员。商业医疗保险高端产品还包含国内特需医疗和海外二诊、全球紧急救援等服务。（海外二诊指的是海外专家第二诊疗意见，一般是对已经确诊的重大疾病例如癌症寻求更好的诊疗方案。）

（3）向外部单位设置的全科诊所购买服务：新型的全科诊所由外部机构或单位设置，通常依托一级医院、社区机构和门诊部，开设在居民社区或企业内部，特色是线上线下一体服务、形成完整健康的闭环管理。以中国通用技术集团打造的"小通诊所"为例：在"小通诊所"里，全科医生可以提供优质的诊疗、康复服务，"小通诊所"还将通过流动医疗、体检车巡回等方式，为不方便就医的患者和老年人群进行上门巡诊和体检。

3. 建立组织保障机制，延伸单位健康管理职能　各级各类用人单位，不仅具有组织、管理生产者，维护员工健康，保护生产力发展，激发员工劳动生产力的职能，还具有发动职工开展健康促进、提升健康素养的条件和优势，进而通过更有效的健康行动和传播而影响家庭成员和周围居民，从而产生良好的社会效果。

建议将员工健康纳入管理者绩效考核，成为用人单位人事部门人力资源管理的基本职能。

（1）各用人单位开展"全民健康素养促进行动""健康中国行活动""全民健康生活方式行动计划"等，有效提高职工的健康素质，确保职工能逐步养成良好的健康生活方式，增强职工维护和促进自身健康的能力，并进而带动家庭和周围居民的健康行为的改变。

（2）培育单位体育指导员、健康生活方式指导员队伍，通过开展宣传教育和技能指导服务，如"三减三健"（减盐、减油、减糖，健康口腔、健康体重、健康骨骼）等专项行动，形成健康自我管理、组织扶助、人际合作的良好氛围。

（3）各单位要有效宣传和普及健康相关知识，开展健康知识传播的量化考核，落实用人单位健康责任。建立科学的健康传播机制，协调专业机构及相关媒体，宣传和普及准确、可理解、可操作的健康相关知识，采用多种形式拓展健康教育信息传播渠道，创新健康教育手段，满足职工健康需求，增强传播内容活力，提升健康信息传播效能，做到精准化健康传播。

二、产品端健康管理

产品端健康管理指的是企事业单位向社会提供健康管理服务，健康管理的效果直接影响社会对本单位的业务评价和销售收入。因为健康管理的服务对象主要是处于健康或亚健康状态的人群，消费需求不具备紧迫性很难单独销售，往往要和其他需求更为明确的产品或服务捆绑销售。医疗保险、特需诊疗是最为常见的捆绑健康管理的服务模式，近年来随着健康消费市场规模的不断扩大，竞争热点从广告宣传、价格打折转向服务营销，从事药品保健品零售和养老照护的企业也更加重视客户的健康管理。

1. 医疗卫生机构提供的健康管理服务　医疗卫生机构是具备专业水平的健康管理机构，除了直接提供服务以外，还承担着健康知识传播和社会教育的职能。

（1）基层医疗卫生机构提供与公共卫生和社会保险捆绑的健康管理服务，体现公平优先的原则。政府按人头发放的基本公共卫生经费为基层医疗卫生机构提供了坚实的收入保障，同时严格的指标考核也保证了服务质量和效率（表4-1）。一些地区社会保险基金也按照不同的人头标准划拨经费用于家庭医生服务。

表4-1 基本公共卫生服务指标考核内容

序号	项目	考核内容
1	城乡居民健康档案管理	城乡居民健康档案分类管理；城乡居民健康档案合格率；城乡居民健康档案规范化电子健康建档率；健康档案管理及使用情况
2	健康教育	发放健康教育印刷资料；播放健康教育音像资料；设置健康教育宣传栏；开展公众健康咨询活动；举办健康讲座；健康教育的实施方案、工作计划等；健康知识知晓率调查
3	预防接种	及时为辖区内所有居住满3个月的0～6岁儿童建立预防接种证和卡；根据国家免疫规划程序对适龄儿童定期开展一类疫苗接种、补种，免疫规划疾病的应急接种和强化免疫等
4	0～6岁儿童健康管理	建立儿童保健手册；开展新生儿访视；开展儿童系统管理
5	孕产妇健康管理	建立孕产妇保健手册；产前健康管理；产后访视
6	老年人健康管理	根据辖区65岁及以上常住老年居民登记管理；健康体检；健康指导和干预
7	高血压患者健康管理	高血压患者筛查；高血压患者随访管理；高血压患者健康检查；高血压患者管理的质量控制
	2型糖尿病患者健康管理	2型糖尿病患者筛查；2型糖尿病患者随访管理；2型糖尿病患者健康检查；2型糖尿病患者管理的质量控制
	慢阻肺患者健康管理	慢阻肺患者筛查；慢阻肺患者随访管理；慢阻肺患者健康检查；慢阻肺患者管理的质量控制
8	严重精神障碍患者管理	严重精神障碍患者信息管理；严重精神障碍患者随访管理；严重精神障碍患者健康检查；严重精神障碍患者管理的质量控制
9	肺结核患者健康管理	辖区新确诊肺结核患者例、管理率、规范管理率、可疑肺结核推荐转诊情况等
10	中医药健康管理	根据辖区≥65岁常住老年人数，考核接受中医体质辨识和中医养生保健指导人数、老年人中医药健康管理率、机构开展老年人中医药健康管理情况；根据辖区内应管理的0～36月龄儿童数，考核提供中医药保健指导、0～36月龄儿童中医药健康管理率、机构开展0～36月龄儿童中医药健康管理工作情况
11	传染病及突发公共卫生事件报告和处理	传染病疫情及突发公共卫生事件风险管理；传染病及突发公共卫生事件的发现、登记；传染病及突发公共卫生事件相关信息报告；传染病及突发公共卫生事件的处理
12	卫生监督协管	食品安全信息报告、职业卫生咨询指导饮用水卫生安全巡查、学校卫生服务、非法行医和非法采供血信息报告、公共场所及健康相关产品巡查及报告

从2019年起，将原重大公共卫生服务和计划生育项目中的妇幼卫生、老年健康服务、医养结合、卫生应急、孕前检查等19项内容纳入基本公共卫生服务。其中，地方病防治、职业病防治和重大疾病及危害因素监测等3项工作为每年确保完成的工作，其余16项工作由各省份结合本地实际实施。

（2）医院提供与特需服务、体检套餐或商业保险捆绑的健康管理服务。商业保险分为五大类：重大疾病保险、医疗保险、意外伤害保险、人寿保险、理财保险，各自包含不同的产品线（表4-2）。收费低廉、保险期短的商业保险通常是面向中低端客户、作为社保补充险种，捆绑健康管理的服务内容很少，通常利用健康教育活动吸引潜在客户、进行展业宣传。相关产品售后服务与健康管理结合能增加客户黏性、提高再次销售成功率。长期来看，改善被保险人的生存质量，也有利于减少或延迟基金赔付支出。

表4-2　商业健康保险的产品类别

	产品分类	产品内涵	主要产品
1	重大疾病保险	被保险人患有符合合同约定的疾病条件，比如恶性肿瘤、急性心肌梗死、脑中风后遗症等，保险公司就会产生相应赔付	终身重疾险，定期重疾险，一年期重疾险
2	医疗保险	以约定的医疗费用为赔付条件的保险，主要是用于解决医疗费用问题。假如生病或发生意外，就医所产生的门诊费、住院费、手术费、治疗费等，可以通过医疗险进行报销	百万医疗险，中高端医疗险，防癌医疗险，特药险，惠民险等
3	意外伤害险	当被保险人因遭受（以外来的、突发的、非本意和非疾病的客观事件为直接且单独的原因致使身体受到的）意外伤害，导致身故、伤残，产生治疗费用时，可以通过意外险获得相应赔偿、报销医疗费用、住院津贴等	一年期意外险，长期意外险，专项意外险（综合、交通、旅游、运动等）
4	人寿保险	身故就能获得赔付，包括因疾病或意外身故、猝死，甚至投保两年后自杀也能获得赔付。除了身故，有的定期寿险还包括全残	一年期寿险，终身寿险，定期寿险
5	理财保险	资金放在保险公司管理，以固定利率复利增长，保险公司还附带一定比例的身故赔付，可用作教育金、养老金	增额终身寿险
		投保人一次或按期交纳保险费，保险公司以被保险人生存为条件，在约定的年龄按年、季、月给付保险金，直至被保险人死亡或保险合同期满	年金保险
		投保人在购买了万能型保险后，保险公司为其建立的一个可以对主险二次增值的万能险账户	万能险

目前保险企业在两个维度上与健康管理服务融合还不够深入：①更注重挑选低风险客户和事后理赔，不能深度参与事前疾病风险预防和事中疾病康复管理，无法有效获取并留存最需要健康管理的客户；②保险企业作为支付方难以建立与医疗服务提供方有效的合作机制，缺少对服务标准及流程的掌握，难以对诊疗行为的必要性及费用支出规模进行管控，也难以评估健康管理的实际效果。

2. 医药零售企业提供的健康管理服务　医药零售企业是医疗机构以外药品销售的重要渠道，也是居民日常保健的主要物资来源。中国医药零售市场扩张迅速，但增速放缓，并且线下市场呈负增长，线上市场保持增长，当前药品零售行业面临着诸多压力。为了在激烈的市场竞争中抓住客户，健康管理成为零售企业提供延伸服务的主要方向。

（1）以会员资料积累为基础的健康档案管理：零售药店的服务对象主要为周边居民，提高复购率是主要的营销方式。通过吸纳会员、记录会员用药信息能够更好地掌握居民的健康状态。执业药师在此基础上进行健康档案管理，能够把临时的购药服务延伸成长期的居家药学服务，对居民日常服药习惯、药品保管进行全方位的指导。

（2）以慢病指标监测为吸客方式的健康宣教活动：高血压、糖尿病等慢性病患者是零售药店的重点服务对象。零售企业开展血压血糖等指标的日常自测服务，并以此为主题进行健康宣教。开展此类活动有助于提醒慢性患者重视日常自测、减轻慢病患者血糖试纸等耗材的负担，也有利于零售企业树立服务社区的良好形象、为进一步开展健康管理积累会员数量。

（3）以便民促销为激励手段的全员服务创新：零售企业以提成作为绩效管理的手段，激励从业人员开展各项便民服务促进销售。居民日常保健需求获得引导和满足，会转化为客户黏性和销售金额，带动药品、保健品、日常用品之间的关联销售。社区门店还为老年居民提供日常社交的便利，关心老年群体身心健康。对不便出门的居民做到电话上门送药，店内缺少的药品可以代订。年轻群体更倾向的线上药品销售，零售企业也通过入驻平台和社交软件兼顾，为居民提供在线咨询、药品自提或配送上门。

目前药品零售企业提供的健康管理服务缺少两方面的支撑：①没有做到和基层医疗卫生机构的错位竞争，缺少与全科医生和专业药师的服务衔接。门店的亲民优势有了专业优势的支撑，才能最大限度挖掘健康管理的服务价值。②没有理顺社保基金对零售企业的支付和监管关系，缺少健康管理服务的评价标准和奖励措施。只有针对实际效果进行评价和奖惩，才能鼓励零售企业把健康管理和药品消费做深做细。

3. 康养旅居企业提供的健康管理服务　人口老龄化和家庭规模小型化的背

景下，大部分家庭无法独自承担养老和日常照护的职责，因此对社会化康养服务的需求呈明显增长趋势。康养企业承担24小时照护或监控的职责，同时也要应对康养对象的各类健康问题。

（1）养老服务机构应符合消防、卫生与健康、环境保护、食品药品、建筑设施设备标准中的强制性要求，按标准使用安全标志。护理员应经培训合格后上岗，建立昼夜巡查、交接班制度，污染物应单独清洗、消毒、处置。老年人入住前要进行安全风险评估。服务防护重点包括噎食、食品药品误食、压疮、烫伤、坠床、跌倒、他伤、自伤、走失和文娱活动的意外等。应制定应急预案并定期演练和评价改进。

中高端养老机构通常附带或兼有专业医疗机构的资质，提供专业的健康管理服务，除了家庭医生服务，还会针对特殊病种开展专业护理和康复训练。

（2）居家养老服务机构建立在社区，承担日间照料、助餐和上门支持服务。服务人员应经培训合格后上岗，建立信息公示、明码标价、签订协议、服务计划、档案管理、质量评估等制度。重点防范火灾、食物中毒、触电、治安、老年人急病猝死、噎食、跌倒、烫伤、走失、坠床等意外事故。掌握事件处理流程，在意外发生时启动应急预案。

居家养老服务机构的社区护理点通常不会配备医生，会聘用少量护士来承担健康咨询和岗前培训的任务，但是这些护士在社区一般没有执业资质，只能由经过培训的医疗护理员提供居家医疗护理。以苏州为例（表4-3），医疗护理的内容更复杂，收费（50元/小时）高于一般生活护理（40元/小时）。只有少数实力雄厚的服务机构会设有专业医疗护理站，聘有资深护士和医师，为周边一定范围内居民提供上门专业医疗护理服务。以苏州某机构为例（表4-4），上门专业护理收费相对较高，单次达数百元。

表4-3　苏州市长期护理保险居家医疗护理内容

序号	服务项目	频次	工时/分钟	服务内容
1	生命体征监测	1次/天	20～30	根据护理对象的病情、年龄、意识状态、合作程度，选择合适的工具及测量方法，测量护理对象的体温、脉搏、呼吸、血压
2	血糖监测	按需	10～20	根据护理对象的病情、合作程度，确认是否空腹或餐后2小时等血糖测定要求，监测护理对象血糖水平

续　表

序号	服务项目	频次	工时/分钟	服务内容
3	留置尿管护理	2次/日	10～20	为留置尿管的护理对象进行会阴部护理，预防感染，增进护理对象的舒适，促进功能锻炼。及时排空尿袋、定期更换集尿袋，普通集尿袋2次/周，精密集尿袋1次/周
4	人工肛门便袋护理	按需	20～30	为人工肛门的护理对象进行/协助造口护理，保持造口周围皮肤的清洁，及时更换造口袋及造口用具
5	胃造瘘管管饲	按需	20～30	为胃造瘘管管饲的护理对象，按照其需求从管内灌注流质食物、水分和药物，以满足护理对象机体营养和治疗的需要
6	压疮预防及指导	必要时	15～30	对卧床的护理对象进行压疮评分，对易发生压疮危险的护理对象采取定时翻身、气垫减压等方法预防压疮的发生。为护理对象及家属提供心理支持及预防压疮的护理指导
7	康复锻炼	必要时	20～30	为肢体主动活动障碍的对象进行被动运动和床上活动指导，促进肢体功能的恢复
8	物理降温	必要时	20～30	根据护理对象的病情为服务对象提供冰袋冷敷、降低体温，减轻疼痛，防止肿胀
9	氧气吸入	按需	20～30	根据护理对象病情、意识状况、缺氧程度、心理状态、合作程度，按照医嘱进行氧气吸入治疗
10	雾化吸入	按需	20～30	根据护理对象的病情、呼吸道状况、自理能力，按照医嘱正确为患者实施雾化吸入治疗
11	药物喂服	按需	10～20	根据护理对象病情、治疗情况、适合口服给药的时机及体位，评估患者的服药能力及给药方式，按照医嘱正确为患者实施口服给药或鼻饲管内注入药物，并观察药物的作用
12	协助滴眼/耳/鼻	按需	10～20	遵医嘱正确为患者实施滴眼/耳/鼻治疗
13	胰岛素笔注射	按需	5～10	遵医嘱正确为护理对象进行外源性胰岛素的注射治疗
14	直肠给药	按需	20～30	遵医嘱使用开塞露或直肠栓剂等药物对护理对象进行直肠用药治疗
15	保留灌肠	按需	30～60	遵医嘱正确为护理对象进行药物的保留灌肠治疗，如中药的保留灌肠

　　注：医疗护理员可从事居家生活护理服务及居家医疗护理服务所涵盖的全部项目，每次上门服务至少包含一项医疗护理项目才可以按照医疗护理服务单价结算。

表4-4 苏州某养老服务中心上门专业医疗护理服务项目

服务类别	收费方式	服务内容
专业护理服务	在200元基础服务费以外，根据需要按项目另收20～50元/项	PICC导管维护、造口护理、压疮护理、鼻饲护理、清洁灌肠、导尿管维护和重置、膀胱冲洗、吸痰护理
家庭护理指导	不计费	健康宣教、护理指导、健康咨询
长期失能护理	包含在200元基础服务费中，免费任选3项	血糖监测、留置尿管护理、人工肛门便袋护理、康复锻炼、物理降温、氧气吸入、雾化吸入、药物喂服、直肠给药、胰岛素注射、协助滴眼耳鼻、保留灌肠、胃造瘘管管饲

第四节 社会层面（中观层面）的健康管理

《"健康中国2030"规划纲要》提出要"促进全社会广泛参与，强化跨部门协作，深化军民融合发展，调动社会力量的积极性和创造性，加强环境治理，保障食品药品安全，预防和减少伤害，有效控制影响健康的生态和社会环境危险因素，形成多层次、多元化的社会共治格局"。

中观经济主体是在宏观经济主体（政府）和微观经济主体（企业、家庭或个人）之间的社会组织，他们通常接受政府具体职能部门的管理或指导，同时又是由相同类别或特征的企业、家庭或个人组成，成为联接宏观和微观的桥梁。这些社会组织可能具备法人地位，但往往不以盈利为目的，代表组织成员的共同利益。

发挥健康管理作用的社会组织有城乡居民社区委员会、健康产业相关的行业协会和专业学会等。中观层面健康管理的功能定位是在一定范围内运营自然垄断的准公共产品，或者积累和共享资源要素和市场客户群体。

一、城乡社区组织的健康管理职能

城乡社区居民的自治组织是政府行政管理的末梢，在健康管理方面的职能主要是贯彻执行政府的卫生健康政策要求、整合社区居民的健康需求对接企事业单位的服务供给，同时也有可能为其他社会团体实现职能上的配合。

1. 城市社区是健康管理的平台运营方 社区相关定义大多包括共同区域

（地理要素）、密切的经济利益联系（经济要素）和社会交往形成的认同意识和相同价值观念（社会心理要素）。城市社区因周边公共资源密集，承担的公共服务职能偏少经济要素不足，同时居民流动性强社会心理要素也相对较弱，地理要素更为突出。所以城市社区主要是发挥地理优势，成为整合各类企事业单位开展健康管理的平台。

（1）社区配合基层医疗卫生机构完成各项公共卫生服务。社区组织在建档、宣传、访视、入户调查等方面能够提供助力、提高卫生技术人员的工作效率，能够更好地解决居民的健康问题。

（2）社区为企业提供场地开展公益性健康管理。保险公司开展较多的是针对婴幼儿和青少年家庭的健康管理。零售药店往往是针对老年慢病群体的健康管理。

（3）社区引进企业提供康养服务。康养服务分为居家养老和集中养老，社区可以出面将康养企业与基层医疗卫生机构进行整合设立服务站，为入住老人提供健康管理。

2. 乡村社区是深度参与健康管理的综合体 维系乡村社区的地理、经济和社会心理三要素都很强，决定了乡村社区是深度参与健康管理的综合体。乡村社区距离城市相对较远，各个部门的服务触角难以延伸到户，需要由村集体来解决公共服务与农民的"最后一公里"。乡村社区的健康管理职能需要设置专门的岗位——乡村医生。

（1）乡村医生的概念和由来：乡村医生最初名字叫"赤脚医生"，诞生于20世纪50年代，指一般未经正式医疗训练、仍持农业户口、一些情况下"半农半医"的农村医疗人员。乡村医生是中国医疗卫生服务队伍的重要组成部分，是最贴近亿万农村居民的健康"守护人"，是发展农村医疗卫生事业、保障农村居民健康的重要力量。

（2）乡村医生的职责和收入：乡村医生的收入来源主要包括接受乡镇卫生院下达的工作任务，通过考核后获得基本公共卫生服务的补助。乡村医生为村民提供常见病的诊疗服务并按照规定收费。同时，乡村医生使用国家基本药物目录药品也可以得到政府的补助。此外，部分地区的乡村医生还可能获得一些村集体补助或向上级申报奖励，如乡村医生津贴、绩效工资等。但补助或奖励的具体情况和数额因地区和政策的不同而有所差异。

（3）乡村医生的身份转变：为了尽可能地降低基层卫生的人员成本，乡村医生的本地化标准高于专业化标准。乡村医生与村民长期共同生活，具备密切的社会交往和情感联结，乡村医生往往能够从工作中获得更多的心理回报。乡村医生本身也可能从事多种经营，村民对卫生工作的认可一定程度上也加强了社区的经济联结。

为了吸引更多高学历卫生人才投身农村社区，一些地区开展了"乡聘村用"政策——由乡镇卫生院择优聘用优秀乡村医生，在工资待遇、社会身份上与卫生院逐步衔接；并将新获得执业（助理）医师资格的乡村医生、新进入村卫生室的大学毕业生等纳入乡镇卫生院编制统一管理，使其获得国家事业单位职工身份，由国家保证其获得相应的工资福利待遇。

二、专业学术团体的健康管理功能

专业学术团体是健康管理相关专业人才组成的学术交流平台，承担鼓励卫生技术人才培养、促进相关学科发展的职能。

1. 执业医师学术团体　执业医师是引领医疗卫生事业的核心技术人才，具备良好的职业道德和医疗执业水平，发扬人道主义精神，履行防病治病、救死扶伤、保护人民健康的神圣职责。执业医师的参与，决定了健康管理的专业高度。

（1）中华医学会全科医学分会：全科医学是一个面向社区与家庭，整合临床医学、预防医学、康复医学以及人文社会学科相关内容于一体的综合性医学专业学科。中华医学会全科医学分会在中华医学会中设立，由全国全科医学工作者自愿组成，于1993年11月成立，1995年8月正式成为世界全科医师组织成员。

全科医学分会的宗旨是壮大全科医学人才队伍，持续提升基层疾病诊疗、预防和健康管理的能力。重点关注的内容包括：开展全科医学学术交流，组织科研活动，密切横向联系；编辑出版全科医学各类期刊资料；开展全科医学继续教育，组织全科医生业务学习；多渠道多形式开展卫生科普宣传和健康教育活动；强化与国（境）外全科医学团体的联系和学术交流。

（2）中华医学会健康管理学分会：中华医学会健康管理学分会是联系全国各家医疗机构、体检机构、健康管理机构和技术人员形成共识的团体，并作为联系全国健康管理专业技术人员的平台，由点到面带动全国健康管理事业的发展，全面提高国民的健康素质。具体内容包括：健康管理的在职培训和继续教育；组织健康管理科学研究以及成果推广；组织开展健康管理理论研究和技术普及；组织国内外健康管理学术交流活动；普及和推广健康科学知识；配合中华医学会开展健康管理调研，建立数据库。

2. 护理专业学术团体　护理人员不仅关注患者的治疗，还致力于预防疾病和促进健康，如提供疫苗接种服务，进行健康教育，推广生活方式的改变，以减少疾病的风险。在基层社区，护理人员还会组织健康筛查和宣传活动，帮助人们增强健康意识，护理人员也是健康管理的重要执行者。中华护理学会社区护理专业委员会和健康管理专业委员会在健康管理中发挥了积极而重要的作用。

（1）中华护理学会社区护理专业委员会：中华护理学会社区护理专委会由基层医疗机构的护理人员组成，宗旨是加强社区护理人才培养，促进社区护士不断更新理论知识和专业技能，提升基层医疗机构服务内涵、服务水平和护理质量，为辖区居民提供更优质的护理服务。重点关注的内容包括：健康科普讲座、专科护理咨询、特色护理体验等形式，在社区、学校、托幼机构、养老机构等开展丰富多彩的科普活动，进一步推动社区护理高质量发展提升全民健康意识，提高全民健康水平。

（2）中华护理学会健康管理专业委员会：中华护理学会健康管理专业委员会由医疗机构从事健康管理的护理服务工作者组成，宗旨是发挥护理学科在促进健康服务业中的支撑和引领作用，提高健康管理能力，促进护理健康管理学科的建设，积极推进健康中国行动。全国健康管理护理同仁搭建高水平学术交流平台，探索护理健康管理专业发展新思路，深化健康管理的服务内涵，进一步推动护理学科高质量发展。重点关注的内容包括：健康管理护理服务体系的建立和完善；健康教育与健康促进模式创新研究；护理健康服务与管理专业教育与人才培养、健康科普等。

3. 药师团体　药师是负责提供药物知识及药事服务的专业人员，同时也可能直接面对患者解答有关药物问题。药师负责监察医生处方的数种药物中有否出现药物相互作用；并根据患者病历和医生诊断，为患者建议最适合他们的药物剂型、剂量。尤其对于常见病和慢性病患者，药师也是实施健康管理的适当人选。

（1）中国药学会：中国药学会对个人会员的学历、专业或职位的要求是具有大学本科以上学历的药师、药学在校生，或具备一定专业技术职务任职资格的药学工作者，或具备药学专业背景的管理者。中国药学会的宗旨是团结和凝聚广大药学工作者，服务于药学科学技术创新、提高全民科学素质、政府科学决策、药学人才培养，同时反映药学工作者的意见建议，维护药学工作者的合法权益。

（2）中国药师协会：中国药师协会（原为中国执业药师协会）由具有药学专业技术职务或执业药师职业资格的药学技术人员组成。中国药师协会的宗旨为加强药师队伍建设与管理，维护药师的合法权益；增强药师的法律、道德和专业素质，提高药师的执业能力；保证药品质量和药学服务质量，促进公众合理用药，保障人民身体健康。

三、行业协会的健康管理功能

行业协会是企事业单位的合作平台，具有健康教育媒体宣传、行业交流、其他相关专业人才培养等方面的职能。

1. 中国健康管理协会　中国健康管理协会是由多家全国知名综合三甲医院共同发起，联合50余家单位共同申请，于2016年成立的我国健康管理领域第一个国家一级协会，是独立的法人社团。系由从事健康产业的医疗机构、涉老机构、公益机构、企事业单位及相关人员自愿结成的全国性、专业性、非营利性社会组织。

中国健康管理协会以"为全民健康、为老人造福、为社会尽责、为国家分忧"为宗旨，以"实施全面健康管理、建设全民健康中国"为目标，以"出好主意、牵线搭桥、整合资源、推动落实"为抓手，致力于构建"全人群受益、全时辰检测、全周期干预、全方位管控、全要素创新"的"全民、全时、全程、全面、全新"的"五全"智慧健康管理体系。业务范围包括：①推动健康管理行业资源的整合和体系的建立；②推动健康管理的理念、知识的普及与提升；③推动国内外各类健康管理组织的交流与合作；④推动健康管理人才培养体系的建设；⑤推动健康管理技术与信息技术的融合；⑥推动健康管理科技成果的研发、转化及推广。

2. 中国保险行业协会健康保险专业委员会　中国保险行业协会健康保险专业委员会包含已加入中国保险行业协会的会员单位中开展健康保险业务的中资或外资健康保险公司、人寿保险公司、养老保险公司、财产保险公司、再保险公司、相互保险公司等。宗旨为汇集行业智慧与资源，建立交流、议事、办事平台，根据金融监管总局统筹规划指导行业健康保险工作，强化行业自律，制定行业标准，维护行业权益，加强信息交流，为健康保险行业高质量发展服务。履行以下职责：①配合开展健康保险监管和调研评估；②制定年度工作计划并负责具体落实；③协商制定健康保险行业自律规范、维护市场发展秩序；④参与制定、修订健康保险专业领域各类标准并组织推进；⑤参与立法论证，反映行业诉求、协商维护行业合法权益；⑥定期组织成员单位开展业务和信息交流活动，推动业务发展；⑦推动健康保险行业人才队伍建设，开展教育培训提升人员素质。

3. 中国非处方药物协会药品流通专业委员会　中国非处方药物协会药品流通专业委员会（以下简称药品流通专委会）是由全国大型连锁药店、大型商业流通企业为主体，联合、联动、联通品牌工业、互联网企业、教育培训机构、媒体传播机构等组成的全国性行业组织。

药品流通专委会坚持为会员、为行业、为政府服务的宗旨，以促进非处方（OTC）药品流通领域健康、稳定、可持续发展为己任；充分发挥桥梁纽带作用，积极参与政府决策和政策法规调研，反映企业诉求，维护行业利益和企业合法权益；搭建中国OTC药品流通领域专业化服务平台，通过组织开展药品流通领域相关的学习研究、交流考察、教育培训、各类型会议等活动，为会员提供实效专业的服务，推动会员单位的高质量发展，引领行业向规范化、现代化、数字化方向发展，促进我国OTC药品流通领的持续健康发展。

药品流通专委会主要工作包括：开展中国OTC药品流通领域相关的各种学习交流活动；进行OTC药品流通领域各种政策法规、经营管理相关的课题研究；举荐、表彰、奖励在中国OTC药品流通发展中取得优异成绩的个人、会员单位和相应的成功案例；开展对会员的继续教育工作，联合第三方培训机构为会员单位提供专业化的培训服务；反映会员的意见和要求，维护会员的合法权益；接受会员委托，承办与药品流通有关事项，开展药品流通全链条的咨询服务；开展行业统计和调研，进行行业数据研究，为会员提供数据服务，发布年度OTC药品流通企业和品牌榜；组织开展有利于会员成长的学习交流、团建拓展等活动；举办为会员服务的跨界学习、文化交流、公益慈善等各种事项和活动；等等。

4. 地方性健康产业协会和医养健康产业协会　地方性的健康产业协会或医养健康产业协会大多是政府为了推进健康产业发展，促进健康产业和医疗卫生事业两翼互动。在医学院校、医疗卫生单位、医疗器械、医药企业、文化传媒和健康服务业等机构之间，协会发挥了桥梁和纽带作用。主要工作内容包括：贯彻落实国家有关发展健康产业的方针政策，研究探索健康产业发展的新模式、新方法；开展健康产业高端管理人才教育和健康产业从业人员的专业技术培训，建设健康产业创新孵化基地；组织健康产业领域的会员单位开展学习交流、举办并组织参加健康领域的学术论坛、产品发布、展览展示等活动；促进政府与企业之间的沟通联系，促进政企交流；承担政府委托的其他工作，做好延伸服务。

从现有中观层面社会组织的宗旨和工作内容来看，大多数社会组织是在政府和企事业单位之间发挥平台和桥梁作用。城乡社区作为行政系统的末梢，在政府管理下面向基层家庭提供健康管理服务，但基层专业人才紧缺是目前存在的重要问题。健康产业发展和健康管理市场培育，还需要学术团体、行业协会等各方面鼓励专业人才下沉基层社区对接帮扶，才能满足更多个人和家庭对健康管理的有效需求。

参考文献

［1］谭发馨，向媛媛，杜慧怡. 领跑健康管理赋能健康生活［N］. 恩施日报，2024-08-30（007）.

［2］谢坤，王萱萱，李思清，等. 我国农村医生社区健康管理能力调查研究［J］. 中国全科医学，2024，27（34）：4308-4314+4321.

［3］丁贤彬，陈婷，周庆，等."互联网+"健康管理对慢性病高风险人群生活方式与健康指标的影响［J］.中国慢性病预防与控制，2024，32（8）：580-584.

［4］白雅敏，周脉耕.聚焦工作场所健康促进推动慢性病高风险人群健康管理［J］.中国慢性病预防与控制，2024，32（8）：561-562.

［5］马丹，田文佼.让健康成为幸福生活底色［N］.日照日报，2024-08-09（B01）.

［6］苗豫东，牛亚冬，任睿哲，等.健康管理联合体交易费用测度实证研究［J］.中国医院管理，2024，44（8）：9-12.

［7］郑灵芝."海上卫生院"暖心守护渔民健康［N］.台州日报，2024-08-01（003）.

［8］康霞.工会在推动员工安全健康管理方面的作用［N］.山西科技报，2024-08-01（A06）.

［9］钟磊，杜云霞.榆林地区育龄女性的智能化生殖健康管理模式的构建及应用［J］.中华养生保健，2024，42（15）：175-178.

［10］方正超，赵露，彭平平.互联网+医防融合健康管理新模式有效提升基本公共卫生服务质量［J］.中国农村卫生，2024，16（7）：21-23.

［11］赵星月，陈瓯颖，陈跃雪.儿童健康管理如何走向"一体化"［N］.健康报，2024-07-30（004）.

［12］许悦，姚明阳.企业如何加强员工健康管理［J］.四川劳动保障，2024，（7）：91-92.

［13］杨立娟.新时代健康管理发展大会在京召开［N］.中国食品安全报，2024-07-03（A04）.

［14］石菲.AI引领个性化健康管理新时代［J］.中国信息化，2024，（7）：9.

［15］艾斌，陈宪泽，陈淑娇，等.基于医联体结构下的居民健康管理云服务模式研究［J］.中国标准化，2024（14）：239-243.

［16］甘贝贝.多方助力提升公众健康管理能力［N］.健康报，2024-07-31（005）.

［17］中共中央国务院.《"健康中国2030"规划纲要》［EB/OL］.（2016-10-25）［2024-08-12］.https://www.gov.cn/zhengce/2016-10/25/content_5124174.htm

［18］王怀明.组织行为学：理论与应用［M］.北京：清华大学出版社，2014.

［19］林崇德.心理学大辞典［M］.上海：上海教育出版社，2003.

［20］国家卫生健康委员会.《关于做好2024年基本公共卫生服务工作的通知》［EB/OL］.（2024-09-09）［2024-09-13］.https://www.gov.cn/zhengce/zhengceku/202409/content_6975491.htm

［21］国家卫生健康委员会.《国家基本公共卫生服务规范（第三版）》［EB/OL］.（2017-02）［2024-09-13］.http://www.nhc.gov.cn/ewebeditor/uploadfile/2017/04/20170417104506514.pdf

［22］国家卫生健康委员会.《新划入基本公共卫生服务工作规范（2019年版）》［EB/OL］.（2019-09）［2024-09-13］.https://www.fxxq.gov.cn/xqq/file/2023-11-16/17001002970294028e4928a108a3474018bd5dfd14502ac.pdf

［23］刘视湘.社区心理学［M］.北京：开明出版社，2013.

第五章 健康管理的疾病定位

《"健康中国2030"规划纲要》强调以提高人民健康水平为核心，针对健康影响因素，以普及健康生活、优化健康服务、完善健康保障、建设健康环境、发展健康产业为重点，全方位、全周期维护和保障人民健康，大幅提高健康水平，显著改善健康公平。

健康意识的提升深刻地转变了民众对医疗服务的需求。以心脑血管疾病、糖尿病、精神疾病等为代表的疾病，具有病程长、病因复杂、健康损害和社会危害严重等特点，体现为一种长期存在的疾病状态，表现为逐渐的或进行性的器官功能降低，针对疾病的特征进行早期预防和健康监控已经成为全球性课题。

第一节 疾病的健康管理策略和方法

疾病的健康管理是指辅助医疗专业人员，为服务接受者制定合理的管理方案，促进患者身体恢复、提升生活素质，便于患者更好地进行疾病的自我管理。通过健康管理的科学实施，实现疾病的早发现、早诊断、早治疗，降低疾病负担，提高人民健康水平。

一、疾病的健康管理策略

疾病的健康管理是建立在医学基础之上，在患者食谱、治疗策略、康复规划、康复行为、起居作息、管理等方面，辅助医疗提供优质的保障服务。健康管理是对影响群体或个体健康的危险因素进行全面监测、分析、评估，通过动态的健康风险评估，提供针对性科学健康信息、连续性健康管理服务，并创造条件和采取行动来改善群体和个体健康的过程。

（一）健康与疾病管理

世界卫生组织（WHO）对于健康的定义在不断完善，2009年，世界卫生组织进一步强调健康不仅仅指没有疾病，还包括个人主观经验和社会层面的要求，健康需求不再指单一的治愈疾病的需求，而是全生命周期、全生存空间的健康状况的管理。疾病管理是针对威胁人类健康因素进行的全方位的管理，主要以疾病预防为主。美国最早提出疾病管理这一概念，并且在医疗行业中一直运用至今。疾病管理贯穿于整个医疗流程中，具体包括对危害健康的因素进行全面的监测、系统的分析、综合的评估、预测、尽早的干预等。

同时，提高患方的健康认知及疾病管理的素养，是改善健康状况，战胜疾病的重要驱动力。在战胜疾病、改善健康状况的过程中，如何调动内在力量、如何达到疾病中的健康、如何促进转变，就是患方如何激发内在潜能、如何挖掘自我潜能、赋予自身力量的过程。通过掌握健康管理的基本策略能够为诸多疾病的健康管理提供理论依据。

（二）疾病的健康管理维度

健康管理作为一种综合性的健康服务模式，其核心目标是促进个体和群体的整体健康水平，预防疾病的发生，并对已存在的健康问题进行有效管理。这种服务模式不仅关注疾病的治疗，更重视疾病的预防和健康生活方式的培养，可从三个维度进一步阐述。

1. 健康管理的理念维度 健康管理强调每个人都应该对自己的健康负责，通过提高健康意识，使个体能够主动参与到健康管理中来。通过教育和培训，使个体了解健康知识，认识到健康的重要性，以及如何通过改变生活方式来维护健康。健康管理倡导以健康为中心的价值观，鼓励个体将健康视为生活中最重要的"资产"之一。

2. 健康管理的过程维度 通过专业的健康评估工具和方法，对个体的健康状况进行全面评估，包括生理、心理和社会环境等多方面。识别个体可能面临的健康风险，如不良生活习惯、遗传因素、环境因素等，以便提前采取预防措施。根据评估结果，制定个性化的健康干预计划，包括饮食、运动、心理干预等多方面的指导。对个体的健康状况进行持续监测，及时调整健康管理计划，确保健康管理的有效性。

3. 健康管理的服务模式创新维度 健康管理涉及医学、营养学、心理学、运动学等多个学科，需要通过跨学科的合作来提供全面的服务。根据个体的具体情况，提供个性化的健康服务，满足不同个体的健康需求。利用现代信息技术，如移动健康应用、远程医疗服务等，提高健康管理的便捷性和效率。鼓励社区参与健康管理，通过社区活动、健康教育等方式，提高整个社区的健康水平。

二、疾病的健康管理方法

疾病的健康管理是一个多方面的综合策略，旨在通过各种措施有效地提高人群的健康水平，减少疾病的发生和传播，提高整个社会的生活质量。

（一）积极完善支持性政策

在健康管理领域，法律保障和政策支持是至关重要的。它们不仅能为健康管理提供必要的规范和指导，还能通过激励措施促进个人和企业积极参与健康管理。如健康保险法，确保健康保险覆盖广泛的健康服务，包括预防性健康检查、慢性病管理、康复服务等；公共卫生法，通过法律确保政府提供基本的公共卫生服务，如疫苗接种、传染病控制、环境卫生等。鼓励和支持健康促进活动，如健康教育、健康生活方式的推广等。建立公共卫生应急机制，应对突发公共卫生事件，如疫情暴发、自然灾害等。

不同政府部门之间应加强协调，形成合力，共同推动健康管理的发展。整合医疗、教育、体育等不同领域的资源，为健康管理提供全面的支持，为健康管理创造一个良好的环境，促进个人和企业积极参与健康管理，提高整个社会的健康水平。同时，也能确保健康管理的公平性和可持续性，让每个人都能享受到高质量的健康服务。

通过税收优惠、补贴等方式鼓励个人和企业参与健康管理。确保健康信息的透明度，政府和医疗机构应公开健康数据，让公众能够获取到准确的健康信息。在确保信息透明度的同时，也要保护个人的健康数据隐私，防止数据泄露和滥用。通过教育和培训，提高公众的信息识别和处理能力，使其能够正确理解和使用健康信息。

（二）实施健康管理的保障体系

健康管理的宗旨是通过调动个体、群体以及整个社会的积极性，有效利用有限的资源，实现最大的健康效果。这不仅包括提高个体的健康水平，还包括减少医疗资源的浪费，降低医疗费用，提高社会的整体健康水平。通过健康管理，可以促进健康的生活方式，预防疾病的发生，减少慢性病的发病率，提高人们的生活质量。

鼓励社区居民参与健康管理，形成社区支持网络。整合社区内的医疗资源、社会资源和人力资源，形成合力。开展健康教育活动：在社区内定期举办健康教育活动，提高居民的健康意识。实施针对社区特点的健康促进项目：如老年人健康促进、儿童营养改善等。建立社区疾病监测系统；及时发现和报告疾病情况。制定应对突发公共卫生事件的预案，提高社区的应急响应能力。

完善三级预防机制，包括一级预防（病因预防）：教育公众自我监测健康状况，学习基本的急救知识和技能。通过各种渠道普及健康知识，提高公众的健康意识。改善生活环境，减少污染，提供清洁的饮用水和空气。二级预防（临床前期预防）：定期进行健康检查，早期发现疾病。开展高危人群重点项目检查，对有特定疾病风险的人群进行重点监测和干预。为特定疾病提供专业的预防和治疗服务。三级预防（临床预防）：对已确诊的疾病进行有效治疗，减轻症状。防止病情恶化，通过持续的医疗干预，防止疾病进展。对已治愈的疾病进行跟踪管理。通过治疗和护理，减少并发症的发生。帮助患者恢复身体功能，提高生活质量。

（三）加强健康管理的自我教育

健康的生活方式和预防性医疗服务是健康管理的重要组成部分。通过教育和宣传活动，鼓励开展健康的生活方式，如合理饮食、适量运动、戒烟限酒等。实施促进健康的政策措施，学校为学生提供营养均衡的午餐，确保学生获得必要的营养，促进其健康成长。鼓励企业为员工提供健康促进服务，如健身房、健康讲座、健康检查等。通过城市规划，增加绿地、自行车道、步行道等，鼓励公众进行户外活动和运动。建立健康信息平台，提供健康知识、健康服务信息、健康数据等，方便公众获取。开发移动健康应用，提供健康监测、健康建议、健康教育等服务，方便公众使用。利用远程医疗技术，为偏远地区和行动不便的人群提供医疗服务，提高医疗服务的可及性。通过这些措施，可以有效地促进公众的健康行为，预防疾病的发生，提高生活质量。同时，也能够提高公众的健康意识，形成健康的生活方式，为社会的可持续发展做出贡献。

第二节 慢性病的保健康复和管理

随着人口老龄化的加剧及人们生活方式的改变，慢性非传染性疾病（以下简称慢性病）逐渐成为困扰人类的重大公共卫生问题。在我国，慢性病管理受到全社会的关注。《中国居民营养与慢性病状况报告（2020年）》提出，我国因慢性病导致死亡的人数占总死亡人数的88.5%。其中，心脑血管病、癌症、慢性呼吸系统疾病死亡率为80.7%。同时，我国成年人中每10人就有1人患糖尿病，每4人中有1人患高血压病。因此，慢性病患者增强健康意识，加强自我健康管理迫在眉睫。

一、慢性病的保健康复

2024年7月，国家卫生健康委针对成人高血压、高血糖症、高脂血症等慢性病，研究制定了营养和运动指导原则（2024年版），进一步强化慢性病防控关口前移，提高慢性病患者维护和促进自身健康的能力。根据指导原则，在营养方面，成人高血压、高血糖症、高脂血症等慢性病患者要坚持健康膳食、控制能量摄入、保证新鲜蔬菜和水果摄入量、限制烟酒或不饮酒等；在运动方面，慢性病患者要坚持有规律的运动，适度量力，循序渐进等。

（一）高血压的保健康复

高血压是一种常见慢性心血管疾病，可导致人体血压升高，机体免疫功能下降，严重者会出现脑出血、动脉硬化等并发症。目前我国高血压患者数高达2.7亿，其中约70%的脑卒中死亡和约50%心肌梗死死亡与高血压密切相关。中老年人是主要发病人群，发病率高达52%。

高血压的疾病管理，临床治疗以药物为主要控制措施，遵循以调理肝肾亏虚、平滑亢阳为主的康复原则，结合饮食、运动、情志等非药物疗法，制定综合管理计划，使高血压的康复治疗能够具有可持续性，防止心脑血管病等并发症，提高患者的生存质量。

健康管理实施中，要树立患者自主管理意识，建立新的生活秩序是高血压康复的重中之重。生活规律，纠正不良生活习惯，禁止熬夜，规避过量饮酒。高血压患者忌食肥甘厚味，宜清淡少盐，减少摄入腌制品以及高盐的食物，减少晚餐摄入，以免加重脏腑器官负担，导致脂肪淤积，形成各类淤阻，不利于高血压的康复。每天可选用药物足浴、活血化瘀。夏季不宜贪凉，冬季注意保暖，保证气血运行顺畅。

运动可以调整脏腑器官功能，促进高血压的康复治疗。如太极拳、放松功、散步、游泳、慢跑等，每天要坚持30～40分钟的运动锻炼。运动时，不宜逞强好胜，以免强度过大，加速器官损害。另外，心态是高血压等慢性病实施健康管理的关键。高血压患者，要增强战胜疾病的信心，可通过琴棋书画、旅游垂钓、花鸟宠物，品茗鉴赏等方式，修身养性。

（二）高血糖的保健康复

糖尿病是一种常见的代谢性疾病，其主要症状是高血糖。遗传因素和环境因素是引发糖尿病的主要因素。虽然糖尿病目前无法完全治愈，但可以通过合理的治疗和管理来控制病情。

高血糖的保健康复包括药物治疗、饮食治疗、运动治疗和健康教育。药物治疗以胰岛素为主，同时患者需要定时进行血糖监测。饮食方面要注意保持低糖、低盐、低脂肪，多吃蔬菜等高纤维、高维生素的食物。对于糖尿病的保健康复一定注意早发现，早治疗。运动可以提高胰岛素的敏感度，减轻胰岛素抵抗，帮助控制血糖和保持健康的体重。定期进行适当的有氧运动，如游泳、慢跑等，对患者血糖的控制非常有益。健康教育重点向患者传授糖尿病的成因和预防保健知识。在饮食上，需要限制总能量的摄入，特别是碳水化合物、脂肪和糖分的摄入，同时适量增加蛋白质和纤维的摄入，以实现营养的均衡分配。总的来说，糖尿病的健康管理关键在于良好的疾病控制，遵循科学的治疗计划、合理饮食、适度运动和保持积极心态，这样有效控制血糖水平是完全可行的。

（三）高血脂的保健康复

高血脂是指血浆脂质主要成分中，如胆固醇、甘油三酯、磷脂等成分浓度持续高于正常者，是临床上常见的代谢异常疾病，会引起动脉硬化，造成冠心病、高血压和脑血管疾病。绝大多数的患者，都是因为饮食不节、嗜食肥甘，而且喜静懒动，导致脏腑功能失常，水液代谢和血液循环受到影响，痰湿或瘀血内生，浊脂停滞诱发高血脂。

高血脂的保健康复，以控制病情、改善高血脂症患者血脂水平为先，关键在于建立良好的生活方式，这是保持血脂正常的关键。调节饮食，按照医嘱进行药物治疗，同时控制热量、胆固醇、盐糖的摄入量。患者在高血脂治疗中要特别关注运动疗法，适量的运动能够促进人体的代谢和吸收，增强氧气的输送和利用，进而提升热量的消耗。同时，有必要建立多种渠道的健康知识宣讲，增强患者的健康保健意识，提升疾病的自我管理能力，协同饮食、运动、定期监测、遵医率等的提高，促使调脂药物发挥最佳效果。

二、慢性病的管理

慢性病健康管理对于患者和社会来说都是至关重要的，慢性病治疗通常需要长期的药物治疗和定期检查，如果病情失控，可能需要紧急救治或住院治疗，这都会增加医疗费用，特别是会影响患者健康。通过积极的管理，可以控制疾病的进展，减轻症状，预防并发症，减少急性事件的发生，降低医疗费用，提高生活质量。《中国防治慢性病中长期规划（2017—2025年）》指出，应倡导"每个人是自己健康第一责任人"，应充分利用主流媒体和多媒体开展慢性病防治科普宣传，开展形式多样的健康促进活动，以推进健康文明的生活方式，提高全民健康素质。

慢性病健康管理模式是通过组织慢性病患者参与自我管理活动，从个人因素、家庭网络、社区医疗、宏观环境等层面，给予慢性病患者多样化、多层次的自我管理支持，促使慢性病患者自我管理行为的形成，进一步增强患者的自我管理能力，全面提高慢性病患者的身体素质和生活质量。

（一）宏观政策的支持和保障

慢性病自我管理涉及卫生健康、医保、宣传、教育、体育等有关部门，要形成多部门联动、协作的慢性病自我健康管理支持和执行体系。各级卫生健康部门、医疗卫生机构等应积极推动健康科学知识的传播和普及，满足人民群众日益增长的健康需求，进而增加慢性病患者对自我管理的重视程度，提高慢性病患者自我健康管理的积极性和自信心。充分利用网站、APP软件、微信公众号等互联网信息技术，进行正面宣传教育和典型报道；拓宽患者获取健康知识的渠道，传播慢性病可防可控的理念，建立医患之间、患者之间的沟通交流平台。

（二）提高基层医疗机构的服务能力

基层医疗机构是慢性病管理工作的重要承担方，工作内容主要包括患者的日常诊疗、定期检查、提供健康咨询、开具药物等。当前，基层医疗机构存在优质医疗资源不足、居民信任度不高等问题，应加大仪器设备、就诊场所等硬件条件建设的力度，同时强化软实力建设，鼓励、引导社会资本进入慢性病自我管理领域，改善一些居民片面的看法，为患者制定符合其实际需求的慢性病管理方案，引导患者进行慢性病的自我管理。

加强慢性病管理人员队伍的建设，提高医务人员的数量和综合素质，建立三级医院对基层医疗机构的帮扶机制，扎实推进医务人员多点执业；为基层医务人员开展医疗知识讲座和培训，提高基层医务人员的业务能力和水平，给予慢性病患者有效的管理和支持，提高患者对基层医疗服务的信任度。

（三）加强患方的自我管理能力

慢性病患者的健康素养直接影响其治疗依从性。患者通过互联网、纸质资料等形式，了解慢性病的危险因素和应对措施，获取最新的健康知识与技能，以及形式多样、互动性强的健康教育内容，有利于扩大慢性病患者自我管理知识的覆盖面，转变不重视慢性病的观念，增强患者的自我管理认知。同时，互联网为促进慢性病患者自我管理，提供新的技术支持，慢性病患者通过可穿戴设备实现自身健康数据的监测和采集；通过云技术推动慢性病患者电子健康档案的构建和健康大数据的共享，医务人员不受时空限制进行查阅、评估，提升医疗服务的质量和效率。患者利用电子健康档案，可以系统、完整地了解自己不同阶段的健康状况，从而提高自我保健意识，主动识别危险因素，可以控制个体层面的危险因素。引导患者关注自己的居住环境等情况，改变不良的饮食习惯与生活方式对健康的影响；养成科学、合理的膳食习惯，坚持自身条件允许的适度运动，保持生活、作息规律以及积极、乐观的心态。

家庭是慢性病患者日常自我管理最主要的场所。在家庭中，了解患者自我管理对家庭日常生活安排的影响，营造良好的家庭环境，比如在饮食上调整盐、糖的摄入量；在家中，张贴患者自我健康管理的有关知识、注意事项，对慢性病患者进行视觉上的、直观的引导。加强家庭成员对慢性病预防和康复知识的关注，鼓励家庭成员积极参与学习，协助医务人员提供康复指导；协助慢性病患者在家中改变不利于健康的行为和落实自我管理的措施。

第三节　新型传染病的健康管理和控制

在全球范围内，传染病始终是公共卫生领域的重要挑战。随着全球化的加速和人口流动的增加，新型传染病的防控变得更加复杂。因此，制定一套有效的管理和治理方案对于预防和控制新型传染病至关重要。

一、新型传染病的健康管理

无论对患者本人、对医疗界，还是对整个社会而言，有效解决新型传染病带来的负面影响均是一项长期而复杂的系统工作。在高度关注全球新型传染病的研究进展，跟踪、研究和预防其带来的不利影响的同时，应积极应对新型传染病带来的挑战。

（一）传染病的分级防护

随着社会经济的发展、人民生活水平的提高、医疗卫生条件的改善，传染病出现了新的发展趋势和特点：大多数传统的传染病还在蔓延或重新肆虐，特别是在发展中国家，细菌性肠道疾病、病毒性肝炎、流行性脑脊髓膜炎等传染病仍严重危害人们的健康；各种新发传染病不断出现，并且这些新发传染病很容易发生变异，随时可能引起疫情暴发；已得到良好控制的传染病再度出现，并且发病率呈上升态势，如各种性传播疾病等；抗生素耐药的迅速增加使传染病的治疗面临困境，使得原本地区局限性的传染病常可导致国际性的疫情传播，成为全球性的公共卫生问题。

传染病的防护分为三级：日常工作防护（一级防护），人员佩戴有效口罩、帽子，穿工作服、工作鞋，使用橡胶手套。常见传染病（二级防护），人员防护需佩戴有效口罩、帽子、防护眼镜，穿工作服、工作鞋、隔离服（必要时应穿连体防护服），使用橡胶手套、鞋套。烈性传染病防护（三级防护），人员防护需佩戴有效口罩、帽子、防护眼镜，穿工作服、工作鞋、隔离服，使用橡胶手套、鞋套、连体防护服。进行有创或浸入性操作时，需佩戴头盔及防水围裙。接触经空气传播或近距离接触经飞沫传播的呼吸道传染病患者时戴医用防护口罩。

（二）新型传染病的管理制度

预检分诊制度。各科室的医护人员在接诊过程中，应当按要求对患者进行传染病的预检。预检为传染病患者或者疑似传染病患者的，应当将患者分诊至感染性疾病科或分诊点就诊，同时对接诊处采取必要的消毒措施。根据传染病的流行季节、周期、流行趋势和上级部门的要求，做好特定传染病的预检、分诊工作。初步排除特定传染病后，再到相应的普通科室就诊。对呼吸道等特殊传染病患者或者疑似患者，应当依法采取隔离或者控制传播措施，并按照规定对患者的陪同人员和其他密切接触人员采取医学观察及其他必要的预防措施。

诊断及转诊制度。对疑似传染病患者，应当引导至相对隔离的分诊点进行初诊；按照规定的传染病诊断标准和治疗要求，采取相应措施；对不能确诊的疑似传染病患者应组织医院专家组会诊确认，同时按照规定报告传染病疫情。

登记报告管理制度。根据《中华人民共和国传染病防治法》和其他相关法律法规以及规范性技术指导文件，严格按要求进行疫情报告管理工作。

二、新型传染病的控制

新型传染病管控已成为现代公共卫生的基石。积极主动应对新型传染病的挑战，我们必须制定相应的策略和预防措施，学习如何与传染病共存。控制传染病的方法包括加强生物安全、强化卫生监测、加强预防和治疗等。

（一）新型传染病的防控机制

新型传染病具有突发性和传播性的特点，需要构建更加高效、灵敏的应对机制，包括更好的数据和信息共享。建立实时监测系统，收集和分析疫情数据，为决策提供科学依据。加强卫生健康、交通、教育等部门之间的信息共享，形成统一的疫情应对策略。监测系统的建设不仅要覆盖医疗机构，还要延伸到社区、学校等人口密集场所，实现多点触发、快速响应。同时，加强公共卫生基础设施的投入，提升检测能力、救治水平和应急物资储备能力，确保在传染病发生时能够迅速调集资源，有效控制蔓延。在保障公众安全的同时，也要关注人们的心理健康和生活需求。通过提供心理疏导、生活物资配送等服务，减轻他们的心理压力和生活负担。此外，国际合作在应对全球公共卫生危机中至关重要。各国应加强信息共享、技术交流和疫苗研发合作，共同构建人类卫生健康共同体。

（二）新型传染病的防控措施

新型传染病的控制，尤其是具有挑战性的病原体，必须考虑到各种复杂的因素。这些挑战包括世界人口的增长、迁移以及活动范围的扩大，因此要求我们采取更加精细化和人性化的策略。

1. 搭建权威的信息指导和康复支持平台　及时和充分的信息指导和支持对于个人和医疗机构有效应对新型传染病至关重要。通过及时发布监测数据、专家共识、实践指南等，大众可以获得可靠的科学信息，同时也对社区、康复机构、医疗机构等医务人员进行专题培训，从而使医务人员高效地采取标准化的临床管理路径应对新型传染病。

2. 开展对新型传染病流行病学监测及病理机制研究　为科学制定并采取有效的预防策略提供科学依据。完善新型传染病患者健康管理系统，为所有新型传染病患者建立完整的健康信息追踪档案，加强对出院患者的监测；依托卫生信息平台，整合居民健康档案、电子病历、出院健康监测等信息共享和业务协同，实现新型传染病患者临床诊治与健康管理的无缝衔接；做好新型传染病患者的随访复诊、健康监测、康复医疗等工作，实现全流程管理；为新型传染病患者提供更完善的诊疗服务，提供全链条的健康管理与保障服务；开展新型传染病患者康复服务，介入新型传染病早期康复治疗，尤其重点关注重症、危重症新型传染病患者，为其提供专业康复指导；对不同病情、不同功能障碍的患者采取个性化康复治疗措施；同时为新型传染病患者构建居家康复服务平台，精准推送专业信息，实现专家与患者实时互动，为出院患者提供个性化的科学康复方案。

3. 基层医疗机构　是防控工作的最基层组织，是保护社区群众健康的前哨站。基层医务人员最先与各类患者接触，使得基层许多疾病的早期症状，特别是一些新发传染病，往往在基层被首先发现。基层经过专业培训的全科医生能够第一时间发现患者、第一时间管理传染源、第一时间教育社区居民、第一时间追踪。

健康教育要适应流行期间社区居民对信息的需求。由于不了解新型传染病所具有的传播特征，社区居民普遍存在一定的恐慌心理。这使得他们对自身健康的关注比以往任何时候都更加强烈，对防控进展相关信息的需求也更加迫切。健康管理可适应公众对知情权的要求，充分发挥在提供健康相关信息方面具有的巨大优势，通过健康教育和健康促进将防控疾病的有关知识和技能传授给社区居民，强调个人履行对其自身健康的责任，提高社区居民自我保健的意识和能力，增强自觉性和主动性，促进居民达到躯体的自我保护、心理的自我调节、生活行为方式的自我控制，以更好地维护和促进自身的健康。

第四节　精神健康的管理和干预

当今社会精神心理障碍的发病率逐年增高，心理健康问题成为全球公共卫生的重大负担，采取积极有效的路径措施刻不容缓。精神健康管理运用健康管理学理念，强调精神健康变化中的全生命周期管理，从良好精神健康的促进、提高精神健康素养、对危险因素的预防，到精神健康筛查、精神档案建立、一般精神问题的处理，再到精神心理障碍的发现、诊断与治疗，最后是医院康复、社区康复和社会康复，所有环节都体现了大健康的理念，符合生物-心理-社会医学模式。

一、精神健康的管理

精神疾病与精神健康是生物、心理、社会因素等多重因素互动的结果，个体精神健康问题的改善和管理，需要从社会、家庭和个人三个不同的维度同时进行改善和管理。精神疾病的治疗管理，既是保障患者权益，促进患者回归社会的必要举措，也是确保社会和谐稳定，建设健康中国的重要课题。

（一）精神健康的三个维度

1. 社会维度　从社会公共层面进行普及教育，正确认识精神健康类疾病，消除对这类疾病的歧视心理。社会和政府有关部门应当通过精神心理健康教育低投入高产出的精神卫生治本工作来缓解现代人的精神压力，引导和启发人们早发现、早诊断、早治疗、早康复。积极投资健康教育，让人民受到良好的精神心理健康教育，在精神上有独立性和自主性，能够很好地把握环境和现实，积极面对人生和自我的状态，用世界卫生组织提出的精神健康标准来衡量，这种状态表现为"三个良好"——良好的个性人格、良好的处世能力和良好的人际关系。只有正确的人生观、价值观才能告诉你怎样解开束缚，这就是精神健康教育的价值取向。

2. 家庭维度　做到倾听、关怀、帮助，精神健康管理中，家庭维度起着至关重要的作用。压力过大或心情抑郁时，如果能得到家人的关怀、理解和帮助，压抑的情绪能得到很好的释放，对于心情的恢复，尽快从种种不如意中走出来，重建生活信心是至关重要的，避免最终发展为精神健康疾病。

3. 个人维度　管理好个人的精神健康，首先要确认适合自己的宣泄的出口。每个人有自己的宣泄情绪的出口和放松方式，找到适合自己的方式最重要，如运动、音乐欣赏等。其次制定科学的解决方案。了解可能会给情绪带来的影响因素，做好充分的思想准备，以积极乐观的心态迎接生活中的不确定性；通过沟通交流，保持开放的心态；进行适当体力锻炼，有助于保持心情愉快。

（二）精神健康的管理策略

第一步主要以中央转移支付"重性精神疾病管理治疗项目"的实施为契机，建立全国精神卫生防治体系和工作网络，加强培训，提高地市、县（区）级精神专科人员素质。第二步依托不断强大的精神卫生专业机构和基层网络，开展以抑郁症为主的常见精神障碍防治，减少自杀危害，开展心理危机干预（心理援助热线），加强综合医院等机构、社区和乡镇医疗机构人员培训。第三步指导相关部门共同开展工作，开展精神障碍预防，心理行为问题干预。

二、精神健康的干预

目前，人们对精神健康问题的认知已有很大程度的提升。然而，不排除还有很多患者不能及时得到专业的治疗，这其中的原因是多方面的。首先，缺乏相关知识，导致有些人虽然实际上已经处在即将患有或已经患有精神疾病的状态，如处在患抑郁症的边缘状态，或已经发展为抑郁症疾病甚至要轻生的边缘，但自己并不知道这是病，并单纯地认为是自己的能力问题，自己就是别人的"笑话"或"累赘"等；其次，有的人认为患有这类疾病会被其他人歧视，因此即使意识到自己的精神上出了问题，也会觉得去看精神病医生或心理医生是件"丢人"的事，所以拒绝就医；最后，就是得不到周围人的理解和支持，如有的人意识到自己的精神健康出现了问题，但家里人或朋友觉得是"矫情"，因此延误了诊治等。

（一）普及社会层面的心理健康教育

心理健康教育的普及是提升公众精神健康水平的基础。应当充分利用学校、社区、媒体等多种渠道，广泛开展心理健康教育活动。通过举办讲座、研讨会、工作坊等形式，向公众普及心理健康知识，帮助他们了解心理健康的重要性，学会识别常见的心理问题，并掌握初步的应对方法。同时，加强心理健康教育师资培训。只有具备专业知识和技能的教师，才能有效地将心理健康知识传授给学生和社区居民。因此，应当加大对心理健康教育师资的培训力度，提高他们的教育质量和效果，确保心理健康教育能够真正落地生根，开花结果。

加强心理卫生服务体系建设。在心理服务中突出服务对象，加强分类管理，实现个性化指导；协同建设线上与线下心理健康服务平台，满足不同患者对心理健康服务的需求；采用"心理卫生服务＋互联网"的模式，借助网络信息与大数据平台优势，快速、准确地识别心理问题与危机，避免恶性事件的发生；加强心理干预和疏导，有针对性地做好人文关怀，针对不同患者，提供多元化的心理服务。加大心理健康服务专业人才的培养力度，不断推进专业人才队伍建设，提高心理卫生服务水平。

（二）构建完善的心理健康服务体系

除了普及心理健康教育，建立完善的心理健康服务体系也是保障人民精神健康的重要措施之一。这个体系应当涵盖心理咨询、心理治疗、精神康复等多种服务形式，以满足不同人群的需求。

心理咨询是心理健康服务体系的重要组成部分。通过提供专业的心理咨询服务，帮助人们解决心理困扰，缓解心理压力，提高他们的心理适应能力。心理健康与精神疾病的预防和早期干预对于我们的整体健康和生活质量具有重要意义。通过提高心理健康意识，采取有效的预防措施，以及及时寻求专业帮助，可以降低精神疾病的风险，维护自身的心理健康。同时，也要意识到，精神疾病并不是个人的问题，而是全社会需要共同关注的问题。只有通过普及心理健康知识，提高社会对精神疾病的认知和理解，才能为更多人提供支持和帮助，让每个人都能享有健康和幸福的生活。

心理治疗则针对更为严重的心理问题，通过专业的治疗手段，帮助患者恢复心理健康。将人群分层为疾病人群和高危人群。疾病人群的管理重点在于疾病的正确识别、连续性评估、全病程医学及心理学服务，以及院外康复和患者自我管理。高危人群，如孕产期妇女、独居老人及学生等，需强调对高危因素进行管理及针对性干预，可用措施包括提供定期的心理服务、加强评估与随访、利用特定措施消除高危因素等。

　　精神康复则是针对精神疾病患者进行的康复服务，旨在帮助他们重新融入社会，恢复正常生活。为了确保心理健康服务体系的有效运行，还需要加强心理健康服务机构的规范化建设和管理。这包括制定严格的服务标准、加强机构内部管理、提高服务人员的专业素养等。只有这样，才能确保心理健康服务的质量和水平得到不断提升，为人民群众提供更加优质、高效的精神健康服务。

参考文献

［1］白丽萍. 学习医院传染病管理制度［J］. 中外妇儿健康，2011，19（6）：512-513.

［2］赵丽惠. 传染病疫情报告制度相关知识［C］//玉溪市医学会感染病防治专业委员会，玉溪市人民医院. 首届感染性疾病防治学术年会暨感染性疾病诊治新进展学习班资料汇编. 玉溪市人民医院感染科，2015：7.

［3］宫建霞. 多源健康数据视角下个性化健康管理研究［D］. 东南大学，2022.

［4］胡芳芳，赵燕，李梦华，等. 新型冠状病毒肺炎长期后遗症负面影响及对策建议［J］. 中国公共卫生，2022，38（9）：1229-1232.

［5］徐驰. 健康与疾病管理系统设计与实现［D］. 电子科技大学，2019.

［6］倪玉红. 传染病预检分诊制度的建立及管理对策［J］. 医学信息（上旬刊），2011，24（2）：768-769.

［7］新型冠状病毒感染防疫期间急性心血管疾病救治专家建议［J］. 临床内科杂志，2020，37（3）：211-214.

［8］薛建华，徐德武，单雪晴，等. 新冠康复者的常见长期后遗症研究进展及健康管理对策建议［J］. 华南预防医学，2024，50（2）：191-194+198.

［9］李丽平. 糖尿病不可怕，关键是做好疾病管理［J］. 人人健康，2023，（31）：12.

［10］王丽楠，王通，聂莲莲，等. 上海市金山区朱泾社区高血压患者患病、血压值及2型糖尿病并发影响因素分析［J］. 职业与健康，2022，38（15）：2116-2121.

［11］李兰娟. 重视感染病学科建设，提高感染病诊治能力［C］//中华医学会感染病学分会. 中华医学会第四次全国感染性疾病中青年学术会议论文汇编. 浙江大学医学院附属第一医院传染病诊治国家重点实验室，2011：2.

［12］冯磊，俞益武，常明. 健康管理本科人才培养模式的实践与思考［J］. 中国高等医学教育，2010，（12）：9-10.

［13］沈菲，韩一平，高扬，等. 探索全科医师社会价值感与自信心的培养［J］. 中华全科医学，2012，10（9）：1438-1439.

［14］刘艳飞. 健康管理服务业发展模式研究［D］. 上海社会科学院，2016.

［15］2016年中国体外诊断行业年度报告［J］. 中华临床实验室管理电子杂志，2017，5（2）：114-125.

［16］许颖. 信息－知识－行为理论护理管理模式对高血压患者遵医行为及防治效果的影

响 [J]. 中国药物与临床，2019，19（6）：1021-1023.

［17］白晶，王惠君，欧阳一非，等. 基于德尔菲专家咨询法的中国预包装食品正面警示型标识设计 [J]. 卫生研究，2023，52（5）：782-787.

［18］姚峥，张育，安凤梅，等. 传染病防治法在医院管理中的应用探讨 [J]. 中国卫生质量管理，2010，17（3）：34-36.

［19］王庆庆，胡一河，王临池，等. 家庭医生签约服务的"苏州模式" [J]. 中国全科医学，2019，22（19）：2301-2307.

［20］王晓燕，刘振荣，闫立洁，等. 综合健康管理对提升小儿脑瘫康复依从性的研究 [J]. 河南大学学报（医学版），2018，37（3）：210-211+228.

第六章　健康管理与科技创新

在当今时代，数字医学和人工智能（AI）的融合正在改变健康管理的面貌，它们为医疗保健领域带来了前所未有的机遇。通过利用先进的算法和大数据分析，AI技术能够处理和分析海量的医疗信息，从而为患者提供更加精准和个性化的医疗服务。生物科技在健康管理中的作用也不容忽视。基因检测和生物标志物分析在疾病预防和风险评估中的应用，为健康管理提供了新的视角。通过分析个人的基因组信息，可以识别遗传性疾病的风险，为患者提供早期干预的机会。同时，生物标志物的发现和应用，为疾病的早期诊断和治疗效果评估提供了重要的工具。

疾病早期诊断方面，AI技术的应用已经显示出巨大的潜力。通过分析医学影像，AI可以帮助医生发现疾病的早期迹象，如肿瘤的微小变化，这对提高治愈率和降低死亡率至关重要。此外，AI还可以通过分析患者的基因组数据，识别遗传性疾病的风险，为患者提供早期干预的机会。在个性化治疗方面，数字医学和AI的应用同样具有重要意义。通过基因检测和生物标志物分析，医生可以了解患者对特定药物的反应，从而为患者选择最合适的药物和剂量。这种个性化治疗的实现，不仅能够提高治疗效果，还能减少药物的副作用，提高患者的治疗体验。同时，AI技术还可以帮助医生监测患者的治疗反应，及时调整治疗方案，以实现最佳的治疗效果。患者监护和自我管理是健康管理的另一个重要方面。随着可穿戴设备和移动健康应用的普及，患者可以实时监测自己的健康状况，如心率、血压、血糖等，并根据AI算法提供的反馈进行自我管理。这种自我管理的能力，不仅能够提高患者的健康意识，还能帮助患者更好地控制自己的健康状况，减少医疗资源的消耗。在药物发现和开发方面，AI技术的应用也显示出巨大的潜力。通过分析大量的化合物数据和生物活性信息，AI可以帮助研究人员快速识别潜在的药物候选物，加速新药的发现和开发过程。这种高效的药物发现和开发能力，对于满足不断增长的医疗需求至关重要。

尽管数字医学和AI在健康管理中的应用带来了巨大的机遇，也面临着一系列挑战。随着健康数据的数字化，如何保护患者的隐私和数据安全成为一个亟待解决的问题。此外，医疗专业人员和患者对新兴技术的接受度和使用意愿可能影响这些技术的应用效果。高级的AI技术和基因检测设备可能成本高昂，这可能限制了它们的普及和应用。基因检测和个性化医疗可能引发伦理和法律问题，如基因歧视和数据所有权。而且，AI算法的准确性和可靠性对于健康管理至关重要，错误的诊断或治疗建议可能导致严重后果。

总之，数字医学和AI在健康管理中的应用，为医疗保健领域带来了巨大的机遇，但同时也面临着一系列挑战。通过充分利用生物科技的进展，结合新兴技术的优势，可以构建一个更加智能化、精准化、个性化的健康管理新模式，以提高人们的健康水平和生活质量。这不仅需要技术创新，还需要政策支持、伦理指导和公众教育，以确保这些技术能够安全、有效地服务于人类健康。

第一节　健康管理科技创新相关的定义、内涵、范畴和目标

一、科技创新与健康科技创新的定义

（一）科技创新的定义

科技创新通常指的是在科学和技术领域内，通过研究和开发活动产生新的或显著改进的产品、过程或服务。它涉及以下几个方面。

1. 新知识的创造　通过基础研究获取新的理解或发现。

2. 新技术的开发　将新知识应用于实际技术，形成新的技术解决方案。

3. 新产品的发明　利用新技术创造市场上未曾存在的产品。

4. 新过程的实施　改进或创造新的过程来提高效率、降低成本或改善产品质量。

5. 新服务的提供　开发新的服务模式或服务内容，满足市场需求或解决特定问题。

（二）健康科技创新的定义

健康科技创新是指在健康领域内通过科学研究和技术发展，创造新的或显著改进的产品、服务、过程和方法，以提高健康水平、预防疾病、治疗疾病或改善医疗保健服务的质量和效率。健康科技创新通常包括以下几个方面。

1. 医疗设备和诊断工具　开发新的医疗设备和诊断技术，提高疾病诊断的

准确性和效率。

2. *治疗方法*　包括新药物的开发、手术技术的改进以及非药物疗法的创新。

3. *健康信息技术*　利用信息技术，如电子健康记录、远程医疗、人工智能辅助诊断等，提高医疗服务的可及性和个性化。

4. *预防医学*　通过科学研究发现新的预防措施，比如疫苗开发、健康生活方式的推广等。

5. *个性化医疗*　基于个体的遗传信息、生活方式和其他因素，提供定制化的医疗方案。

6. *健康政策和管理创新*　改进健康系统的组织和管理方式，提高医疗服务的整体效率和效果。

二、健康管理科技创新的定义与内涵

（一）健康管理科技创新的定义

健康管理科技创新是指将新技术、新方法、新理念引入健康管理领域，对健康管理的传统实践进行持续的改进和革新。这一过程涵盖了技术应用、服务模式、基本理念等多个创新维度，旨在提升健康管理的效率、效果和用户体验。

1. *创新技术应用*　在健康管理科技创新中，创新技术应用是核心。人工智能、大数据分析、可穿戴设备等前沿技术被广泛应用于健康检测、疾病预防和治疗中。这些技术能够提供更加精准的健康评估，实现疾病的早期诊断和干预。

2. *创新服务模式*　健康管理服务模式的创新是科技创新的直接体现。基于最新技术手段，健康管理服务正逐步向线上转移，通过在线平台提供远程健康咨询、个性化健康管理计划等服务，使健康管理更加便捷、高效。

3. *创新基本理念*　健康管理的基本理念也在经历着创新。从以治病为中心转向以健康为中心，从个体健康管理转向群体健康管理，这些理念的更新有助于构建更加全面和系统的健康管理框架。

（二）健康管理科技创新的内涵

健康管理科技创新的内涵主要体现在以下几个方面。

1. *创新技术的融合应用*　互联网、大数据、云计算、人工智能、5G等信息技术的融合，使得互联网医院、远程医疗成为可能，使得传统医院能够优化服务流程，提升了医疗服务的质量和效率。

2. *健康管理服务模式的创新*　健康管理服务从单一的体检服务向更全面的

健康管理服务转变，包括健康教育、健康风险评估、健康干预等。

3. 健康管理基本理念的创新 推动实现健康管理从婴幼儿期到老年期的预防、治疗、康复和健康促进服务，从以治病为中心转向以健康为中心，既提供个性化健康管理，又保障群体健康管理。

三、健康管理科技创新的主要领域与范围

健康管理科技创新的主要领域与范围包括以下几个方面。

1. 健康信息技术 包括电子健康记录、远程医疗、移动健康应用、可穿戴设备等，通过信息技术提高医疗服务的可及性和个性化。

2. 生物医学工程 应用工程原理和设计解决方案来开发医疗设备和系统，如人工器官、生物兼容材料、医疗成像技术等。

3. 个性化医疗 基于个体的遗传信息、生活方式和其他数据，提供定制化的预防、诊断和治疗方案。

4. 预防医学与健康促进 通过科学研究发现新的预防措施，如疫苗开发、健康生活方式的推广、疾病筛查技术等。

5. 慢性病管理 针对高血压、糖尿病等慢性病的创新管理方法，包括疾病监测、患者教育、药物管理等。

6. 精准医疗 利用基因组学、蛋白质组学等生物信息学技术，为患者提供更精确的疾病分类和治疗策略。

7. 再生医学与组织工程 研究和开发可以修复或替换损伤组织的方法，如干细胞疗法、组织工程产品等。

8. 健康数据分析 应用大数据和人工智能技术对健康数据进行分析，以预测疾病风险、优化治疗方案和提高医疗效率。

9. 医疗设备与诊断工具创新 开发新型医疗设备和诊断技术，提高疾病诊断的准确性和治疗的有效性。

10. 健康政策与管理创新 改进健康系统的组织和管理方式，提高医疗服务的整体效率和效果，包括医疗保险、医疗质量管理等。

四、全方位、全生命周期健康服务的创新目标

全方位、全生命周期健康服务的创新目标包括以下几方面。

1. 早期预防与干预 通过健康教育和疾病预防措施，减少疾病发生的风险，实现早期发现、早期诊断和早期治疗。

2. 个性化服务　利用基因组学、生物信息学等技术，为个人提供定制化的健康管理计划和治疗方案。

3. 连续性照护　确保从出生到老年的各个生命阶段都能获得适宜的医疗服务和健康支持。

4. 整合型医疗　打破传统医疗服务的界限，实现不同医疗机构和专业之间的协同合作，提供"一站式"服务。

5. 智慧型医疗　应用人工智能、大数据分析等技术，提高诊疗效率，实现精准医疗。

6. 患者参与与赋能　鼓励患者积极参与自身健康管理，赋能患者，通过健康应用、穿戴设备等工具进行自我健康监测和管理。

7. 健康数据管理　建立安全、高效的健康数据管理系统，保障个人信息安全，同时便于医疗服务提供者获取必要的健康信息。

8. 健康素养提升　通过教育和培训提高公众的健康意识和自我管理能力。

9. 老年健康管理　针对老年人群体的特殊需求，提供包括疾病预防、治疗、康复和长期照护在内的综合服务。

10. 慢性病综合管理　对慢性病患者提供长期、系统的管理服务，包括生活方式干预、药物管理、并发症预防等。

第二节　数字化转型：健康管理拥抱人工智能与大数据

一、数字医学与人工智能在健康管理中的应用场景

数字医学与人工智能在健康管理中的应用场景包括但不限于：个性化健康管理、慢性病监测和预警、患者教育和自我管理、疾病预测和预防。

（一）个性化健康管理

个性化健康管理是利用人工智能技术根据个人的健康数据、生活习惯、遗传因素等信息，为每个人定制独特的健康改善和维持方案。这种计划的目的是实现最大化健康效益，同时考虑到个人的特定需求和限制。个性化健康管理计划的核心在于数据。AI系统通过分析个人的健康记录、体检数据、基因检测结果、生活方式问卷、饮食和运动习惯等，构建一个全面的个人健康档案。这些数据为

AI提供了洞察个人健康需求的基础，使得健康管理计划能够针对特定的健康风险和需求进行定制。

个性化健康管理计划不是一成不变的，而是根据个人健康状况的变化和外部环境的变动进行动态调整。例如，如果一个人开始出现血糖升高的迹象，AI系统可能会建议调整饮食计划，增加运动量，并定期监测血糖水平。这种实时反馈和调整机制有助于及时干预，防止健康问题的发展。结合智能穿戴设备和移动健康应用，个性化健康管理计划可以实现24小时不间断的健康监测。这些设备可以实时跟踪心率、血压、活动量、睡眠质量等关键指标，并将数据传输到AI系统进行分析。如果检测到任何异常，系统会立即发出预警，提醒用户采取行动或寻求医疗帮助。

改变生活习惯是健康管理中最具挑战性的部分之一。AI可以通过个性化的动机访谈、行为改变策略、目标设定和进度跟踪来支持用户。例如，AI系统可能会根据用户的行为模式和心理特征，提供定制化的运动激励和饮食建议，帮助用户克服障碍，坚持健康计划。个性化健康管理计划还需要整合医疗资源，包括医生、营养师、健身教练等专业人士的服务。AI系统可以作为桥梁，将用户的健康数据和需求与医疗团队共享，确保用户能够获得适当的专业指导和支持。此外，AI还可以帮助用户更好地理解和参与自己的健康管理，提高医疗服务的效率和效果。

（二）慢性病监测和预警

慢性病监测和预警是人工智能在健康管理中的关键应用之一，它通过持续监测患者的生理参数和行为习惯，及时发现健康风险并采取措施，从而有效管理慢性病的发展。慢性病如高血压、糖尿病、心脏病等，通常需要长期管理和监测。传统的监测方法往往依赖于医院定期检查，这不仅耗时耗力，而且难以实现对患者健康状况的实时跟踪。人工智能技术的应用，使得通过智能设备对患者进行持续、实时的健康监测成为可能。智能手表、健康监测手环、血糖仪、血压计等可穿戴设备和家用医疗设备，可以自动收集患者的生理数据，如心率、血压、血糖水平等。这些设备通常具有无线传输功能，能够将数据实时发送到云平台或患者的移动设备上。收集到的健康数据通过AI算法进行分析，以识别健康趋势和异常模式。例如，AI系统可以学习患者的正常血糖范围，并在检测到血糖水平异常时发出预警。这种预警系统不仅可以帮助患者及时调整生活习惯或用药计划，还可以通知医疗专业人员进行干预。由于每个患者的健康状况和生活习惯不同，AI系统可以根据个体差异设定个性化的预警阈值。这意味着系统能够为每个患者提供定制化的监测和预警服务，而不是采用"一刀切"的方法。当AI系统发出预警时，它还可以提供后续的干预建议。这可能包括调整饮食、增加运动量、改变用药计划或建议患者尽快就医。在某些情况下，AI系统甚至可以自动联系医疗服务提供者，确保患者得到及时的关注和治疗。

（三）患者教育与自我管理

在健康管理中，患者教育和自我管理是至关重要的环节。人工智能技术在这一领域的应用，不仅提高了患者的疾病认知和自我管理能力，还促进了患者与医疗团队之间的有效沟通。AI可以根据患者的疾病状况、文化水平、年龄和个人偏好，提供个性化的教育内容。例如，对于糖尿病患者，AI可以提供定制的饮食建议、运动指南和药物管理知识。AI驱动的在线平台可以提供互动式学习体验，通过问答、模拟案例和游戏化元素，增加患者的参与度和学习兴趣。AI聊天机器人可以提供24小时不间断的实时答疑服务，及时回答患者关于疾病管理和治疗的问题，提供即时反馈。AI系统可以整合文本、图像、视频和音频等多媒体教育资源，使教育内容更加生动和易于理解。

AI应用程序可以作为患者的健康管理工具，帮助他们记录饮食、运动、药物摄入和生理参数，监控健康状况。AI系统可以通过行为心理学原理，如目标设定、进度跟踪和正向激励，帮助患者改变不良生活习惯，提高自我管理能力。通过分析患者的健康数据，AI可以预测潜在的健康风险，并提供个性化的建议，帮助患者及时调整自我管理策略。AI系统可以远程监控患者的健康状况，及时识别问题并提供支持，减少患者对医院访问的依赖。

（四）疾病预测和预防

疾病预测和预防是人工智能在健康管理中的重要应用，它通过分析大量的健康数据来预测个体的疾病风险，并提供相应的预防措施，以减少疾病的发生。AI可以分析群体层面的健康数据，识别疾病的流行趋势和风险因素，为流行病学研究提供支持。通过监测和分析群体健康数据，AI可以帮助预测传染病的暴发，如流感、登革热等，从而提前采取预防措施。基于群体层面的疾病预测，公共卫生机构可以设计和实施针对性的预防计划，如疫苗接种、健康教育和社区健康促进活动。AI可以帮助确定资源分配的优先级，确保高风险群体能够获得更多的预防服务和资源。

AI可以支持社区健康项目的实施，如健康饮食计划、运动促进活动和戒烟干预，以改善群体健康。AI技术可以用于监测环境因素对群体健康的影响，如空气污染、水质和食品安全，以便及时采取措施减少健康风险。AI可以帮助评估现有健康政策和法规的效果，为政策调整和优化提供数据支持。基于群体健康数据的分析，AI可以为制定新的健康政策和法规提供建议，如针对特定疾病的预防策略。

二、大数据在健康管理中的价值与挑战

健康管理主要包括健康评估、干预指导、早期预警、预后随访康复等。我国现行医疗卫生体系主要是以碎片化形式存在，以疾病治疗为核心，缺乏完整连续的疾病预防、诊断、治疗、康复、预后的医疗服务链，这是当前健康管理面临严峻的挑战。大数据平台可以采集和监测全人群的健康和医疗数据、生物（遗传）数据、环境数据、生活方式数据等，并运用机器学习、数据挖掘、云计算等技术进行前瞻性研究，对个体健康状况进行定性和定量的联合分析，定位导致疾病发生的高危因素，对可能发生的疾病和健康危险进行评估和预警；引导具有健康危险因素的人群建立健康的生活方式；引导早期疾病患者积极远离健康危险因素，提出健康管理的相关建议；引导中晚期疾病患者适当使用药物或医疗卫生设备调整自身健康状况，开展个性化治疗与预后随访检测，为全周期疾病防控提供支持。

（一）大数据在健康评估中的应用价值

在健康管理中，大数据的应用可以显著提升健康评估的准确性、效率和个性化水平。大数据在健康评估中的主要价值有以下几方面。

1. 全面性分析　大数据技术能够处理和分析来自不同来源的海量健康数据，包括医疗记录、生理指标、生活方式等，为健康评估提供更全面的视角。

2. 风险预测　通过分析历史数据和趋势，结合机器学习，大数据可以帮助更为精确地预测个人或群体的疾病风险，从而实现早期干预。

3. 个性化评估　利用机器学习和数据挖掘技术，可以从个人数据中发现特定的健康模式和偏好，为每个人提供定制化的健康评估和建议。

4. 效率提升　自动化的数据分析流程可以减少人工操作，提高健康评估的效率，使健康管理专业人员能够更快地获取评估结果。

5. 成本节约　大数据技术可以减少不必要的医疗检查和治疗，通过精准评估避免过度医疗，从而节约医疗成本。

6. 实时监测　利用可穿戴设备和移动健康应用收集的实时数据，大数据可以支持连续的健康监测和即时反馈。

7. 人群健康趋势分析　通过分析大规模人群的健康数据，可以识别出普遍的健康问题和趋势，为公共卫生政策制定提供依据。

（二）大数据在健康干预指导中的应用价值

大数据在健康干预指导中的应用价值体现在实现个体化干预方案、实时检测、预测性分析、资源配置优化、干预措施精准定位、政策制定支持六个方面。

1. 个体化干预方案 通过分析个人的医疗历史、生活习惯、生理指标等数据，大数据可以帮助制定个性化的健康干预计划，以满足个人特定的健康需求。

2. 实时检测 在干预过程中，大数据可以实时监测干预措施的效果，及时调整方案以优化健康结果。

3. 预测性分析 利用历史数据和机器学习模型，大数据可以预测个体对特定干预措施的反应，从而提前调整干预策略。

4. 资源配置优化 通过分析不同人群的健康需求和干预效果，大数据有助于更有效地分配医疗卫生资源，确保资源利用最大化。

5. 干预措施的精准定位 通过细分人群和识别高风险群体，大数据可以帮助精准定位干预措施，提高干预的针对性和有效性。

6. 政策制定支持 大数据提供的深入分析可以支持政策制定者设计和实施更有效的公共卫生政策和干预措施。

（三）大数据在早期预警中的应用价值

大数据在早期预警中的应用价值主要体现在以下几个方面。

1. 疾病监测与预防 大数据技术可以对海量的医疗健康数据进行分析，帮助公共卫生部门快速监测传染病，实现全面的疫情监测，并通过集成疾病监测与响应程序，快速进行响应。

2. 疫情预警处置 通过覆盖全国的患者电子病例数据库，大数据可以在常态化监测、趋势预测研判、传染源追本溯源、资源调配和防控救治方面发挥重要作用。

3. 健康医疗大数据平台建设 国家医疗健康数据库正在建设中，区域范围内医院、基层医疗机构及公共卫生机构的各类数据将得到有效整合，从而形成全生命周期电子健康档案库。

（四）大数据在预后随访康复中的应用价值

大数据在预后随访康复中的应用价值主要包括以下方面。

1. 制定个性化康复计划 通过收集和分析患者的医疗数据，包括病史、生理指标和生活习惯等，大数据技术能够帮助制定个性化的康复计划，提高康复效率和质量。

2. 实时监测与早期干预 利用智能穿戴设备和移动应用收集患者的实时生理数据，大数据能够及时发现异常情况并进行早期干预，预防病情恶化。

3. 远程医疗服务 大数据技术推动了远程医疗的发展，使医生能够通过网络远程监控患者的康复进度，并提供咨询和指导，减轻患者负担。

4. 预后评估与优化 通过分析大量病例数据，大数据技术可以预测患者的预后趋势，帮助医生制定更有效的治疗方案，增强患者的信心。

5. 全周期患者管理 一些智能随访服务系统可覆盖患者端和医生端，实现从诊前到诊后的全病程管理，提高医生随访效率，降低患者随访成本。

（五）大数据在健康管理应用中的挑战

1. 数据挖掘不足 在健康管理领域，大数据的应用潜力巨大，但目前对这些数据的挖掘和分析仍处于初级阶段，主要表现在以下几个方面。

（1）异构数据融合难题：健康医疗数据来源多样，包括电子健康记录、医学影像、基因组数据、穿戴设备数据等。这些数据类型各异，格式不一，融合难度大，导致数据挖掘工作难以深入。

（2）分析工具和算法存在局限性：现有的数据分析工具和算法往往难以处理大规模、高维度的医疗数据。此外，医疗数据的复杂性和不确定性要求更为精细和专业的分析方法，而目前这些方法的研发和应用还不成熟。

（3）专业知识缺乏：数据科学家可能缺乏足够的医学知识，而医疗专家又可能不熟悉数据分析技术，这种跨学科的鸿沟限制了数据挖掘的深度和广度。

（4）数据解读能力不足：即使通过数据挖掘得到了有价值的信息，如何正确解读这些信息并将其转化为实际的健康管理策略，也是一大挑战。

为了克服这些挑战，需要开发更为先进的数据融合技术和分析算法，加强跨学科人才培养，促进医疗专家与数据科学家的合作，以及提高数据解读和应用的能力。

2. 信息化投入不足 信息化建设是大数据应用的基础，但在健康管理领域，尤其是在基层医疗机构，信息化投入不足的问题尤为突出。

（1）资金限制：基层医疗机构往往面临资金短缺的问题，难以承担高昂的信息化建设成本，包括硬件设备、软件系统、人员培训等。

（2）技术门槛：医疗信息化涉及复杂的技术体系，包括数据采集、存储、处理、分析等多个环节，技术门槛较高，基层医疗机构难以自行建设和维护。

（3）政策支持不足：虽然国家层面对医疗信息化推动力度较大，但在一些地方如政策落实、资金分配、技术支持等方面仍存在不足，导致基层医疗机构信息化建设进展缓慢。

（4）维护和更新困难：即使初步建成了信息化系统，后续的维护和更新也是一大挑战。医疗信息技术更新迅速，需要持续的投入和专业人员的支持。

为了解决这些问题，需要从多方面入手：增加对基层医疗机构的财政投入和政策支持，降低信息化建设的技术门槛，提供更多的技术支持和服务，以及建立长效的信息化系统维护和更新机制。同时，鼓励社会资本投入，通过公私合作模式（PPP）等方式，共同推动健康管理领域的信息化建设。

3. 数据质量和安全性问题　数据质量是大数据分析的基石，而数据安全则是其保障。在健康管理领域，数据的质量和安全性问题尤为关键，因为它们直接关系到个人健康信息的准确性和隐私保护。

（1）数据准确性问题：健康医疗数据的准确性直接影响诊断和治疗的决策。数据在采集、传输、存储过程中可能出现的错误和不一致性，都可能导致分析结果的偏差。

（2）数据完整性挑战：健康医疗数据往往涉及长期跟踪和多源数据的整合，数据的不完整性会影响对患者健康状况的全面评估。

（3）隐私保护难题：健康医疗数据包含大量个人隐私信息，如何在数据的收集、处理和共享过程中保护个人隐私，是大数据应用中的一大挑战。

（4）安全防护需求：随着数据泄露和网络攻击事件的增加，如何确保健康医疗大数据的安全，防止未经授权的访问和数据泄露，尤为重要。

为了提升数据质量和保障数据安全，需要采取以下措施：建立严格的数据质量控制体系，从数据的采集、处理到分析，每一个环节都需要严格的质量控制标准和流程。加强隐私保护技术的研发和应用，例如，采用数据脱敏技术、加密技术和匿名化处理，以保护个人隐私。完善数据安全法规和标准，制定和实施更为严格的数据安全法规，明确数据安全的责任和义务。提高安全防护能力，加强网络安全防护措施，如使用防火墙、入侵检测系统等，以及定期进行安全风险评估和应急演练。

4. 数据整合困难　健康医疗大数据的有效整合是实现其价值的关键。然而，由于数据来源多样、格式不一、标准不统一等因素，数据整合面临着重重困难。

（1）数据格式和标准的不一致：不同医疗机构、不同地区、不同国家的健康医疗数据可能采用不同的数据格式和标准，给数据的整合带来了阻碍。

（2）技术平台的不兼容：不同的信息系统和技术平台可能难以兼容，导致数据难以在不同系统间流通和整合。

（3）利益相关者的协调问题：数据整合涉及多个利益相关者，包括医疗机构、患者、保险公司等，他们之间的利益协调和合作机制尚未建立。

（4）法律和政策的限制：数据共享和整合可能受到法律和政策的限制，如数据保护法规和隐私法规，这些限制可能阻碍数据的自由流动和整合。

为了克服数据整合的困难，需要采取以下措施：制定统一的数据标准和格式，通过国家或行业层面的努力，制定统一的健康医疗数据标准和格式，以便于数据的整合和互操作。建立跨平台的数据整合技术，开发和应用跨平台的数据整合技术，如中间件、数据集成工具等，以实现不同系统和平台间的数据流通。建立数据共享和整合的合作机制，通过政策引导和市场机制，建立医疗机构、患者、保险公司等利益相关者之间的数据共享和整合合作机制。调整和完善相关法律法规，在保护个人隐私和数据安全的前提下，为数据的共享和整合提供法律支持和政策环境。

三、云计算与物联网技术如何助力健康管理服务升级

云计算和物联网技术是推动健康管理服务升级的关键技术力量。它们通过提供数据存储、处理和互联互通，使得健康管理服务更加高效、智能和个性化。

（一）云计算在健康管理中的作用

云计算作为一种提供按需计算所需资源的服务模式，正在深刻改变健康管理的面貌。它通过互联网提供可扩展的、通常是基于云的服务，对健康管理服务的升级起到了关键作用。

1. 数据存储和管理　在健康管理领域，数据的存储和管理至关重要。云计算提供了几乎无限的存储空间，使得医疗机构能够存储大量的患者健康数据，包括电子健康记录（EHR）、医学影像、基因组数据等。这些数据的集中存储和管理，不仅提高了数据检索的效率，还便于进行数据备份和灾难恢复，确保数据的安全性和可靠性。

2. 数据分析和处理　云计算的强大计算能力使得对大规模健康数据进行分析成为可能。医疗机构可以利用云计算进行复杂的数据处理和分析，以识别健康趋势、预测疾病风险、优化治疗方案等。此外，云计算平台还可以运行机器学习和人工智能算法，进一步提高数据分析的深度和广度。

3. 远程医疗服务　云计算支持远程医疗服务的开展，如远程诊断、在线咨询和电子处方。患者可以通过互联网访问这些服务，不受地理位置的限制。这不仅提高了医疗服务的可及性，还减少了患者就医的时间和成本。同时，远程医疗服务也为医疗资源不足的地区提供了重要的支持。

4. 协同工作和数据共享　云计算促进了医疗机构、医生、患者以及其他健康服务提供者之间的协同工作。通过云平台，各方可以实时共享和访问患者的健

康信息，提高医疗服务的协调性和连贯性。此外，云计算还支持跨机构的数据共享，有助于开展更广泛的临床研究和公共卫生监测。

5. 成本效益　云计算的按需付费模式降低了医疗机构在硬件、软件和IT维护方面的投资成本。医疗机构可以根据实际需求灵活调整云计算资源的使用，优化成本效益。这使得更多的医疗机构，特别是小型和基层医疗机构，能够利用先进的信息技术改善服务质量。

6. 可扩展性和灵活性　随着医疗健康需求的增长，云计算提供了易于扩展的解决方案。医疗机构可以根据需要快速增加或减少计算资源，以应对数据量的波动和业务需求的变化。这种灵活性使得健康管理服务能够快速适应新的挑战和机遇。

（二）物联网技术在健康管理中的作用

物联网技术通过将各种设备和传感器连接到互联网，实现数据的远程收集、交换和分析，从而在健康管理领域发挥着越来越重要的作用。这些技术的进步极大地提高了健康监测的效率和质量，为个人和群体提供了更加精准和个性化的健康管理服务。

1. 实时健康监测　物联网设备如智能手表、健康监测手环、血糖仪、血压计等可穿戴设备，能够实时监测用户的生理参数，如心率、血压、血糖水平、睡眠质量等。这些设备通常具有无线传输功能，能够将数据实时发送到用户的移动设备或云端服务器，使用户和医疗专业人员能够实时跟踪健康状况。

2. 早期疾病诊断和预警　通过分析物联网设备收集的健康数据，可以识别出疾病的早期迹象，从而实现早期诊断和预警。例如，对于心脏病患者，物联网设备可以监测心率变异性，及时发现异常模式并预警，从而预防心脏病发作。

3. 个性化健康管理　物联网技术可以根据个人的健康数据和生活习惯，提供个性化的健康管理建议，包括饮食计划、运动方案、服药提醒等，帮助个人更好地管理自己的健康。

4. 药物管理和依从性　物联网技术还可以用于药物管理，确保患者按时服药。例如，智能药盒可以跟踪患者的用药情况，并通过移动应用提醒患者按时服药，有助于提高患者的依从性，确保治疗效果。

5. 远程患者监护　物联网技术使远程患者监护成为可能。医疗专业人员可以通过物联网设备远程监测患者的健康状况，及时提供医疗咨询和干预，对于居住在偏远地区或行动不便的患者尤其有益。

6. 促进健康行为　物联网设备可以激励用户采取更健康的生活方式。通过设置健康目标、提供反馈和奖励，物联网设备可以帮助用户形成健康的生活习惯，如定期运动、健康饮食等。

第三节　生物科技：解码健康，精准管理

生物科技是21世纪科学领域中最激动人心的前沿之一，它结合了生物学、遗传学、生物信息学等多个学科的知识和技术，对健康管理产生了深远的影响。生物科技的进步使得我们能够更深入地理解生命的基本过程，从而实现对健康的精准解码和管理。

一、基因检测与生物标志物在疾病预防中的应用

基因检测和生物标志物的发现与应用，标志着疾病预防和健康管理进入了一个新的时代。这些前沿技术使我们能够更深入地理解疾病发生发展的分子机制，为个性化预防策略提供了科学依据。

（一）基因检测在疾病预防中的应用

基因检测是指通过分析个体的DNA序列，识别与疾病相关的遗传变异。这些变异可能包括单核苷酸多态性（SNPs）、拷贝数变异（CNVs）、插入和缺失（Indels）以及更大规模的结构变异。基因检测是一种分析个体遗传信息的先进技术，它在疾病预防领域扮演着越来越重要的角色。通过识别遗传变异，基因检测能够帮助评估个体对特定疾病的易感性，从而为早期预防和干预提供科学依据。

1. 识别遗传易感性　基因检测可以揭示个体是否携带与遗传性疾病相关的基因变异。例如，*BRCA1*和*BRCA2*基因的特定变异与乳腺癌和卵巢癌的风险显著增加有关。通过检测这些基因，医生可以为携带高风险变异的个体提供针对性的预防建议，如加强筛查、预防性手术等。

2. 个性化健康管理　基因检测结果可以指导个性化的健康管理计划。例如，某些遗传变异可能影响个体对特定药物的代谢能力，基因检测可以帮助医生为患者选择最合适的药物和剂量，避免不必要的副作用。此外，基因检测还可以提供关于营养需求、运动反应等方面的个性化建议。

3. 早期疾病筛查　基因检测有助于早期发现疾病风险，特别是在没有明显症状的疾病早期阶段。例如，遗传性癌症综合征的基因检测可以帮助识别那些可能在年轻时就发展成癌症的个体，从而提前采取预防措施。

4. 促进生活方式改变　了解个人的遗传风险可以激励人们采取更健康的生

活方式。例如，对于遗传性心脏病高风险的个体，基因检测结果可能促使他们改善饮食习惯、增加锻炼、戒烟等，以降低疾病发生的风险。

（二）生物标志物在疾病预防中的应用

生物标志物，也称为生物标记，是指在生物学过程中可以客观测量和评估的指标，用于指示正常生物学过程、病理过程或对治疗的响应。在疾病预防领域，生物标志物的应用正变得越来越重要，它们为早期诊断、风险评估和干预策略提供了关键信息。

1. 早期疾病检测　生物标志物能够作为疾病的早期预警信号。在许多情况下，疾病在早期阶段可能没有表现出明显症状，但相关的生物标志物可能已经出现异常。例如，血液中的前列腺特异抗原（PSA）水平升高可能是前列腺癌的早期指标。通过定期检测这些生物标志物，可以在疾病发展到晚期之前进行干预。

2. 风险评估　生物标志物有助于评估个体对特定疾病的易感性。例如，某些炎症标志物的水平可能与心脏病的风险增加有关。通过测量这些生物标志物，医生可以识别出高风险个体，并为他们提供个性化的预防建议，如生活方式的改变或定期筛查。

3. 疾病监测和预后　生物标志物的水平变化可以反映疾病的进展和治疗效果。在慢性病管理中，定期监测生物标志物有助于调整治疗方案，优化疾病控制。此外，某些生物标志物还可以用于评估疾病的预后，指导临床决策。

4. 促进个体化医疗　生物标志物的应用促进了个体化医疗的发展。通过识别个体对特定疾病的易感性和对治疗的反应，生物标志物有助于为每个患者定制最合适的预防和治疗方案。

二、精准医学与个体化健康管理方案

精准医学，也称为个性化医学，是一种新兴的医疗模式，它通过考虑个体的遗传、环境和生活方式差异来优化疾病的预防、诊断和治疗。精准医学的核心在于利用个体的生物标志物和分子信息来制定个体化健康管理方案，以提高医疗干预的效率和效果。

（一）精准医学的基础

1. 基因组学　通过分析个体的基因组信息，精准医学可以识别遗传变异，这些变异可能影响疾病风险、药物反应和疾病进程。

2. 蛋白质组学和代谢组学　研究个体的蛋白质和代谢物水平，这些生物分子的变化可以反映健康状况和疾病状态。

3. 环境和生活方式因素　考虑个体的环境暴露和生活习惯，如饮食、运动、压力等，这些因素与基因相互作用，影响健康。

（二）精准医学在健康管理中的应用

1. 早期诊断　精准医学通过基因检测和生物标志物分析，为疾病早期诊断和预防提供了新途径。液体活检技术，包括循环肿瘤DNA（ctDNA）、循环肿瘤细胞（CTCs）和外泌体的检测，因其无创性和高灵敏度，在癌症早期诊断中显示出巨大潜力。例如，特定miRNA在非小细胞肺癌（NSCLC）患者中的异常表达，可作为早期诊断的生物标志物。精准医学面临的挑战包括如何整合大量测序数据、处理疾病的复杂性和异质性，以及确保检测技术的准确性和可重复性。未来，随着技术的进步，液体活检有望在早期诊断和个性化治疗中发挥关键作用，从而提高疾病治愈率和患者生活质量。

2. 疾病监测　精准医学在疾病监测中的应用正逐渐改变传统的疾病管理和治疗策略。通过利用个体的遗传信息、生物标志物和分子分型，精准医学能够为患者提供更为精确的疾病监测和评估，包括疾病复发监测、治疗反应评估、疾病进展跟踪等。例如，微小残留病灶（MRD）检测技术能够通过分析血液中的循环肿瘤DNA（ctDNA）监测肿瘤的微小残留，从而预测癌症复发风险。这种监测手段比传统的影像学检查更敏感，能够更早地发现疾病复发迹象。

3. 患者教育　精准医学在患者教育中的应用，旨在通过个性化的遗传和生物标志物信息，提高患者对自己健康状况的理解和参与度。精准医学能够提供基于个体遗传背景和生物标志物的健康信息，帮助患者了解自己的健康状况和疾病风险。这种个性化的信息有助于患者更好地理解自己的健康状况，并采取适当的预防措施。精准医学强调患者的参与和选择。通过教育患者了解他们的遗传和生物标志物信息，患者可以更好地参与到临床决策过程中，与医疗专业人员一起制定治疗计划。

（三）挑战与展望

精准医学在个体化健康管理中展现出巨大潜力，但也面临挑战。精准医学产生了大量的复杂数据，需要专业的知识和技能来解读。个体的遗传和健康信息具有高度敏感性，需要严格的隐私保护和伦理指导。精准医学相关的检测和治疗可能成本较高，需要考虑如何提高其可及性和经济性。精准医学依赖于持续的技术进步，包括基因测序、生物标志物检测和数据分析工具。未来，随着精准医学技术的不断发展和应用，个体化健康管理方案将更加普及和精准。通过整合多源数据和跨学科知识，精准医学有望为每个人提供最适合其个体特征的健康管理和医疗服务，从而提高健康水平和生活质量。

三、生物科技在健康风险评估与干预中的作用

生物科技在健康风险评估与干预中的作用日益凸显，通过深入理解生物过程和疾病机制，为预防和治疗疾病提供了新的策略和方法，其主要作用体现在疾病风险评估、早期诊断、个性化干预、再生医学等方面。

（一）疾病风险评估

生物科技在疾病风险评估中的作用体现在多个层面，通过深入分析个体的遗传信息和生物标志物，为预防和早期干预提供了科学依据。

基因组学的研究使个体基因组信息的检测成为可能，从而识别出与特定疾病相关的遗传变异。这些变异可能与心脏病、糖尿病或某些癌症的风险增加有关。基因组学分析允许医生在疾病症状出现之前评估个体的风险，并提供相应的预防建议。生物标志物的发现是生物科技的另一重要应用。

生物标志物是可测量的生物学参数，能够指示疾病的发生、发展和治疗反应。通过蛋白质组学、代谢组学等方法，研究人员能够发现和验证新的生物标志物，这些标志物对于早期诊断和疾病风险评估至关重要。分子诊断技术，如聚合酶链反应（PCR）和基因测序，为特定基因变异和病原体的检测提供了手段。这些技术在传染病和遗传性疾病的风险评估中发挥着关键作用，能够快速准确地识别疾病风险。

个性化医疗的发展得益于个体遗传信息和生物标志物数据的结合。这种医疗模式强调根据个体的特定遗传背景和生物特征定制医疗干预，以提高预防和治疗的有效性。疾病模型的建立也是生物科技的重要组成部分。研究人员可以通过生物技术建立疾病模型，模拟疾病在分子和细胞水平上的发展过程，这有助于更好地理解疾病的复杂机制，并为风险评估提供实验依据。

环境因素和生活方式如何与遗传因素相互作用，影响疾病风险，是生物科技研究的另一个重点。例如，某些环境毒素可能与特定基因变异相互作用，增加疾病风险。风险预测模型的开发是生物科技在疾病风险评估中的另一个应用。通过结合遗传信息、生物标志物和环境数据，研究人员可以开发出预测个体未来患特定疾病概率的模型，为早期干预提供依据。

（二）早期诊断

生物科技在早期诊断中的作用是多方面的，它通过提供先进的检测方法和深入的疾病理解，极大地提高了疾病早期发现的可能性和准确性。生物科技的发展带来了分子诊断技术的革新，如PCR、基因测序和基因芯片技术，这些技术能够检测到疾病相关的基因变异和病原体。例如，通过基因测序可以精确识别导致遗传性疾病的特定基因突变，从而实现疾病的早期诊断。

生物标志物是一类可以反映正常生物学过程或病理过程的指标，生物科技使得研究人员能够发现新的生物标志物，并将其应用于疾病的早期诊断。例如，血液中的某些蛋白质或代谢物可能在癌症早期出现异常，通过检测这些生物标志物，可以在肿瘤形成之前发现疾病。

基于个体的遗传信息，生物科技有助于实现个性化医疗，为每位患者提供定制化的诊断和治疗方案。通过分析患者的基因组数据，医生可以预测个体对特定疾病的易感性，以及对药物的反应，从而实现早期干预。

生物科技推动了非侵入性检测方法的开发，如基于血液的液体活检技术，可以检测到循环肿瘤细胞或循环肿瘤DNA，这对于癌症等疾病的早期诊断尤为重要。这些方法减少了对患者的伤害，提高了诊断的可接受性。生物科技还促进了快速诊断技术的发展，如快速PCR检测和即时检测（POCT）技术，这些技术可以在较短的时间内提供诊断结果，对于传染病的早期诊断和控制具有重要意义。

（三）个性化干预

生物科技在个性化干预中的作用体现在能够根据个体的遗传特征、生物标志物和环境因素，为患者提供定制化的预防和治疗方案。这种干预方式的核心在于"精准"，即通过深入理解个体差异，实现对疾病更有效的管理和治疗。通过基因检测技术，生物科技可以揭示个体的遗传特征，包括单核苷酸多态性（SNPs）、拷贝数变异（CNVs）和其他遗传变异。这些信息有助于预测个体对特定疾病的易感性，以及对药物的反应性。基于这些遗传信息，医生可以为患者设计个性化的预防措施，如生活方式的调整、营养补充或定期筛查。

个性化干预的一个关键方面是预测患者对特定药物的反应。基因组学和药物基因组学的研究有助于识别影响药物代谢和效果的遗传变异。例如，某些遗传变异可能影响药物的代谢速率，导致药物在体内积累或不足。了解这些信息后，医生可以调整药物剂量或选择更适合患者的药物，以提高治疗效果和减少副作用。

在治疗方面，生物科技的应用使得治疗方案可以根据患者的遗传和生物标志物信息进行定制。例如，在癌症治疗中，基于患者肿瘤的基因特征，可以选择最合适的靶向治疗药物。这种个性化的治疗方法可以提高治疗效果，减少不必要的治疗和相关副作用。生物科技还可以指导个性化的生活方式调整。例如，通过分析个体的代谢特征，可以提供定制化的饮食和运动建议，帮助患者维持健康体重，控制血糖和胆固醇水平，从而降低慢性病的风险。

（四）再生医学

生物科技在再生医学中扮演着核心角色，推动了组织工程、细胞疗法和器官再生等领域的突破性进展。再生医学的目标是修复或替换因疾病、伤害或衰老而损伤的细胞、组织和器官，生物科技的应用使得这一目标逐渐成为现实。

生物科技使得细胞疗法成为可能，特别是通过干细胞的研究和应用。干细胞具有自我更新和分化为多种细胞类型的能力，这使得它们在再生医学中具有巨大的潜力。例如，间充质干细胞（MSCs）已经被用于治疗骨折不愈合、软骨损伤和某些免疫疾病。诱导多能干细胞（iPSCs）技术的发展，更是允许科学家将成熟细胞重新编程为干细胞，为个性化医疗提供了新的可能性。

组织工程结合了生物学和工程学的原理，旨在构建功能化的组织和器官。生物科技在这一领域的作用体现在对生物材料、生长因子和细胞间相互作用的深入理解。通过将细胞与生物相容的支架材料结合，科学家可以引导细胞生长和分化，形成新的组织结构。这种技术已经在皮肤、软骨和血管的再生中得到应用。

尽管器官再生仍然是一个挑战，但生物科技提供了新的研究方向。例如，通过理解器官发育的分子机制，科学家可以设计策略来促进成人体内的器官再生。此外，生物打印技术的发展为制造复杂的三维器官结构提供了可能，这可能在未来实现定制化器官的打印。

CRISPR/Cas9等基因编辑技术的出现，为再生医学带来了革命性的变化。这些技术允许科学家精确地修改基因，以修复导致疾病的遗传缺陷或增强细胞的再生能力。例如，通过基因编辑可以增强干细胞的分化能力，或者在细胞水平上修复遗传性疾病。

生物科技还推动了生物材料的发展，这些材料对于再生医学至关重要。新型生物材料的设计和开发，需要模拟自然组织的物理和化学特性，以支持细胞生长和组织再生。这些材料可以是天然的，如胶原蛋白和透明质酸，也可以是合成的，如聚乳酸-羟基乙酸共聚物（PLGA）。

第四节　健康管理新模式：智能化、精准化、个性化

健康管理新模式的发展趋势正朝着智能化、精准化和个性化方向发展，这些模式利用先进的科技手段，提供更高效、更有针对性的健康服务。

一、构建基于人工智能的智能健康管理平台

构建基于人工智能（AI）的智能健康管理平台是一个多学科融合的复杂项目，它涉及医疗保健、数据分析、用户界面设计、网络安全等多个领域。

1. 应进行需求分析与规划　明确平台服务的目标用户群体，如慢性病患者、健康意识强的成年人、老年人等。确定平台的核心功能，如健康数据监测、疾病风险评估、个性化健康建议、远程医疗咨询等。确保平台设计符合医疗保健相关的法律法规，包括数据隐私保护和患者权益。

2. 数据收集与管理　确定数据来源，包括可穿戴设备、电子健康记录（EHR）、用户输入的健康数据等。构建安全、可扩展的数据存储解决方案，确保数据的完整性和隐私。开发数据整合工具，将不同来源的数据集成到统一的平台。

3. 人工智能技术应用　开发机器学习模型来分析健康数据，预测疾病风险，提供个性化的健康建议。利用自然语言处理（NLP）技术提高平台的交互性，如通过语音识别和聊天机器人提供用户支持。在需要医学影像分析的情况下，应用图像识别技术辅助诊断。

4. 用户界面设计　设计直观、易用的用户界面，确保用户能够轻松访问和理解健康信息。根据用户的需求和偏好，提供个性化的界面和内容。确保平台可以在不同的设备和操作系统上运行，如智能手机、平板电脑和电脑。

5. 安全性保障　对用户数据进行加密处理，防止数据泄露。实施严格的访问控制机制，确保只有授权用户才能访问敏感数据。采取网络安全措施，如防火墙和入侵检测系统，保护平台不受网络攻击。

6. 测试与优化　对平台的各项功能进行测试，确保其稳定性和准确性。邀请目标用户群体进行测试，收集反馈并优化用户体验。持续监控平台的性能，及时解决技术问题。

7. 部署与维护　将平台部署到服务器或云平台，确保其可访问性。为用户提供培训和支持，帮助他们充分利用平台的功能。定期更新平台，修复漏洞，增加新功能。

8. 法律和伦理考量　制定明确的隐私政策，告知用户数据如何被收集、使用和保护。确保平台的开发和运营符合伦理标准，特别是涉及用户健康数据的处理。

构建基于AI的智能健康管理平台是一个持续的过程，需要跨学科团队的紧密合作，以及对用户需求和市场变化的不断适应。随着技术的进步和用户需求的变化，平台也需要不断进行更新和优化。

二、利用大数据实现健康管理的精准化与个性化

利用大数据实现健康管理的精准化与个性化是当代医疗健康领域的重要趋势。大数据技术能够处理和分析海量的健康相关数据，从而为每个个体提供定制化的健康管理方案。

1. 精准医疗　通过分析个人的基因组数据，可以识别遗传性疾病的风险，预测药物反应，从而提供个性化的治疗方案。利用生物标志物可以更准确地诊断疾病，评估疾病的进展和治疗效果，为患者提供更精准的治疗建议。

2. 个性化健康管理　大数据技术可以分析个人的饮食习惯、运动模式、睡眠习惯等，提供个性化的健康建议和干预措施。通过分析个人的健康数据和行为模式，预测未来可能面临的健康风险，提前采取预防措施。

3. 患者细分　通过对大量患者数据的分析，可以将患者分为不同的亚群，每个亚群都有其特定的健康需求和响应模式。根据不同亚群的特点，设计定制化的健康管理计划，提高干预的效果和效率。

4. 远程患者监测　利用可穿戴设备和移动健康应用，实时监测患者的生理参数和健康状况。通过分析远程监测数据，及时调整健康管理计划，为患者提供远程医疗服务。

5. 药物研发　通过分析患者的基因组和生物标志物数据，预测药物的疗效和副作用，加速药物研发过程。利用大数据分析为患者提供个性化的药物治疗方案，提高治疗效果，减少副作用。

6. 健康数据分析与决策支持　医疗机构和研究人员可以利用大数据分析，为患者提供基于证据的健康管理决策。通过构建预测模型，预测健康趋势和疾病发展，为健康管理提供科学依据。

7. 患者教育与自我管理　根据患者的健康数据和需求，提供个性化的健康

教育和自我管理指导。实施参与式健康管理：鼓励患者参与到自己的健康管理中，通过大数据分析提供个性化的反馈和建议。

三、未来健康管理的发展趋势与挑战

未来健康管理的发展趋势与挑战涉及技术进步、社会变迁、经济因素以及政策支持等多个方面。

人工智能、机器学习、大数据分析和物联网技术的整合将推动健康管理服务向智能化发展。智能设备和应用程序将能够实时监测健康状况，预测疾病风险，并提供个性化的健康建议。例如，通过智能手表和健康监测设备，用户可以实时跟踪自己的心率、血压、血糖等生理指标，而AI算法可以分析这些数据，提供健康预警和生活方式调整建议。

随着基因组学和蛋白质组学的发展，未来的健康管理将更加注重个体差异，实现精准医疗。通过分析个人的遗传信息和生物标志物，医生可以为患者提供个性化的治疗方案。精准医疗不仅能够提高治疗效果，还能减少不必要的药物副作用和医疗资源浪费。

远程医疗和移动健康应用将使健康管理服务更加便捷和可及。患者可以通过视频咨询、在线诊断和远程监测等方式，在家中就能获得医疗服务。移动健康应用将为用户提供个性化的健康计划、药物管理、健康教育和自我监测工具。

未来的健康管理将更加重视预防医学，通过健康教育、生活方式干预和早期筛查，减少疾病的发生。社区健康促进项目和工作场所健康计划将得到加强，以提高公众的健康意识和自我管理能力。

大数据分析将为健康管理提供强大的决策支持。医疗机构和政策制定者可以利用健康数据来优化资源分配、制定公共卫生政策和改进医疗服务。数据分析还可以帮助研究人员发现新的健康趋势，开发新的治疗方法和药物。

面临的主要挑战包括以下方面。

1. 数据隐私与安全　随着健康数据量的增加，保护个人隐私和数据安全成为一个重要挑战。需要制定严格的数据管理政策和技术措施，确保数据的安全性和合规性。用户对数据隐私的担忧可能会影响他们使用健康管理服务的意愿，因此建立信任和透明度至关重要。

2. 技术接受度与数字鸿沟　尽管技术进步为健康管理提供了新的可能性，但技术的接受度仍然是一个挑战。需要通过教育和培训提高用户对健康管理技术的认识和使用能力。数字鸿沟可能导致某些群体无法享受健康管理技术带来的便利，因此需要采取措施确保技术的普及和公平性。

3. 数据质量和标准化 健康数据的质量和标准化对于实现精准医疗和个性化治疗至关重要。需要建立统一的数据标准和格式，以便于数据的整合和分析。数据质量的不足可能会影响诊断的准确性和治疗的有效性，因此需要提高数据收集和处理的质量。

4. 医疗资源整合 未来的健康管理需要跨学科和跨行业的资源整合。医疗机构、保险公司、科技公司和政府部门需要合作，共同推动健康管理服务的发展。资源整合可能会遇到利益冲突和协调困难，需要通过政策引导和市场机制来促进合作。

5. 经济可持续性 健康管理服务的经济可持续性是一个重要挑战。需要平衡技术创新的成本和医疗服务的可负担性，确保健康管理服务的普及和公平性。经济压力可能会限制健康管理服务的发展和普及，因此需要探索创新的商业模式和资金来源。

6. 政策和法规支持 政策和法规的支持对于健康管理服务的发展至关重要。需要制定有利于健康管理创新和应用的政策环境。政策和法规的滞后可能会阻碍新技术的应用和推广，因此需要及时更新和完善相关法规。

未来健康管理的发展趋势将更加注重智能化、精准化、个性化和预防性。技术的进步将为健康管理提供新的可能性，但同时也带来了数据隐私、技术接受度、数据质量、资源整合、经济可持续性以及政策支持等方面的挑战。为了实现健康管理的可持续发展，需要跨学科合作、政策支持、技术创新和公众参与。通过共同努力，可以克服这些挑战，实现健康管理服务的优化和普及，提高公众的健康水平和生活质量。

参考文献

［1］胡荣，秦明照．人工智能助力心血管健康管理［J］．中华健康管理学杂志，2023，17（11）：801-804.

［2］蔡淳，贾伟平．人工智能在糖尿病全程健康管理的应用与挑战［J］．中国科学基金，2021，01：104-109.

［3］闵栋，王豫，徐岩，等．AI+医疗健康［M］．北京：机械工业出版社，2018.

［4］HOSNY A，PARMAR C，QUACKENBUSH J, et al. Artificial intelligence in radiology［J］. Nat Rev Cancer, 2018, 18（8）：500-510.

［5］曹定爱．人工智能在医疗大健康管理中的应用［J］．养生大世界，2020，（11）：38-43.

［6］中国发展研究基金会．人工智能在医疗健康领域的应用［M］．北京：中国发展出版社，2023.

［7］JULIA S R，DOMINIK K．K，SASCHA K．Artificial intelligence in healthcare insti-tutions：A systematic literature review on influencing factors［J］．Science Direct，2024，76：1-12.

［8］宋晓琴，雷梦园，刘宇莹，等．人工智能在健康管理与健康服务业的应用发展报告［R］．北京：社会科学文献出版，2023.

［9］徐雪芬，王红燕，郭萍萍，等．人工智能在慢性病患者健康管理中的应用进展［J］．中华护理杂志，2023，58（9）：1063-1067.

［10］詹启敏．健康数据科学导论［M］．北京：北京大学医学部出版社，2022.

第七章　健康管理的流程与服务闭环

在健康管理服务的实践中,"流程"和"服务闭环"是两个紧密相连但又有所区别的概念,流程强调的是一系列有序且相互关联的活动,旨在实现特定目标,在健康管理中确保干预方案的规范性和质量,从健康信息的收集、风险评估、健康指导、健康干预到效果评估,每一个环节都有明确的操作规范和质量标准,确保服务的科学性、有效性和安全性;服务闭环则更强调服务的完整性和连续性,意味着健康管理服务不是一次性的,而是循环往复、持续进行的,通过不断的监测、评估和干预,及时调整服务方案,以满足个体不断变化的健康需求,这种闭环式的服务模式保证了服务内容的可操作性和长期效果,例如健康管理的"三部曲"——监测、评估、干预,就是一个典型的服务闭环,通过持续的监测发现健康状况的变化,通过不断的评估调整干预方案,通过持续的干预帮助个体实现健康目标,提高生活质量,流程保证了服务的规范性和质量,服务闭环则保证了服务的完整性和连续性,两者相辅相成,共同构成了健康管理服务的基石。

第一节　健康管理服务的基本流程

健康管理的基本服务流程可以概括为以下五个核心环节,它们构成一个闭环,确保服务的连续性和有效性。

1. 健康咨询与建档　健康咨询与建档是健康管理专业人员了解服务对象情况的重要环节,旨在全面收集个体健康信息,建立个性化健康档案。这种了解不局限于面对面的交流,也可以通过微信、电话、在线问卷等多种方式进行,以提高服务的便捷性和可及性。

2. 健康信息收集　在咨询的基础上,通过体检、问卷调查、可穿戴设备等多种方式,收集服务对象的生理、生化指标、生活方式、心理状态等健康信息,为后续的风险评估和干预提供数据基础。

3. 健康风险评估与干预计划的制定　健康风险评估与健康干预计划的制定是健康管理承上启下的关键环节。在健康信息收集的基础上,通过科学的评估方法和工具，识别个体或群体的健康风险，预测未来可能发生的健康问题，并据此制定个性化、有针对性的健康干预计划，从而达到预防疾病、促进健康的目的。评估的结果包括个体未来患特定疾病的可能性如心血管疾病、糖尿病、癌症等，并给出相应的风险等级。在健康风险评估的基础上，为个体或群体制定个性化、有针对性的健康干预计划，包括生活方式干预、心理干预、药物治疗等。

4. 健康指导与干预实施　健康指导与干预实施是健康管理流程中的关键环节，其目的是将评估结果转化为实际行动，帮助个体改善健康状况。在这个阶段，健康管理师将根据评估结果和个体需求，制定个性化的健康干预方案，并通过多种方式进行实施，包括：提供专业的饮食指导，制定科学的运动处方，协助戒烟限酒等生活方式干预；提供心理咨询、减压训练等心理干预，以及必要的社会支持；在医生的指导下，合理使用药物进行治疗；运用针灸、推拿、中药等中医特色疗法进行健康调理。同时，信息技术也将被广泛应用于健康指导与干预中，例如通过健康管理APP提供在线咨询、健康教育、运动指导等服务，提高干预的便捷性和有效性。

5. 效果评估与随访　定期对干预效果进行评估，并通过随访跟踪服务对象的健康状况，及时调整干预方案，确保服务效果，同时将相关信息更新到健康档案中，为后续的健康管理提供依据。

这五个环节相互关联，形成一个动态的、闭环的健康管理流程。通过不断的监测、评估和干预，健康管理可以实现对个人健康的全周期管理，帮助服务对象达到并保持最佳的健康状态。

第二节　健康管理服务的流程设计

设计健康管理服务流程时，需遵循以下原则。

1. 目标明确　目标明确性是健康管理服务的核心。每次健康管理活动都应有明确的服务目标，无论是健康监测、风险评估还是干预指导，都要围绕具体的目标展开，确保服务有的放矢。在目标设定时可以采用SMART原则（specific，measurable，achievable，relevant，time-bound），以确保目标的可操作性和可评估性。

2. 流程规范　规范化和标准化的流程有助于提高服务的一致性和专业性。流程的每个环节都应该参考相关的操作指南和质量控制标准，如健康监测、风险评估、干预计划和效果评价等环节，确保每个服务对象都能获得基本的健康管理服务。在标准化流程的基础上，根据个人的健康状况、生活习惯、年龄、病情严重程度等因素进行个性化调整。例如，在高血压管理中，针对不同患者的具体情况调整饮食、运动和用药方案。

3. 技术适宜　在健康管理服务流程设计中，技术适宜是指根据服务对象的具体情况和需求，选择合适的技术手段，如体检、问卷调查、健康监测设备等提供服务。这意味着在选择和应用技术时，需要考虑其可及性、有效性和适用性，确保技术能够真正满足服务对象的需求并提高服务质量。

首先要有针对性。针对不同的服务对象具有不同的健康需求和风险状况，因此需要选择与其相匹配的技术手段。例如，对于老年人，可以选择血压计、血糖仪等简便易用的监测设备；对于年轻人，可以引入运动手环、健康管理APP等智能化工具。其次是可操作性。技术手段应该易于操作和理解，避免过于复杂或专业化，确保服务对象能够轻松使用和掌握。最后要考虑到经济性和安全性。在保证服务质量的前提下，尽量选择成本效益较高、安全可靠的技术手段，减轻服务对象的经济负担并避免对服务对象造成任何伤害或不良影响。

4. 以人为本　在健康管理服务流程中，"以人为本"是一个核心原则，强调服务对象的需求、意愿和体验在整个服务过程中的重要性。健康管理服务应充分考虑服务对象的个体需求和偏好。这意味着在制定健康管理计划时，要了解并尊重服务对象的健康目标、生活方式、文化背景和个人价值观，提供量身定制的健康管理方案。包括个性化的健康监测、风险评估和干预措施，确保服务的有效性和相关性。同时也要鼓励服务对象积极参与到自身的健康管理过程，使他们成为自己健康的第一责任人。

第三节　健康管理服务闭环的构建

健康管理服务闭环强调服务的完整性和连续性，健康管理服务不能局限于单次的干预动作，而是要形成对个体的全病程的健康呵护。通过持续的监测、评估和干预，服务闭环能够对个人健康的动态管理，确保服务始终贴合个体在疾病进展过程中的不断变化的健康需求。

1. 监测是闭环的起点　通过可穿戴设备、定期体检、生活方式问卷等方式，持续收集个体的健康数据，为后续的评估和干预提供实时、可靠的信息基础，尤其关注疾病相关指标的变化趋势。

2. 评估是闭环的核心　基于监测数据，对个体的健康风险进行动态评估，不仅关注潜在的健康问题，更着重于疾病进展和并发症风险的评估。评估结果为干预方案的制定提供依据，也为个体提供了自我了解和疾病管理的动力。

3. 干预是闭环的关键 根据评估结果，为个体量身定制干预方案，包括生活方式指导、心理疏导、药物治疗等。干预方案将随着疾病进展而动态调整，确保干预始终有效，并最大限度地改善患者的健康状况和生活质量。

4. 反馈是闭环的保障 通过收集个体的反馈信息，了解其对服务的满意度和需求，以及干预方案的依从性和效果，从而不断优化服务流程和内容，提高服务质量。

健康管理服务闭环的构建，实现了从"被动治疗"到"主动管理"的转变，从"单次干预"到"全程呵护"的升级。通过持续的监测、评估和干预，健康管理服务将更加精准、个性化、有效，帮助个体实现全病程的健康管理，提高生活质量，降低疾病负担。

第四节 健康管理技术与产品的应用

一、健康检测技术与产品

（一）健康检测技术和产品的发展趋势

健康检测技术和产品是指能够通过各种手段和设备对人体的生理指标、健康状况进行监测和评估的技术和产品。随着科技的不断进步，以及人们对健康的关注不断增加，健康检测技术和产品也在不断发展和创新，健康检测技术和产品的发展呈现出多样化、个性化、便携化等趋势。同时，大数据和人工智能的应用、多模态检测技术的发展等也为健康检测提供了更准确和全面的方案。

1. 非侵入性检测技术和产品越来越受到消费者青睐 传统的健康检测往往需要侵入人体，具有一定的创伤性，但随着科技的进步，越来越多的非侵入性检测技术应用于健康检测领域，例如基于声音和图像的检测技术，能够通过声音和图像特征判断人体的健康状况，这种技术不仅方便快捷，而且安全无害。为了方便人们在任何时间和地点进行健康检测，便携式检测技术应运而生。利用接触或非接触式传感器可以实时监测个人的生理信号和环境参数，如心率、血压、体温等。通过将传感器与移动设备和互联网连接，可以实现健康数据的实时采集和记录。未来，随着传感器技术的进一步发展，健康评估技术和产品将更加精确和可靠。

2. 个体和家庭检测技术和产品应运而生 人体的生理指标和健康状况的个

体差异很大，因此，个性化健康检测技术的发展成为一个重要趋势。例如，基于人工智能的健康检测技术能够根据每个人体质的差异，提供个性化的健康监测方案和建议。随着人们对健康的关注不断提高，家庭健康监测设备的市场需求也在不断增加。家庭健康监测设备是指能够在家中进行健康检测的设备，例如各种家用血压计、血糖仪、体温计、体脂秤、血氧仪等。

3. 基因检测技术和产品快速发展　随着生物技术的发展，基因检测能够预测人体的潜在健康风险和遗传病风险，从而提供个性化的健康管理方案。基因检测产品的市场需求不断增加，也为个人定制化的健康服务提供了可能。

4. 跨领域合作成为未来趋势　健康检测涉及多个领域的技术和知识，因此，跨界合作成为健康检测产品发展的一个重要趋势。例如，医疗机构、科技公司、智能硬件企业等可以通过合作，提供更全面和创新的健康检测产品和服务。

（二）健康检测技术与产品的应用场景

1. 个人及家庭健康管理中的应用　健康检测技术与产品在家庭健康管理中具有广泛的应用场景。各类可穿戴设备和智能检测设备能够实时监测心率、血压、血氧、血糖、运动量等生理指标，帮助用户了解自己的身体状况，主动调整自身的饮食、运动等。家庭健康管理应用软件能够将这些数据进行记录和分析，提供个性化的健康建议和管理方案。此外，智能家居设备可通过检测室内环境的温湿度、空气质量等指标，提醒人们关注室内环境对健康的影响，促进形成健康的生活方式。

2. 医疗机构中的应用　医疗机构通过使用各种检测设备和技术，对患者进行全面的体检和疾病监测。例如，医院常用的血压计、心电图仪、血糖仪、多功能监护仪等设备能够检测和记录患者的各项生理指标。这些设备能够提供准确的数据，帮助医生判断患者的健康状况，并制定适合的治疗方案。此外，一些医疗设备还能够实现远程监测和诊断，医生可以通过互联网随时查看患者的检测结果，提供远程会诊和治疗建议。

3. 运动健康领域中的应用　智能手环、智能鞋垫等设备能够实时监测运动员的心率、步数、距离等数据。这些数据能够为运动员提供实时的训练反馈和指导，帮助他们提高训练效果。体育领域还广泛使用各种生物传感技术，例如运动生化传感器、血氧传感器等，能够检测和分析运动员的生理指标。这些技术能够帮助教练员评估运动员的身体状况，并制定合理的训练计划和营养方案。

4. 在办公场所中的应用　健康检测技术与产品在办公环境中也有着广泛的应用场景。例如，智能座椅能够通过传感器检测用户的坐姿、体重等指标，并提醒用户保持良好的姿势。室内空气质量检测仪能够实时监测室内空气中的温度、湿度、二氧化碳浓度等，提醒员工关注室内环境对健康的影响。此外，智能眼镜能够通过眼部传感器监测员工的视力状况，并提醒使用者适时休息和调整用眼习惯。

5. 在养老机构中的应用　智能手环、智能床垫、心电检测设备、红外传感设备等能够实时监测老年人呼吸、睡眠、体温、体重、心电活动等各项生理指标，感知老年人的身体姿态等，便于护理人员实时掌握老年人的健康状况和活动情况，防止发生各类意外。此外，老年人还可以通过远程医疗设备与医生进行实时交流，获取及时的医疗服务。

（三）健康检测技术与产品的应用效果

1. 提高健康管理水平　传统的健康管理方式主要依靠定期的体检和医疗机构的检查，获得的是不连续的检测数据，不能动态反映健康状况的变化情况。而新型健康检测技术与产品能够实现实时监测和数据记录，便于使用者随时掌握健康状况的动态变化，能够获得更加全面的健康数据，从而制定更有针对性的健康管理方案，提高健康管理的有效性。

2. 促进疾病预防　通过定期的健康监测和记录，个人可以及时发现健康问题，通过健康管理应用软件提供的健康建议和管理方案进行调整，采取及时的干预措施，降低疾病的风险，避免疾病的发生和进一步恶化。此外，利用基因检测技术还可以帮助人们了解自身的疾病易感性，采取相应的预防措施。

3. 进行主动管理　通过定期的健康监测和健康管理，个人可以了解自己的身体状况，及时发现健康问题，并进行调整。例如，智能手环能够监测睡眠质量，提醒个人关注睡眠习惯并改善睡眠环境，从而提高睡眠质量和改善精神状态。智能健康管理应用软件根据检测结果可以提供个性化的健康建议和管理方案，例如合理的运动计划、饮食建议等，帮助个人形成良好的生活习惯，保持身心健康。

4. 提升医疗水平　医疗机构通过运用健康检测技术与产品，可以更加准确地了解患者的健康状况和疾病风险，并提供个性化的诊断和治疗方案。利用智能医疗设备进行远程监测和诊断，可以为患者提供更及时的医疗服务，减少就医的成本和时间。此外，通过分析大量的健康数据，医疗机构还可以进行病例分析和教学研究，提升医生的专业水平和医疗技术。

5. 降低医疗成本　传统的健康管理方式需要频繁的体检和医疗机构的检查，对个体和社会来说都是一笔不小的经济负担。而新型健康检测技术与产品通过实时监测和数据记录，可以提供连续的健康管理服务，减少不必要的体检和就医，降低医疗费用和资源的浪费。同时，通过提供个性化的健康建议和管理方案，帮助个人合理利用医疗资源，降低医疗成本。

二、健康评估技术与产品

（一）健康评估技术和产品的发展趋势

健康评估技术和产品是支持健康管理和疾病预防的重要工具。随着科技的发展和人们对健康的关注增加，健康评估技术和产品也在不断创新和进步，包括运用中西医理论，对生理、心理、营养、运动等多维度进行健康评估的技术和产品，将能够提供更精确、更全面和更具参考价值的评估结果，为制定个性化健康管理方案提供科学依据。

1. 人工智能技术应用将越来越广泛　利用人工智能技术，可以辅助医务人员或健康管理师对大量的健康数据进行分析和处理，通过机器学习算法，可以根据个体的健康数据预测未来的健康风险，提前采取干预措施。人工智能还可以进行自动化的诊断和治疗，帮助医生提高诊断的准确性和治疗效果。

2. 大数据将成为健康评估的核心驱动力之一　大数据技术可以从各个渠道收集和整合健康数据，包括个人健康档案、社交媒体、医疗记录等。通过对大数据进行分析，可以发现人群的健康特征和趋势，提供更准确的健康评估和预测。同时，大数据还可以进行数据挖掘和模式识别，提供更精确的疾病筛查和诊断。

3. 云计算技术实现健康数据的集中存储和共享　通过云计算，个人的健康数据可以安全地存储在云端，随时随地进行查看和管理，实现全生命周期健康数据的动态分析和评估。医疗健康服务人员和机构可以通过云端平台远程查看患者的健康数据，为患者提供远程诊断和治疗建议，同时可以实现不同机构间的数据共享和协作，促进医疗资源的优化分配和合理利用。

（二）健康评估技术与产品的应用场景

1. 医疗机构中的应用　健康评估技术和产品可以通过对大量的健康数据进行分析和处理，提供疾病的筛查和早期诊断。健康评估技术和产品可以帮助医生或健康管理师进行慢性病的管理。通过实时评估患者的健康数据，进行健康风险预警，及时调整患者的治疗和健康管理方案，减少并发症的发生。还可以通过人工智能算法对患者的健康数据进行分析和识别，例如利用机器学习算法可以对医学影像及病理切片等进行自动分析判断，辅助医生快速准确诊断疾病。

2. 企业健康管理　企业可以利用健康评估技术和产品对员工的健康风险进行评估。通过收集和分析员工的健康数据，了解员工的健康状况和潜在风险，为企业制定员工的个性化健康管理方案提供依据。

3. 个人健康管理　个人可以使用健康评估技术和产品对自己的健康监测数据进行评估，获取健康风险预警信息，以及相应的干预措施和自我健康管理的建议、健康咨询和指导，便于个人进行主动健康管理，及时消除风险隐患，促进健康。

4. 社区健康管理　社区医疗健康服务人员可以利用健康评估技术和产品对居民的健康状况进行监测和预警。通过安装传感器和监测设备，实时监测和评估居民的健康数据，并提供健康预警和建议，开展相应的健康宣教，提升居民的健康意识和健康素养，改善居民的健康状况，预防疾病的发生。

（三）健康评估技术与产品的应用效果

通过应用健康评估技术和产品，可以让个人更好地了解和管理自己的健康状况，让医生更准确地进行诊断和治疗决策，提高医疗效果和治疗效率，促进健康意识和健康行为的改变，推动公共卫生和医学研究的进展。

1. 提高健康管理效率　通过智能化的健康评估技术和产品，特别是人工智能技术的应用，可以大大提高健康决策的效率和准确度，减少由于医疗健康服务人员经验不足导致的判断失误或分析偏差等问题，为精准治疗和健康管理提供依据。

2. 为个性化健康管理提供依据　健康评估技术和产品可以根据个人的健康数据和需求，为个人提供个性化的健康管理方案，个人也可以根据自己的实际情况和需求，选择适合自己的健康管理方案，并实时监测和调整自己的健康状况。

3. 提高医疗资源利用率　通过对个人的健康评估和风险评估，医生可以更加准确地判断患者是否需要进行进一步检查和治疗，以避免不必要的医疗资源浪费，这些技术和产品还可以为医生提供协作和交流平台，加强医疗团队的合作和沟通，提高医疗效果和病患满意度。

4. 促进健康意识和健康行为的改变　健康评估技术和产品可以提高个人对自身健康状况的认识和对健康的关注程度，促进健康意识和健康行为的改变。通过实时监测个人的健康数据，个人可以了解自己的健康状况和生活习惯对健康的影响，从而引导个人改变不良的生活方式和健康行为。

5. 提供健康数据支持和参考　健康评估技术和产品可以为公共卫生和医学研究提供大量的健康数据支持和参考。通过对大量个体的健康数据进行分析和挖掘，可以发现不同人群之间的健康差异和相关因素，为公共卫生政策和预防措施的制定提供依据；通过研究大规模的健康数据库，可以探索疾病的发病机制，并推动医学研究和新药研发的进展。

三、健康促进技术与产品

（一）健康促进技术和产品的发展趋势

健康促进技术和产品是在信息技术和医学科学的基础上，结合人体健康管理需求而发展起来的一种新兴领域。随着人们对健康的重视程度的提高，健康促进技术和产品的发展也日益受到关注。通过应用这些技术和产品，可以提供更加准确、高效、个性化的健康改进服务。

1. 多样化　当前各类健康促进技术和产品极为丰富，利用中西医相关理论研发的各种健康维护和调理技术产品层出不穷，呈现多样化的趋势，包括各类中西医理疗仪器设备、心理干预和治疗仪器设备、运动健身设备、康复仪器设备、功能食品、养生保健产品和食品等，为维护和改善健康提供更多可选择的方案。

2. 智能化　新技术的发展赋予了健康促进技术和产品更加智能便捷的功能，可以根据健康评估结果自动给出最佳健康促进方案，选择更适宜的产品，便于个体参照执行或由医疗健康服务人员协助执行，使健康促进措施更精准科学有效，同时智能便捷化的设计也更加方便不同人群根据自身需要来选择使用。

3. 集成化　未来健康促进技术和产品更趋向于多功能、集成化的特点，可根据用户的需求选择不同功能和模式，功能的集约化使得健康促进措施更多样化、人性化，更具有针对性，确保达到预期的健康促进效果。

（二）健康促进技术与产品的应用场景

健康促进技术和产品的应用场景广泛且多样化，涵盖了个人健康管理、医疗护理、健康教育、社区健康等多方面。通过这些技术和产品的应用，人们可以更好地管理和改善自己的健康，提高生活质量和健康素养。同时，健康促进技术和产品也能够为医疗护理、健康教育和社区健康提供更加便捷和高效的服务，促进公共健康的持续改善。

1. 个人健康管理　健康促进技术和产品的丰富，为人们提供了更多的选择，个人可以根据医疗健康服务人员的建议选择相应的产品，也可以自主选择适宜的产品，来调理身体，改善健康状况。例如智能手环、智能血压计、智能体脂秤等，实时监测个人的生理指标和健康数据，通过手机应用或健康评估平台，个人可以了解自己的运动量、睡眠质量、心率等数据，并根据这些数据制定健康目标和管理计划，并选择相应的技术和产品来进行自我健康管理。此外，个人还可以通过健康促进技术和产品获得健康咨询、指导和教育，改善自己的生活习惯和行为。

2. 医疗及护理机构　健康促进技术和产品在医疗护理领域也有广泛的应用。例如，在慢性病管理方面，健康促进技术和产品可以帮助患者监测血糖、血压、心率等指标，并提供相应的健康建议和预警，给出相应的营养处方和运动处方，并借助相应的技术和产品进行慢病管理。在康复护理方面，健康促进技术和产品可以通过虚拟现实、运动康复设备等方式帮助患者进行康复训练和活动恢复。在老年护理方面，健康促进技术和产品可以提供远程健康监测和呼叫服务，及时发现老年人的健康问题，并为其提供相应的护理和照顾。

3. 健康教育　通过手机应用、平台和社交媒体等方式，健康促进技术和产品可以向广大用户传递健康知识、信息和技能。例如，用户可以通过手机应用学习健康饮食、运动健身、心理减压等方面的知识，并根据自身情况进行相应的行为改变。此外，健康促进技术和产品还可以提供专业的健康教育课程和培训，帮助人们提升健康素养和健康管理能力。

4. 社区健康　健康促进技术和产品可以帮助社区居民进行健康评估、监测和管理，并提供相关的健康促进服务和资源。例如，社区健康平台可以实时监测社区居民的健康数据，并通过大数据分析和人工智能算法提供个性化的健康建议和指导，制定相应的健康促进方案，并提供相应的技术和产品解决居民的健康问题。

（三）健康促进技术与产品的应用效果

1. 提高健康素养　智能化的健康管理服务平台通过发布健康相关资讯，提供健康教育课程和培训，对大众进行健康知识普及，将健康知识、信息和技巧传递给广大用户，帮助人们提升自我健康管理能力。个人可以通过手机应用程序学习健康饮食、运动健身、心理减压等方面的知识，以及科学有效的健康促进技能，培养良好的生活习惯，不断提升个人健康素养。

2. 提升健康水平　利用各类健康促进类技术和产品可以更加高效便捷地达到健康促进的目的，例如各种中医养生类产品、保健产品、食疗产品、理疗设备、健身康复器材等，可以帮助人们在日常生活中调理身体，解决一些亚临床健康问题。此外，医疗健康服务机构也可以借助先进的技术和仪器设备，来帮助患者治疗疾病、缓解症状、进行功能康复、预防并发症等。

3. 增强健康管理效能　健康管理的最终目的就是要促进服务对象的健康水平提升。因此，通过借助各类健康促进技术和产品，可以帮助健康管理师根据患者需求，选择最优的健康促进方案，以达到最佳健康管理效果。

四、健康食品与保健产品

（一）健康食品与保健产品的范畴

健康食品与保健产品是指为了维持人体健康、预防疾病和促进身体健康而开发生产的特殊食品和产品。这些产品通常富含营养成分、功能成分或具有特定的保健作用。健康食品与保健产品的范畴广泛，包括但不限于以下几方面。

1. 功能性食品　功能性食品是指除了提供营养和热量外，还具有特定功能和保健作用的食品。这类食品通常通过添加特定的成分或改变食品的组成，达到特定的营养效果或健康功效。例如，添加膳食纤维的食品可以促进肠道健康；添加大豆异黄酮的豆制品可以缓解更年期症状；添加益生菌的酸奶可以调节肠道菌群等。功能性食品的应用范围广泛，可以根据个人的特定需求选择适合自己的产品，补充营养、改善生活质量。

2. 膳食补充剂　膳食补充剂是指在正常饮食的基础上，通过口服的方式提供补充营养素和增强身体健康的产品。膳食补充剂通常以草本植物、维生素、矿物质等为主要成分，可以补充日常饮食中的营养缺失，满足特定人群的需求。

3. 保健茶饮料　保健茶饮料是指通过将草本植物、水果、蔬菜等天然原料加工制成的具有特定保健功能的饮料。保健茶饮料有多种功效，如促进新陈代谢、减肥、抗氧化、降血压、清热解毒等。

4. 保健器械　保健器械是指为了促进身体健康和预防疾病而使用的特定设备或工具。这些器械通常用于个人的健康管理和康复护理，可以通过锻炼、按摩、理疗等手段改善身体的功能和状态。

5. 中药保健品　中药保健品是指以传统中草药为基础，通过现代科学技术加工制成的具有特定保健作用的产品。中药保健品常常含有多种中草药的提取物，在传统中医理论的指导下，通过调理人体气血、平衡阴阳等方式起到促进健康的作用。

（二）健康食品与保健产品的现状

近年来，健康食品与保健产品市场快速发展，作为一个多元化和快速发展的市场，健康食品与保健产品的特点和创新不断涌现，为人们提供了更多的选择机会。

1. 市场规模与增长趋势　全球健康食品与保健产品市场规模在过去几年中继续增长，并预计在未来几年中还将保持良好的增长势头。亚太地区和北美地区是健康食品与保健产品市场的主要增长驱动力。

2. 消费者需求与偏好　消费者对健康食品与保健产品的需求不断增加，侧面体现出人们愈加注重健康饮食和个人健康管理。这与人们健康意识的提高、生活方式的改变、老龄人口的增加等因素密切相关。消费者更加关注产品的成分和功能，注重产品的安全性、功效和可靠性，更趋向于选择自然和有机的产品，尽可能避免添加剂和化学物质。

3. 经营模式与渠道　健康食品与保健产品的经营模式和销售渠道也发生了变化。传统的销售模式主要依靠超市、药店和保健品专卖店等实体店铺。然而，随着电子商务的兴起，越来越多的消费者通过在线购物平台购买健康食品与保健产品。电子商务的发展为产品的普及提供了更广阔的市场，也增加了消费者的便利性和选择性。

4. 产品特点与创新　健康食品与保健产品市场持续创新，不断推出新的产品。这些产品逐渐从传统的保健品扩展到功能性食品、膳食补充剂、保健器械等多个领域。创新的产品通常具有更强的科技含量和研发投入，可以提供更精确的保健功效和针对特定人群的需求。

5. 监管与质量控制　健康食品与保健产品的监管和质量控制是保证市场的可持续发展和消费者权益的重要环节。各国针对健康食品与保健产品制定了不同的标准和规定，对产品的生产、销售、广告宣传等进行监督和管理。同时，行业协会和标准机构也发挥了重要作用，推动行业的自律和产品质量的提升。

（三）健康食品与保健产品的应用

1. 在日常生活中应用越来越普及　健康食品和保健产品的种类繁多，品牌众多。它们以不同的功能和特点来满足人们的不同需求。此外，随着科技的不断进步，一些高科技健康产品也应运而生，这些高科技健康产品的出现，改变了传统健康产品的使用方式，使人们更加关注自己的健康状态，也有了更多选择改善健康的途径和方法。各类保健品也成为了现代人日常保健的重要选择，保健品可以通过补充营养，改善身体功能，增强免疫力。此外，一些保健品还有抗氧化、减肥、抗衰老等功能。市场上也出现了很多不同种类的保健品，满足人们的各种健康需求。

2. 在健康促进中的应用越来越广泛　健康管理很重要的一项任务就是管理人的生活方式，而饮食习惯是生活方式中影响健康的重要因素。因此，通过改变服务对象不健康的饮食习惯可以消除健康隐患、控制慢性病等。因此，在调整日常饮食结构、烹饪方式、进食习惯等的同时，还可以通过评估服务对象营养状况，有针对性地选择特定的健康食品、功能食品和保健食品，调节营养失衡的状态，快速改善营养状况，达到健康的状态。

3. 在特定生命阶段的应用 婴幼儿期、青春期、孕产期、老年期等特定生命阶段，由于生长发育、孕育新生命的需要，或由于衰老生理功能下降等原因，正常饮食情况下摄取的营养素不能满足机体需要，可以借助一些特定的保健品、功能食品、营养补充剂等补充机体所需，预防营养失衡带来的健康问题。

参考文献

［1］姚军，刘世征. 健康管理职业导论［M］. 北京：人民卫生出版社，2023.

第八章　健康风险等级管理——在健康管理领域的新视角

随着医学科技的飞速发展与人们生活水平的提高，健康管理已逐渐成为现代社会关注的焦点。传统的医疗模式正逐步由"以治病为中心"向"以健康为中心"的方向转变，健康风险等级管理作为这一转变中的重要一环，正以其独特的视角和科学的方法论，为个体及群体的健康维护提供了有力支持。本章将深入探讨健康风险等级管理的概念、重要性、实施策略及其在健康管理领域的应用与前景。

第一节　健康风险等级管理的概念

健康风险等级管理是一种基于风险评估的健康管理方法，通过对个体或群体的健康风险进行分级管理，制定相应的健康干预措施，以预防疾病的发生和发展。这种管理模式的核心在于通过科学的评估工具，帮助个体和群体了解自身的健康风险水平，从而采取有效的健康管理策略；核心还在于通过分析各种健康风险因素（如遗传因素、生活习惯、环境影响等），将个体的健康状况分为不同的风险等级，从而为每个人制定个性化的健康管理方案。这种管理方法旨在帮助人们了解自己的健康风险水平，采取针对性的预防和干预措施，预防疾病的发生和发展，提高整体健康水平。

在健康风险等级管理中，评估过程通常包括收集健康数据（如体检结果、生活方式信息等）、进行风险分析、计算风险评分，并根据评分结果将个体分为低风险、中风险和高风险等不同等级。通过这种方式，健康管理者能够更加精准地识别健康风险，并为不同风险等级的个体制定相应的干预策略。

这种方法不仅强调预防和早期干预，还注重个性化和全程管理，使健康管理从单纯的疾病治疗模式向"以健康为中心"和"预防为主，防治结合"的模式转变。健康风险等级管理正在成为现代健康管理的重要工具和方向，为个体和群体的健康维护提供科学、有效的支持。

第二节　健康风险等级管理的重要性

在当今社会，随着医疗技术的不断进步和生活方式的日益多元化，健康风险的管理已成为维护个人福祉、促进社会稳定及经济发展的关键因素。健康风险等级管理作为一种科学、系统的健康维护策略，其重要性体现在多个维度，包括但不限于预防疾病发生、优化资源配置、个性化健康管理、提高生活质量、减轻经济负担、促进公共健康、提升应急响应能力以及增强健康意识等方面。

一、个人健康保障

1. 开展早期预防与干预　健康风险等级管理的首要目标是预防疾病的发生。通过对个体或群体进行风险评估，识别潜在的健康危险因素，并采取相应的干预措施，如改善饮食习惯、增加体育锻炼、接种疫苗等，可以有效降低疾病的发生率，避免疾病的发生或延缓其发展进程，实现从"治疗"向"预防"的转变，有助于个人保持健康状态，提高生活质量，减少因疾病带来的痛苦和社会成本。

2. 开展个性化健康管理　健康风险等级管理通过综合评估个体的年龄、性别、遗传背景、生活方式等因素，制定个性化的健康计划和干预策略，满足其独特的健康需求，实现精准健康管理，包括饮食调整、运动建议、心理健康支持等，实现个性化的健康管理。这种管理方式更加符合个体需求，有助于提高健康管理的有效性和针对性。

3. 提升健康意识　健康风险等级管理不仅是一项技术活动，更是一种健康理念的传播。通过健康风险等级管理，个人能够更清晰地了解自己的健康状况和潜在风险，从而增强健康意识，主动改变不良生活习惯，培养健康的生活方式；通过普及健康知识、提高公众对健康风险的认知和理解，激发人们的健康意识，促使其主动参与到健康管理中来。这种自上而下的健康文化氛围的形成，对于促进全民健康素养的提升具有深远意义。

4. 提高生活质量　健康是生活质量的基础。通过有效的健康风险等级管理，个体能够及时发现并改善不良生活习惯，预防和控制慢性病，保持身心健康。这不仅有助于提高个人的工作效率和生活满意度，还能促进家庭和谐，提升社会整体的幸福感。

二、社会健康促进

1. 实现资源优化配置　健康资源的有限性要求我们对其必须进行合理配置。健康风险等级管理能够基于风险评估结果，将有限的医疗资源优先分配给高风险群体或紧急状况，对于低风险人群，则可以通过健康教育等方式进行预防，减少医疗资源的浪费，确保资源使用的效率和效果最大化。这不仅有助于提高医疗服务的可及性和质量，还能有效减少医疗资源的浪费。

2. 促进公共健康　健康风险等级管理不仅关注个体健康，还致力于通过政策引导、环境改善和社会动员等方式，提升全人群的健康水平。这有助于减少传染病的流行、控制慢性病的蔓延，促进社会的整体健康发展。

3. 提升应急响应能力　面对突发公共卫生事件，如疫情暴发、自然灾害等，健康风险等级管理能够迅速识别高风险人群和区域，采取必要的隔离和防控措施，防止疾病的扩散和传播，维护公共卫生安全，同时为制定有针对性的应急预案提供科学依据。通过加强监测预警和快速响应机制建设，提高应对突发事件的效率和效果。

4. 促进社会经济发展　健康的劳动力是社会经济发展的重要保障。随着医疗费用的上涨，健康风险对个人和家庭的经济负担日益加重。健康风险等级管理通过预防疾病发生、减少住院次数和医疗费用支出，有效减轻了个体和社会的经济压力。同时，通过提高医疗资源的使用效率，也能在一定程度上控制医疗成本的过快增长。

三、政策制定与实施

1. 政策依据　健康风险等级管理为政府制定健康相关政策提供了科学依据。通过了解不同人群的健康风险状况，政府可以制定更加精准、有效的健康政策，促进全民健康水平的提升。

2. 政策效果评估　健康风险等级管理还可以作为政策效果评估的重要工具。通过对比不同政策实施前后人群的健康风险等级变化，可以评估政策的实际效果，为政策调整和优化提供依据。

四、科技支撑与创新

1. 技术应用　健康风险等级管理需要依托先进的医疗技术和信息技术。随着大数据、人工智能等技术的不断发展，健康风险等级管理的精准度和效率将进一步提升。健康风险等级管理推动了生物医学标记物检测、大数据分析、物联网等先进技术的应用。例如，HRA人体电阻抗评测分析仪能够快速扫描全身，为临床医师提供重要的参考数据，这体现了科技在健康风险评估中的支撑作用。通过这些技术，可以更准确地评估个人的健康状况和风险等级，进而制定更精准的健康管理方案。

2. 服务模式创新　健康风险等级管理推动了健康管理服务模式的创新。通过线上线下相结合的服务模式，可以为个体提供更加便捷、高效的健康管理服务，满足不同人群的健康需求。

3. 技术驱动的远程医疗服务　借助现代通讯技术和互联网平台，健康风险等级管理推动了远程医疗服务的创新。患者可以通过在线平台进行健康咨询、风险评估和获取个性化建议，这种方式打破了地域限制，让更多人能够便捷地获得专业的医疗服务。

健康风险等级管理在保障个人健康、促进社会健康、支持政策制定与实施以及推动科技支撑与创新等方面都具有重要意义。因此，有必要高度重视健康风险等级管理工作，不断完善相关制度和机制，提高健康管理水平和服务质量。同时，加强健康风险等级管理，构建全方位、全周期的健康维护体系，是当前及未来健康工作的重要方向。

第三节　健康风险等级管理的实施策略

为了有效实施健康风险等级管理，需要构建一个全面的健康风险评估体系。通过多维度的数据采集，如体检结果、生活方式评估、基因检测等，结合大数据分析技术，进行系统性的健康风险评估。根据评估结果，对个体或群体进行分级管理，并制定个性化的健康干预计划。

一、构建全面的健康风险评估体系

实施健康风险等级管理的第一步是建立一个全面的健康风险评估体系。这一体系应包括全面的数据收集和评估工具，如问卷调查、体检数据、基因检测、心理评估等。通过多维度的数据采集，确保获取全面、准确的健康信息。此外，还需要开发和使用科学的评估工具和模型，对不同的健康风险因素进行综合分析和量化，以确定个体或群体的健康风险等级。

在当今社会，随着人们对健康意识的不断提高，构建一个全面、科学、有效的健康风险评估体系显得尤为重要。这一体系旨在通过多维度、全方位的评估，为个人及群体提供精准的健康风险评估，进而指导健康管理、预防疾病、优化资源配置。评估工具的开发应基于最新的医学研究成果，结合大数据和人工智能技术，以提高评估的准确性和可靠性。

1. 数据收集与整合　数据收集与整合是健康风险评估的基础。通过采集个体或群体的基本信息、医疗记录、体检报告、生活方式数据等多源信息，为后续的评估分析提供全面、准确的数据支持。主要内容包括：①设计科学的数据采集表格和问卷，确保信息全面且易于理解。②利用电子健康档案系统、可穿戴设备等现代技术手段，提高数据收集的效率和准确性。③建立统一的数据管理平台，实现数据的集中存储、整合和共享。

2. 生理指标评估　生理指标评估是评估个体身体健康状况的重要手段。通过对血压、血糖、血脂、肝肾功能等关键生理指标的检测和分析，可以及时发现潜在的健康问题。主要内容包括：①定期进行体检，包括常规体检和专项检查。②利用先进的检测技术，如基因测序、生物标志物检测等，提高评估的精准度。③建立生理指标数据库，跟踪指标变化，分析健康趋势。

3. 心理健康分析　心理健康与身体健康同等重要。通过问卷调查、心理测评等方法，评估个体的心理状态，如压力水平、情绪状态、抑郁倾向等。主要内容包括：①采用标准化的心理测评工具，确保评估结果的可靠性。②结合专业心理咨询师的意见，为个体提供个性化的心理支持和干预。③关注心理健康的动态变化，及时发现并解决心理问题。

4. 生活方式与习惯　生活方式与习惯是影响健康的重要因素。评估个体的饮食习惯、运动习惯、睡眠状况、烟酒消费等，有助于识别不健康的行为模式。主要内容包括：①通过问卷调查和日常观察，收集生活方式数据。②分析数据，识别不健康的行为模式，并给出改进建议。③提供健康教育，引导个体建立健康的生活方式。

5. 遗传病史　家族遗传病史是评估个体疾病风险的重要依据。了解家族中是否有遗传性疾病的患病史，有助于预测个体患病的风险。主要内容包括：①询问个体的家族遗传病史，收集相关信息。②结合医学文献和遗传咨询师的意见，评估遗传风险。③为高风险个体提供必要的遗传咨询和监测建议。

6. 环境与职业风险　环境和职业因素也是影响健康的重要因素。评估个体所处环境的质量、工作场所的安全性以及可能接触的有害物质等，有助于识别环境和职业风险。主要内容包括：①评估个体生活和工作的环境质量，如空气质量、水质等。②分析职业因素，如工作场所的安全性、有害物质的暴露风险等。

③为高风险个体提供环境改善和职业防护的建议。

7. 疾病早期筛查与监测　疾病早期筛查与监测是预防和控制疾病的重要手段。通过定期筛查和监测，可以及时发现疾病的早期迹象，从而采取有效的干预措施。主要内容包括：①制定合理的筛查和监测计划，针对不同疾病设定不同的筛查周期。②采用先进的筛查技术和方法，提高筛查的敏感性和特异性。③对筛查结果进行及时分析和处理，为个体提供个性化的干预建议。

具体的实施策略可能因地区、文化和个体差异而有所不同。因此，在实际操作中需要灵活调整策略，并确保与医疗专业人员和健康管理团队的密切合作。此外，对于健康风险等级管理的实施，还需要考虑伦理、隐私和数据安全等问题，确保整个过程的合法性和合规性。总的来说，健康风险等级管理的实施策略是一个综合性的过程，需要多方面的考虑和协作，以确保个体的健康状况得到有效管理和改善。

二、风险评估模型构建

健康风险评估模型的构建是一个系统而复杂的过程，旨在通过科学的方法预测个体或群体未来发生某种健康问题的可能性，并据此制定有效的预防和管理策略。风险评估模型可以从信息收集与处理、风险因子识别、评估模型选择、模型构建、模型验证到报告生成几方面进行。

1. 信息收集与处理　信息收集与处理是构建健康风险评估模型的第一步，它涉及从多个渠道收集相关数据，并进行清洗、整理和分析，以确保数据的准确性和可用性。主要内容包括：①数据来源：包括医疗记录、体检报告、问卷调查、生物标志物检测、环境监测数据等。②数据清洗：去除重复、错误或不一致的数据，处理缺失值。③数据整合：将来自不同源的数据整合到一个统一的数据集之中，便于后续分析。④数据预处理：对数据进行标准化、归一化等处理，以提高模型训练的效率和准确性。

2. 风险因子识别　风险因子识别是确定哪些因素可能影响个体或群体健康风险的过程。这些因素可能包括生理指标、心理状况、生活方式、遗传因素、环境因素等。主要内容包括：①文献回顾：查阅相关文献，了解已知的健康风险因素。②专家咨询：邀请医学、公共卫生等领域的专家进行访谈，获取专业意见。③数据分析：运用统计方法分析数据，识别与健康风险显著相关的因素。

3. 评估模型选择　评估模型选择是根据研究目的和数据特点，选择合适的数学模型或算法来构建健康风险评估模型。主要内容包括：①模型类型：考虑使用逻辑回归、决策树、随机森林、神经网络、支持向量机等不同类型的模型。

②模型性能：评估模型的准确性、稳定性、可解释性等性能指标。③数据适应性：选择能够处理复杂数据结构和非线性关系的模型。

4. 模型构建 模型构建是将选定的模型应用于实际数据，通过训练和调整模型参数，使其能够准确预测健康风险的过程。主要内容包括：①数据划分：将数据集划分为训练集、验证集和测试集，用于模型的训练、验证和测试。②模型训练：使用训练集数据训练模型，调整模型参数以优化性能。③特征选择：通过特征工程，选择对模型预测性能影响最大的特征。

5. 模型验证 模型验证是评估模型预测准确性和可靠性的关键步骤。通过对比模型预测结果与实际健康状况，验证模型的准确性和泛化能力。主要内容包括：①交叉验证：采用交叉验证方法，如K折交叉验证，评估模型在不同数据集上的表现。②性能指标：计算模型的准确率、召回率、F1分数、ROC曲线下的面积（AUC）等性能指标。③敏感性分析：分析不同参数和假设对模型预测结果的影响。

6. 报告生成 报告生成是将健康风险评估模型的结果整理成易于理解和应用的报告，供决策者、医疗专业人员和公众参考。主要内容包括：①结果呈现：清晰、直观地呈现模型预测结果，包括风险等级、风险因子贡献度等。②建议与措施：根据评估结果，提出针对性的健康管理和干预建议。③风险沟通：采用适当的方式与受众沟通风险信息，提高其对健康风险的认知和重视程度。

概而言之，健康风险评估模型的构建是一个涉及信息收集与处理、风险因子识别、评估模型选择、模型构建、模型验证和报告生成的综合性过程。通过这一过程，可以建立科学、有效的健康风险评估模型，为个体和社会的健康管理提供有力支持。

三、确立标准化的风险分级和管理流程

在健康风险评估后，必须建立标准化的风险分级和管理流程。标准化的流程有助于确保风险评估的结果能够被有效地转化为具体的干预措施。根据健康风险的高低，将个体或群体分为不同的风险等级（如低风险、中风险和高风险）。对每一个风险等级，制定相应的健康管理策略。例如，对于低风险个体，建议定期体检和保持健康的生活方式；对于中风险个体，可能需要进行生活方式的调整和定期监测；对于高风险个体，则需要进行更加积极的干预，如药物治疗、专科门诊随访等。通过风险分级和管理流程，确保健康管理策略的个性化和针对性。

1. 风险等级划分 根据收集到的信息，对个体的健康风险进行等级划分。这通常涉及对多个风险因素的考量，包括但不限于慢性病风险、遗传性疾病风

险、生活方式相关风险等。主要内容包括：①风险分级与预警是健康风险评估的核心环节。通过对各项评估指标的综合分析，将个体或群体的健康风险划分为不同的等级，并设定预警机制。②制定科学的风险分级标准和方法，确保分级的准确性和合理性。③建立预警机制，对高风险个体或群体进行重点关注和干预。④提供风险管理建议，帮助个体和群体降低健康风险。

2. 健康风险等级管理　这是一个动态的过程，需要持续的监测和调整。个体的健康风险会随着时间、生活方式、环境因素等的变化而变化，因此，健康管理策略也需要进行相应的调整。建立持续监测机制，通过定期体检、健康随访、日常健康数据采集等手段，动态监测个体的健康状况和风险变化。根据监测结果，及时调整健康管理策略，以确保健康风险控制在最小范围内。此外，健康管理者还应与个体保持密切联系，及时反馈监测结果和管理建议，确保个体在整个健康管理过程中的积极参与和配合。

四、强化健康教育和风险沟通

在实施健康风险等级管理过程中，健康教育和风险沟通是至关重要的策略。个体对自身健康风险的认知和态度，直接影响其对健康管理措施的接受度和配合度。因此，必须加强对个体和群体的健康教育，提高其对健康风险的认知和理解。健康教育应包括常见疾病的预防知识、健康生活方式的倡导、常见风险因素的识别与管理等。同时，健康管理者应与个体进行有效的风险沟通，解释其健康风险评估的结果和相应的管理建议，帮助个体理解和接受健康管理方案，增强其主动参与的意识。

干预策略与建议是健康风险评估的最终目的。根据评估结果和风险分级，为个体或群体提供个性化的健康管理建议和干预措施。主要内容包括：①针对不同的风险因素和疾病类型，制定具体的干预策略。②提供个性化的健康管理方案，包括饮食调整、运动计划、心理干预等。③定期跟踪和评估干预效果，及时调整干预策略。

五、利用信息技术提高管理效率

信息技术的发展为健康风险等级管理的实施提供了强大的支持。通过建立健康信息管理系统，可以实现健康数据的高效采集、存储和分析，提高风险评估的效率和准确性。信息系统应具备良好的数据兼容性和安全性，能够整合多种来源的健康数据，如医院体检数据、日常健康监测数据、个人健康档案等。此外，还可以利用人工智能和机器学习技术，进行健康风险的预测和分析，提供更加精准的风险评估结果。信息技术的应用，不仅可以提高健康风险等级管理的效率，还能够优化管理流程和资源配置。

六、构建多学科协作的管理团队

实施健康风险等级管理需要多学科的协作支持。一个有效的健康管理团队应包括医生、营养师、运动指导师、心理咨询师、健康管理师等多领域的专业人员。通过多学科团队的协作，可以为个体提供全方位的健康管理服务。医生可以负责疾病的诊断和治疗，营养师可以提供饮食指导，运动指导师可以制定个性化的运动方案，心理咨询师可以进行心理辅导和干预，健康管理师可以负责整个健康管理过程的协调和跟进。多学科团队的协作，有助于提高健康管理的综合效果，确保个体获得最适合的健康管理服务。

七、建立持续监测和动态调整机制

健康风险等级管理是一个动态的过程，需要持续的监测和调整。个体的健康风险会随着时间、生活方式、环境因素等的变化而变化，因此，健康管理策略也需要进行相应的调整。建立持续监测机制，通过定期体检、健康随访、日常健康数据采集等手段，动态监测个体的健康状况和风险变化。根据监测结果，及时调整健康管理策略，以确保健康风险控制在最小范围内。此外，健康管理者还应与个体保持密切联系，及时反馈监测结果和管理建议，确保个体在整个健康管理过程中的积极参与和配合。

八、促进政策支持和社会参与

健康风险等级管理的实施还需要政策支持和社会参与。政府和相关机构应制定和推广健康管理相关的政策法规，提供必要的资金和资源支持，推动健康风险等级管理在各类医疗机构和健康管理机构中的应用。同时，应加强社会各界对健康风险管理的认识和理解，通过媒体宣传、社区活动、健康讲座等多种形式，促进公众对健康风险管理的积极参与。只有在政策支持和社会广泛参与的基础上，健康风险等级管理才能真正发挥其作用，实现全社会的健康素养提升。

九、评估与反馈机制的建立

为确保健康风险等级管理的有效性，必须建立科学的评估与反馈机制。定期对健康管理的效果进行评估，通过问卷调查、健康数据分析、个案跟踪等方式，评估健康管理措施的执行情况和实际效果。评估结果应作为改进健康管理策略的重要依据，通过持续的反馈和优化，逐步完善健康风险等级管理的实施方案，不断提高其科学性和有效性。

健康风险等级管理作为一种现代健康管理的新方法，其实施策略至关重要。通过构建全面的健康风险评估体系、标准化的风险分级流程、强化健康教育、利用信息技术、构建多学科协作团队、建立持续监测机制、促进政策支持和社会参与，以及科学的评估与反馈机制，可以确保健康风险等级管理的有效实施。

健康风险评估管理流程的效果评估是确保该流程有效性和持续改进的关键环节。通过全面、系统地评估流程的效果，可以了解其在风险识别、评估、沟通、干预及监测等方面的表现，并据此制定相应的优化策略。以下是从风险评估准确性、干预效果监测、客户满意度、健康改善率、成本效益分析以及持续改进能力等六个方面进行的效果评估框架。

1. 风险评估准确性　风险评估准确性是评估健康风险评估管理流程的首要指标。它反映了流程在识别和量化健康风险方面的准确性和可靠性。

评估方法主要包括：①对比验证：将评估结果与已知的健康状况或实际发生的风险事件进行对比，评估评估结果的准确率。②专家评审：邀请医学、公共卫生等领域的专家对评估结果进行评审，判断其科学性和合理性。③统计分析：运用统计学方法对评估结果进行分析，评估其稳定性和一致性。

2. 干预效果监测　干预效果监测是评估健康风险评估管理流程效果的重要手段。通过对干预措施实施后的效果进行监测，可以了解其对降低健康风险、改善健康状况的实际作用。

评估方法主要包括：①数据收集：定期收集干预对象的健康状况数据，包括体检报告、生物标志物检测结果等。②效果对比：对比干预前后的数据，评估干预措施对健康状况的改善程度。③趋势分析：运用趋势分析方法，观察健康状况随时间的变化趋势，评估干预措施的长期效果。

3. 客户满意度　客户满意度是衡量健康风险评估管理流程服务质量的重要指标。客户的满意度直接关系到流程的接受度和持续使用意愿。

评估方法主要包括：①问卷调查：设计问卷调查表，收集客户对流程服务质量的反馈意见。②访谈调研：与客户进行面对面访谈，深入了解他们的需求和期望。③满意度评分：对问卷调查结果进行评分，量化客户的满意度水平。

4. 健康改善率　健康改善率是评估健康风险评估管理流程实际效果的关键指标。它反映了流程在改善个体或群体健康状况方面的成效。

评估方法主要包括：①健康指标监测：定期监测干预对象的健康指标，如血压、血糖、体重等。②改善率计算：计算干预前后健康指标的改善率，评估流程对健康状况的改善程度。③分组对比：将干预对象与非干预对象进行分组对比，进一步验证流程的健康改善效果。

5. 成本效益分析　成本效益分析是评估健康风险评估管理流程经济可行性的重要手段。通过比较流程的实施成本与预期收益，可以评估其成本效益情况。

评估方法主要包括：①成本计算：全面计算流程的实施成本，包括人力、物力、财力等方面的投入。②收益评估：评估流程带来的预期收益，包括健康改善带来的医疗成本降低、工作效率提升等。③比较分析：将成本与收益进行比较分析，评估流程的成本效益情况。

6. 持续改进能力　持续改进能力是评估健康风险评估管理流程发展潜力的重要指标。它反映了流程在发现问题、解决问题并不断优化自身方面的能力。

评估方法主要包括：①反馈机制：建立有效的反馈机制，收集用户、专家等多方面的意见和建议。②问题追踪：对反馈意见进行整理和分类，追踪问题的根源和解决方案的实施情况。③优化措施：根据反馈意见和问题追踪结果，制定并实施优化措施，不断提升流程的效果和质量。

概而言之，健康风险评估管理流程的效果评估需要从风险评估准确性、干预效果监测、客户满意度、健康改善率、成本效益分析以及持续改进能力等多个方面进行全面、系统的评估。通过这些评估工作，可以全面了解流程的实施效果和存在问题，为后续的优化和改进提供有力支持。

第四节　健康风险等级管理在健康管理领域的应用与前景

随着人工智能、大数据等技术的不断成熟和应用，健康风险等级管理将在健康管理领域发挥越来越重要的作用。它不仅能应用于慢性病管理、职业健康监护、老年健康照护等多个领域，还能与医疗保险、公共卫生政策等相结合，推动构建更加公平、高效、可持续的医疗卫生体系。未来，随着健康管理理念的深入人心和技术手段的不断创新，健康风险等级管理有望成为实现全民健康目标的重要工具。

健康风险等级管理通过构建全面的健康风险评估体系、标准化的风险分级流程、强化健康教育、利用信息技术、构建多学科协作团队、建立持续监测机制、促进政策支持和社会参与，以及科学的评估与反馈机制，可以确保健康风险等级管理的有效实施。这些策略的实施不仅可以提高健康管理的效果，还可以推动健康管理的科学化、精准化和个性化，为个体和社会的健康提供有力的保障。

随着科技的进步和健康意识的提升基建科风险等级管理将在个体健康管理、慢性病管理、企业健康管理和公共卫生领域发挥更重要的作用。未来，健康风险等级管理有望与大数据、人工智能等新兴技术深度融合，推动精准健康管理的发展，使得健康风险等级管理将更加精确和高效。未来的健康风险评估工具将能够整合更多维度的数据，如基因信息、微生物组数据、环境暴露数据等，为个体健康风险评估提供更加全面和精细的支持。

随着疾病谱的转变，与生活方式等社会决定因素密切相关的慢性病正在成为人们健康的主要威胁，实现"以治病为中心"向"以健康为中心"的观念转变成为重要目标，既通过"健康入万策"营造更为广泛的健康支持环境，也倡导每个人是自己健康的第一责任人，使全民健康管理理念深入人心，提高各方主体的参与度。考虑到当前民众健康素养不高与疾病负担较重等现实国情，将全民健康管理的着力点聚焦于重大危险因素人群的管理方向无疑将具有更为深远的现实意义。

在公共卫生管理方面，健康风险等级管理也将进一步推动健康政策的精准化和科学化。通过大数据和人工智能技术，公共卫生部门可以实时监测和分析人群健康风险动态，制定更加科学和有效的公共卫生干预措施，提高全民健康水平。

此外，随着人们健康意识的提高和健康管理需求的增加，健康风险等级管理的市场需求将不断增长，从而推动健康管理行业的发展和创新。未来，健康风险等级管理将不仅限于医疗机构和公共卫生部门，还将深入社区、企业和家庭，成为人们日常生活的一部分。它不仅为个体和群体的健康维护提供了科学和有效的支持，还为慢性病管理、企业健康管理和公共卫生管理带来了新的思路和工具。随着科技的进步和健康管理需求的增加，健康风险等级管理将在未来发挥更加重要的作用，为实现全民健康提供有力的保障。

目前"重医疗轻预防"的支付制度设计已对医保基金的运营效益造成压力，亟须进行医保统筹规划。可采取按人头付费、按健康结局支付或打包支付的方式，形成复合型医保支付体系，促使医疗机构及医务人员将院中服务前移与延伸，体现为无病时主动预防，为风险人群开展健康管理服务，以及出院后跟进随访，为患病人群开展疾病管理服务，有效减少实际医疗赔付，建立起全民健康管理可持续发展的、基于价值的支付保障机制，这一方法将在个体健康管理、慢性病管理、公共卫生领域发挥更为重要的作用。

健康风险等级管理也为精准医学的发展提供了重要支持。精准医学强调根据个体的基因、环境和生活方式等因素，制定针对性的预防、诊断和治疗方案。而健康风险等级管理通过对个体健康风险的细致分析，能够为精准医学提供丰富的数据支持和科学依据。通过精准的健康风险评估，医疗机构可以更加准确地制定个性化的治疗方案，提高治疗的效果和安全性。这不仅能够提高患者的满意度，还能推动精准医学的研究和应用，为未来的医学发展开辟新的路径。

健康风险等级管理的普及还推动了健康产业的创新和发展。随着人们对健康管理需求的增加，市场上涌现出一大批健康管理公司和服务机构，它们利用先进的技术手段，如大数据分析、人工智能、可穿戴设备等，提供多样化的健康风险评估和管理服务。这种市场需求的增长促进了健康产业的蓬勃发展，也推动了相关技术和服务的不断创新。未来，随着技术的进步，健康风险等级管理的模式和方法将更加多样化和智能化，进一步推动健康产业的发展和升级。

未来，健康风险等级管理有望与大数据、人工智能等新兴技术深度融合，推动精准健康管理的发展，使得健康风险等级管理将更加精确和高效。未来的健康风险评估工具将能够整合更多维度的数据，为个体健康风险评估提供更加全面和精细的支持。健康风险等级管理在现代医疗中日益依赖于基因信息的支持：基因检测可以帮助评估个体患某些遗传性疾病的风险。其中，*BRCA1* 和 *BRCA2* 基因的突变与乳腺癌和卵巢癌的高风险相关，通过检测这些基因的突变，女性可以了解自己是否有更高的患病风险，从而采取预防性措施，如定期筛查、预防性手术或生活方式调整，达到促进整体健康的目的。

除了基因信息支持，微生物组数据在个性化医疗和预防性健康管理领域中研究发现某些肠道微生物的种类和比例与肥胖、2型糖尿病等代谢性疾病相关，通过微生物组分析，我们可以识别影响代谢健康的微生物，帮助个体制定个性化的饮食和生活方式建议，预防代谢性疾病、增强免疫功能，降低患病风险。

而环境暴露数据可以帮助识别与特定疾病相关的环境因素，在长期暴露于空气污染、工业化学品或重金属（如铅、汞）这样的环境中，患呼吸系统疾病、心血管疾病和某些癌症的风险会大大提高，通过分析环境暴露数据，可以为特定人群提供更精确的疾病风险评估，减少这些个体的暴露风险，从而采取适当的防护措施（使用空气净化器等措施）和健康监测手段。

健康风险等级管理作为健康管理领域的一项创新实践，其核心理念在于通过科学的方法和个性化的策略，实现对健康风险的有效管理和控制。随着科技的发展和社会的进步，我们有理由相信，这一模式将在促进公众健康、提升医疗服务质量、减轻医疗负担等方面发挥更加重要的作用。

参考文献

［1］曹智. 健康管理中的风险评估与防控策略研究［J］. 中国医院管理，2021，41（7）：18-21.

［2］张翔，王洁. 健康管理中的风险评估方法综述［J］. 中国卫生统计，2020，37（9）：1176-1179.

［3］李阳，刘慧. 健康管理中的风险评估与防控策略研究［J］. 中国卫生事业管理，2019，36（3）：24-28.

［4］LI X，LU J，HU S. The primary health care system in China［J］. The Lancet，390（10112），2584-2594.

第九章　健康管理与健康保险融合发展

健康保险是人类应对疾病风险的有效方式，在经济社会发展中，扮演着越来越重要的角色。我国大力建设健康中国，全面深化医药卫生体制改革，健康保险在卫生健康服务体系中发挥着健康服务的支付者、管理者的作用，不断推动卫生健康服务高质量发展。健康管理作为强化预防保健、提高人群健康水平的有效服务形式，逐步成为健康保险扩展服务内容、丰富服务形式、提高服务质量的重要领域，两者融合发展的趋势将更加明显，相互促进、协调发展的趋势也将更加突出。

第一节　概　　述

健康保险是健康管理的重要支付方，对于推动健康管理发展具有重要作用。深入了解健康保险及其支付机制的基本内涵以及最新发展趋势和动向，有利于明确健康管理的发展方向和路径，为健康管理注入新的发展动力、激发新的发展活力。

一、健康保险的内涵、模式和主要类型

健康保险是应对疾病风险的重要制度安排，充分了解其基本内涵和形式，有利于准确理解在健康管理中发挥的作用，并且如何推进两者的融合与衔接。

（一）健康保险的内涵

健康保险指公民因疾病、其他自然事件、突发事件等造成身体与健康损害时，国家或社会组织等为其提供医疗服务或对其发生的医疗费用损失、收入损失等给予经济补偿的各种制度的总称。

目前国际上对健康保险的定义尚不一致。在美国，健康保险包括疾病保险、医疗费用保险、意外伤害保险、失能收入保险，其健康保险是人身保险重要组成部分。在欧洲高福利国家，健康保险采取社会保险或者政府举办医疗机构直接提

供服务等方式，是社会保障的重要组成部分。现阶段我国健康保险与医疗保险大体同义，但随着我国加强健康中国建设，倡导以健康为中心的发展理念逐步推进，健康保险可能逐步取代医疗保险。

（二）健康保险的模式

目前，世界各国探索建立适合本国情况的健康保险制度，形成了特色鲜明的四大类健康保险模式。

1. 国家健康服务制度　采取政府直接举办医疗服务体系的模式，向居民提供免费或基本免费的医疗服务，以英国、瑞典、丹麦等国家为代表。前苏联、东欧国家以及我国20世纪50～90年代末实行的公费医疗制度也属于这种模式。

2. 社会健康保险制度　指国家通过法律手段，强制社会成员参加，在全社会层面统筹健康保险基金，当社会成员患病、受伤或生育时，由国家或社会向其提供必需的医疗服务或经济补偿的一项社会保险制度。代表国家包括德国、法国、日本、意大利、巴西等。我国的基本医疗保障制度，特别是城镇职工基本医疗保险，也属于社会医疗保险的范畴。

3. 商业健康保险制度　指由商业保险公司和投保人在自愿基础上，按市场规律签署合同确定缴费额度、保险金额等双方权利和义务，保证被保险人患病、发生意外事故时补偿相应的医疗费用或者收入损失的健康保险制度。典型代表国家是美国，中国等国家也积极发展商业健康保险，满足居民的多层次健康保险服务需求。

4. 储蓄医疗保险模式　指通过立法，强制个人和雇主将一定额度的收入积累下来，建立个人健康保健储蓄基金（即个人医疗账户），支付个人及家庭成员治疗疾病或意外伤害医疗费用的一种健康保险制度。典型代表性国家包括新加坡、马来西亚、印度尼西亚等国家。

综合起来看，各国的保险模式往往不是单一制度，例如英国的国家健康服务制度，同时也有商业的健康保险制度，德国的社会保险制度，允许收入超过一定层次的居民参加商业保险等。美国以商业保险为主要保险机制，同时也针对弱势群体建立了Medicare和Medicaid等具有社会保险性质的保障机制。

（三）中国的健康保险的主要类型

新中国成立初期，我国建立了公费医疗、劳保医疗制度和农村合作医疗制度。改革开放以后，我国建设社会主义市场经济，实施一系列国有企业改革，民营经济快速发展，1998年以后，我国陆续启动了城镇职工基本医疗保险、新型农村合作医疗、城镇居民基本医疗保险建设工作。在社会医疗保险的基础上，大力发展商业健康保险，构建了多层次的健康保险体系。2009年，新一轮医药卫生体制改革启动，我国的健康保险体系更加完善，基本形成了城镇职工基本医疗保险、城乡居民基本医疗保险和商业健康保险组成的多层次健康保险体系。

1. 城镇职工基本医疗保险制度　职工基本医疗保险主要覆盖人群为城镇所有用人单位的职工，包括企业（国有企业、集体企业、外商投资企业、私营企业等）、机关、事业单位、中介机构、社会团体、民办非企业单位的职工，部队所属用人单位及其无军籍的从业人员等。从筹资机制看，城镇职工基本医疗保险基金由用人单位和职工共同筹集；从保障内容看，主要保障基本医疗服务需求；从支付机制看，设置起付标准和最高支付限额等。

2. 城乡居民基本医疗保险制度　居民基本医疗保险覆盖除职工基本医疗保险应参保人员以外的其他所有城乡居民。筹资来源于居民个人缴费和政府财政补助。例如2024年城乡居民基本医疗保险财政补助和个人缴费标准分别达到每人每年不低于670元和400元。居民基本医疗保险主要保障符合医疗保险规定范围内的住院医疗费用和门诊医疗费用。针对参保人的待遇，设置了起付标准、最高支付限额、共付比例等限制性措施。

3. 商业健康保险　20世纪80年代初，我国商业健康保险逐步发展。2014年国务院办公厅《关于加快发展商业健康保险的若干意见》明确了商业健康保险将在我国多层次医疗保障体系中的作用。我国的商业健康保险提供医疗保险、大病保险、伤残保险等保障服务。据统计，2023年商业健康保险保费收入达到9035亿元，赔付支出为3800多亿元，已成为中国健康保险制度的重要组成部分。

二、健康保险支付改革分析

健康保险的支付机制改革与发展变化，对健康管理的发展起到了重要的推动作用。随着健康保险模式的发展和演变，健康保险机构更加重视参保人的全生命周期、全过程管理，更加重视预防保健服务，为健康管理服务的发展奠定了很好的基础。同时，基于健康保险的基本原理以及支付机制的形式，健康管理纳入健康保险支付机制的方式与常规的医疗服务报销模式存在本质的区别。

（一）健康保险支付方式的内涵

健康保险支付方式指保险机构补偿所发生医疗费用的方式，包括对需方（投保人）和供方（医疗机构）的补偿方式。

支付的方式直接决定和影响着医疗机构和参保人的行为，是健康保险制度设计和改革的重点内容，其核心任务是补偿医疗费用，同时也需要控制医疗服务行为过程中的道德风险，包括医疗机构的过度医疗以及参保人的缺少费用意识而过度消费医疗服务等。

（二）健康保险支付方式的类型

健康保险对服务供方（健康服务机构）支付方式分为按服务项目付费、总额预算付费、按人头付费、按服务单元付费、按病种付费等。对健康服务需方（参保人）支付方式分为免赔额、等待期、比例共付、保额限制、除外责任等。

从健康保险支付的方式看，与健康管理有关的支付机制主要针对健康服务机构采取的支付方式。按服务项目付费指按照医疗服务项目的数量和价格计算医疗服务总费用。总额预算付费指保险机构与医疗机构协商确定年度预算总额，并明确结余和超支的解决方案，其中合理确定预算是关键环节。按人头付费指保险机构根据医疗机构所服务的参保人数，确定医疗机构的医疗服务费用并定期拨付，医疗机构提供约定的医疗服务不再另行收费。按服务单元付费指按预先规定的次均门诊费用或住院床日费用标准支付。按病种付费指根据国际疾病分类法将住院患者的疾病按诊断分为若干组，每组又根据疾病的轻重程度及有无合并症、并发症分为若干组，确定每一组的价格，并按定额价格支付医疗费用。

（三）健康保险支付方式发展趋势浅析

从国内外健康保险的发展看，保险支付方式在引导医疗机构和参保方的行为方面，正在发挥更加重要的作用，特别是体现在对预防保健、健康管理方面的重视，为健康管理事业的发展提供了良好的外部支持环境。

1. 强化医疗服务行为管理　我国的医疗保险不断强化对医疗服务行为的管理，包括了医疗服务价格、药品耗材国家招标采购、医保基金使用专项检查等措施，从各方面强化健康保险的第三方监督和管理的作用，有效控制医疗服务行为，从被动支付费用转变为主动管理医疗服务，审查评估医疗服务的必要性、合理期限和数量等，逐步成为卫生健康服务领域重要的支付者和人民健康"代言人"。

2. 强化对健康保险参保人的行为激励　从国际相关健康保险机构的筹资机制看，激励参保人养成良好的行为生活方式，也是健康保险管理机构节约保险资金、扩大营利的重要管理机制。例如对于年度内没有报销医疗费用、或者坚持体育锻炼的参保人，可以减免一定额度的保险缴费，激励参保人重视预防保健，提高自身健康水平等。上述机制实际上也为健康管理的发展提供了一定的空间，例如健康管理机构联合相关的健康保险机构，对常年坚持体检的参保人提供保费减免等措施，有利于提高参保人对健康管理、健康体检的重视程度。

3. 加强预防保健和健康教育　健康保险机构逐步重视对参保人的健康管理，

例如国外的健康保险机构直接为参保人提供免疫接种、血糖血脂检查、健康教育等服务，其目的是尽早发现参保人可能存在的健康问题、有效防控可能发生的健康风险，避免参保人罹患大病、重病造成的高额医疗费用支出，降低整个医疗服务成本。上述机制为健康管理服务融入参保人的健康管理，提高健康保险机构服务的丰富性、全面性，发挥了更加重要的作用。

4. 探索管理型保健构建覆盖全方位的支付机制 管理型保健是指健康保险机构直接为参保人提供医疗服务或者与医疗机构、健康管理机构合作，提供全方位的健康保健服务。管理型保健的一个重要特征是健康保险机构与医疗服务机构、健康管理机构深度绑定、利益共享，参保人缴纳保险费形成的健康保险基金，为参保人提供预防、医疗、保健、康复等服务，结余资金由相关方面共享利润。管理型保健构建了健康保险机构作为参保人健康"代言人""管理者"的角色定位。基于此，健康保险机构更加重视预防保健和健康管理，为健康管理服务提供了更加有利的发展机制，也提供了健康保险与健康管理深度融合的有效路径。

三、管理型健康保健发展分析

管理型健康保健原型是第二次世界大战时期的美国凯撒医疗集团，由医生集团与企业客户签署服务协议，建立预付制付费机制，医生集团负责一定时期内服务对象的健康管理和医疗服务需求。管理性健康保健构建了新型的健康服务模式，由患病后付费转变为患病前预付费用，最终演变成为美国的健康维护组织（HMOs），形成了具有影响力的保险组织模式。

（一）管理型健康保健的基本内涵

管理型健康保健是指向卫生健康服务对象筹集资金并提供适宜服务的组织模式。管理型健康保健系统的服务对象是加入该管理系统的成员，服务供给方为管理方挑选的合作卫生健康服务机构或者自设健康服务供给者（医院、诊所、健康管理机构等），其核心机制是提供疾病预防、治疗、康复等系统化、全面化、连续化的卫生健康保健服务，主要目的是全面防控疾病风险，有效利用卫生健康服务资源，控制医疗费用增长，有效提高服务对象健康水平。

根据管理型健康保健的发展历史看，管理型保健的组织方可以是健康保险机构，也可以是医疗机构本身，例如多个医疗机构联合，与某个企业或者大型社区签署协议，提供适宜的卫生健康服务。从当前的情况看，多数提供管理型健康服务的机构同时具有保险执照，或者保险公司直接举办卫生健康服务机构提供卫生健康服务。由此可见，多种不同功能的卫生健康服务机构通过某种形式联合起来，提供全面、系统的医疗服务，也是管理型保健的一种发展模式。

（二）管理型健康保健的核心经验

美国的健康维护组织是管理型健康保健的典型代表，占到美国卫生健康保险市场30%左右的份额，在费用控制方面，具有较大的优势，受到政府的高度重视，其服务模式的核心经验在于以下几个方面。

1. 服务费用的预付制　管理型健康保健的发展之初，通过会员缴纳一定的费用后（或者保险费），可享受医生集团和医院集团提供的医疗服务。一般情况下，会员后续享受医疗服务，除规定的特殊项目外，均不需要再缴纳费用。医疗费用的预付制，改变了医疗机构的利润来源，转变了医疗服务机构的驱动机制，从传统的治疗疾病获得利润转变为提高会员健康水平节约医疗费用来获得利润。在管理型健康保健模式下，医疗集团加强预防保健、推进健康管理、控制疾病发生的动机强烈，实现了会员健康、医疗机构营利、医生获益的多方共赢发展机制。

2. 整合型医疗服务模式　管理型健康保健提供系统化、全面化、连续化的卫生健康服务，提供服务的医疗集团是初级保健医生、专科医生、健康管理师、医院、护理院、药店、实验室等共同组成的跨专业合作组织。集团内部强化信息的共享和沟通，防止医学检查的重复或者缺失，实现"以健康为中心"的发展模式，并且特别强调医师的培训，提供预防和医疗融合的卫生健康服务，在保证服务质量的基础上，强化医防融合，提高服务综合性。

3. 主动开展健康干预的服务模式　管理型健康保健在整体运营过程中，主动开展健康管理、重视预防保健服务是其核心发展理念和重要发展机制。在会员管理过程中，具有不良生活习惯、较高健康风险的人，例如吸烟、酗酒、吸毒等，缴费水平高于一般人群。进入健康维护组织后，医疗集团积极向会员提供健康教育、开展健康促进，提升会员健康自我管理水平。积极推行健康体检等风险筛查措施，推行慢性病患者健康管理，避免小病酿成大病。主动健康干预成为管理型健康保健控制医疗费用、节约医疗资源、提高会员健康水平的关键举措。

案例1：

美国联合健康集团业务板块

美国联合健康集团（United Health Group）是美国最大的商业健康险公司，

2021年，该公司实现了2876亿美元的收入，在当年《财富》世界500强的榜单中位列第8。而联合健康集团亮眼的市场表现恰恰可以归功于其"保险＋健康管理"的商业模式。它的业务板块可以分为健康保险业务（United Healthcare）与健康服务业务（Optum）两类，针对不同的客户群体，健康保险业务可以进一步细分为企业与个人业务、联邦老年医保业务、州政府医疗业务、国际业务四种。而健康服务业务可以进一步划分为健康管理、健康管理信息系统、药品福利管理三个板块。两大业务板块分工明确：健康保险业务同政府、企业、社会组织等合作，广泛吸纳投保群体，为健康服务业务建立稳定的客源基础；健康服务业务整合医药资源，构建信息系统，通过提供专业服务，控制赔付成本，优化产品定价等，增强健康保险业务在市场上的竞争优势，充分发挥了规模效应及协同效应，打造出了"保险＋医药＋数据"的健康生态圈。

（三）管理型健康保健的发展挑战浅析

管理型健康保健的体系设计、驱动机制设计、服务模式等方面，具有较大的合理性和科学性，对转变医疗服务行为具有重要作用。美国在管理型医疗保健发展过程中也出现了初级保健医疗中心（PCMHs）、责任医疗机构（ACOs）等，推动了新的医改目标的实现。同时也需要注意到管理型健康保健发展过程中出现的问题和挑战，更加全面地认识管理型健康保健发展的优势和不足。

1. 自由就医选择权受到较大限制　管理型医疗保健的核心组织体系是签署一揽子服务协议的相关医疗机构。会员在接受服务和管理的过程中，需要根据要求选择自己的初级保健医生、就诊的医疗机构，并且在一定的区域内，管理型健康保健的组织体系的覆盖面、机构的类型、服务的全面性和质量等，往往受到限制，会员自由就医或者可选择的机会往往不多，这也是管理型健康保健受到质疑和诟病的主要原因之一。

2. 管理型健康保健面临医疗费用的刚性增长　医疗费用的过快增长是全世界面临的普遍问题，管理型健康保健在发展过程中，控制医疗费用的挑战来自多个方面，费用控制效果也大大折扣。科技进步带来的新技术、新药品的价格居高不下，导致医疗费用不断增长。人口老龄化以及期望寿命的增长，以及会员对医疗服务的期望和水平也在持续增长，为满足其医疗服务需求，医疗支付的成本也在持续增加。医生的职业道德以及防御性诊疗行为（Defensive Medicine），也是造成医疗费用增长的重要影响因素。

3. 管理和信任危机的产生　随着医疗费用的增长，会员缴纳费用的增长，美国的管理型健康保健组织不断提高个人缴费水平，同时设置了起付线等费用共担机制，参保人员的获得感和满意度有所下降。同时由于医疗服务的定价等方面的透明性欠佳，成本核算不清晰等问题，管理型健康保健组织的可持续发展也受到了挑战，特别是在宏观经济发展环境不佳，经济发展速度下降的情况下，参保人数的降低，也影响了管理型健康保健的发展。

第二节　健康管理与健康保险融合发展环境

党的二十大擘画了中国式现代化的宏伟蓝图。建设健康中国是实现中华民族伟大复兴、夯实健康根基的基础性工作。推进健康管理与健康保险融合发展，构建新的卫生健康事业发展机制，是贯彻落实预防为主的工作方针、有效提高资源利用效率的重要路径，是建设健康中国的重要推进机制，是实现医保、医疗、医药协同发展的抓手。从整体上看，健康管理与健康保险融合发展具有一定的理论必然性，也具有良好的政策基础。

一、健康保险与健康管理融合发展的基本共识

从我国卫生健康事业发展的历史经验、现实挑战、高质量发展的目标导向看，健康保险与健康管理融合发展具备了较高的科学性、可行性、必要性。

（一）健康管理推动健康保险资金的科学有效利用

预防为主是我国卫生健康事业发展历史经验、现实需要、未来发展的重要结合点，是中华民族千百年来医疗卫生工作传承发展的理论精华，"上医治未病，不治已病"体现了预防的重要性。

1. 预防工作具有显著的成本效益优势　世界卫生组织调查显示，预防是最符合成本效益的干预措施，在疾病预防多投入1元，可节省治疗费8元、抢救费100元。我国坚决贯彻预防为主的工作方针，开展爱国卫生运动，实施预防接种，创造了一系列卫生健康事业发展的奇迹。无论从国内外的发展经验，还是相关科学研究的结论看，重视公共卫生服务、强化健康管理，是推动卫生健康系统可持续发展的关键。

2. 重视健康管理是推动健康保险可持续发展的必要措施　健康保险管理的重要职责在于利用有限的保险基金，有效分担参保人员的疾病风险，同时提供最优质、最合理的健康服务，实现保险基金的可持续性发展。强化健康管理，充分利用健康教育、健康促进等健康干预措施，早期预防和发现疾病，提高参保人员

的健康水平，可以最大限度地降低重大疾病的发生，从而节约医保资金，这也是解决当前医疗费用不合理增长、居民就诊率和住院率不断增长情况下，保证医保基金安全的必要措施。

3. 强化健康管理是转变健康保险发展方式的重要举措　我国十分重视基本医疗保障、健康保险的战略购买机制的建立，目的是保证保险基金的可持续发展。从基本医疗保障制度强化医疗服务价格管理、实施药品耗材集中招标采购等机制，均体现了健康保险主动参与健康服务提供的基本发展理念。健康管理是面向卫生健康服务需求方，主动作为，全面实现健康保险由被动式报销向主动式干预发展模式的代表性发展机制，从而真正走向管理型保健的发展道路。

（二）健康保险为健康管理发展提供基础性支持

我国健康管理服务发展迅速，医疗机构、健康体检机构等提供各种综合性、系统化的健康管理服务。从整体上看，健康管理服务的价格，特别是健康教育类、咨询类等服务的收费体系、服务标准等，仍有较大的发展空间。健康保险为健康管理的发展，提供了强大的基础性支撑。

1. 健康保险提供了必要的资金支持　进入21世纪，我国的商业健康保险和基本医疗保障发展迅速，筹资额度迅速增加，成为卫生健康服务的重要支付方。从两者筹资总量看，接近卫生健康总费用的一半左右，成为了卫生健康服务的重要资金来源。按照我国商业健康保险的管理办法，健康保险公司可以分配20%左右的基金开展健康管理工作，按照2023年的商业健康保险筹资额度计算，每年用于健康管理的资金投入接近2000亿元（图9-1）。在基本医疗保障方面，公共卫生资金总量也超过1300亿元，纳入基本医疗保障体系，健康管理资金的总规模达到3300多亿元，为健康管理工作的发展提供了广阔空间。同时，个人在健康管理服务中的投入也在不断增加，整个市场规模也在快速增长（图9-2）。

2. 健康保险将为健康管理服务全面发展提供组织支持　总体来看，健康管理工作涉及的面广、服务种类多、专业技术要求高、服务需求多样，单个医疗机构、健康管理机构难以实现健康管理服务的全面、系统供给，往往需要联合不同的医疗机构、康复机构、护理机构、体检机构，进行系统化组织、体系化构建，才能提供全面连续的健康管理服务。同时需要构建联通各方面机构的组织体系、人员管理体系、信息系统等基础设施。健康保险机构全面参与健康管理工作，可以为健康管理服务产品的系统化构建、连续性服务提供必要的技术支撑条件，也将为健康管理服务学科化、体系化发展，创造必要的条件，推动健康管理更快更好地发展。

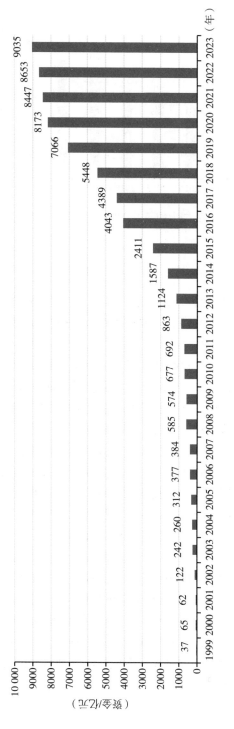

图 9-1　中国商业医疗保险筹资情况

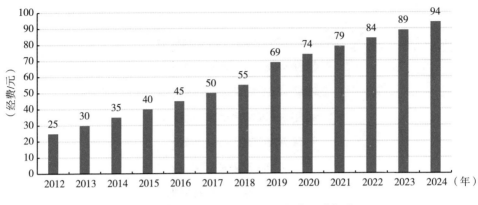

图9-2 我国人均基本公共卫生服务经费标准

（三）健康保险与健康管理融合实现双方的互利共赢

健康保险与健康管理融合发展，互为支撑、相互促进，避免单一发展出现的弊端，从而实现双方的互利共赢，主要体现在以下两个方面。

1. 融合发展将推动人群更加重视自我健康管理 根据世界卫生组织的相关研究发现，健康决定因素中，60%为生活方式因素、17%为环境因素、15%为遗传因素，8%为卫生服务因素。健康的社会决定因素理论提示，健康风险因素不仅仅需要卫生健康部门努力，同时需要环境、教育等各个行业的努力，并且需要充分发挥个人的主观能动性。因此，需要建立更加广泛的健康风险因素防控机制，更加重视健康管理工作，提高居民的自我健康管理意识，才能有效防控健康风险，从而节约有限的医疗资源。从另一个方面看，由于健康保险提供了必要的医疗费用分担机制，降低了人群防控疾病的意识，如果通过强化健康管理，结合健康保险缴费等优惠机制，可以促进人群更加重视疾病的早期防控、避免不良行为生活习惯，也是避免道德损害发生的有效手段。

2. 融合发展将促进健康管理覆盖更多的人群 从我国的健康保险覆盖的人群数量看，已经达到了相当大的规模。基本医疗保障的参保人群几乎覆盖所有人群，2023年，我国商业健康保险的疾病险和医疗险分别覆盖3.9亿人和6.6亿人。通过健康保险与健康管理深度融合，可以有效提高健康管理的覆盖面和普及水平，从而为健康管理的高速发展提供前所未有的机遇。将健康保险的参保人群系统化纳入健康管理服务对象，也将大大降低健康管理机构的营销和运营成本，实现规模化发展，也有利于提高健康管理服务的质量和水平。

二、健康保险与健康管理融合发展政策体系更加明确

健康保险是重要的卫生健康服务支付方，发挥着引领和导向作用。健康保险对于健康管理的相关支持性规定，对于明确健康管理的支付机制、发展导向具有重要指导意义。

（一）积极推动商业健康保险与健康管理融合发展

我国的商业健康保险管理法规明确支持健康保险机构提供健康管理服务，并进一步规范和明确了提供健康管理服务的具体实施规则，充分说明了健康管理在推动健康保险全面发展中的重要地位和作用。

1. 明确商业健康保险提供健康管理服务的基本要求 2019年11月，中国银保监会发布了新修订的《健康保险管理办法》，首次将健康管理以专章写入，对健康管理的主要内容、与健康保险的关系定位、费用列支等方面予以明确。根据《健康保险管理办法》第五十五条至五十八条规定，商业健康保险公司可以将健康保险产品与健康管理服务相结合，提供健康风险评估和干预、疾病预防、健康体检、健康咨询、健康维护、慢性病管理、养生保健等服务；健康保险产品提供健康管理服务，其分摊的成本不得超过净保险费的20%；保险公司经营医疗保险，应当加强与医疗机构、健康管理机构、康复服务机构等合作，为被保险人提供优质、方便的医疗服务等。从《健康保险管理办法》看，健康保险公司可以将净保费的12%提高到20%，用于健康管理。上述法规进一步明确了健康保险公司可以利用更多的资金开展健康管理服务。《"十四五"全民医疗保障规划》等政策文件，也多次强调支持商业健康保险开展健康管理服务。

2. 规范健康保险公司的健康管理服务 为进一步落实《健康保险管理办法》有关要求，规范保险公司健康管理服务行为，切实提升专业化服务水平，促进商业健康保险稳健发展，2020年9月，中国银保监会办公厅印发《关于规范保险公司健康管理服务的通知》，提出保险公司提供的健康管理服务是指对客户健康进行监测、分析和评估，对健康危险因素进行干预，控制疾病发生、发展，保持健康状态的行为，包括健康体检、健康咨询、健康促进、疾病预防、慢病管理、就医服务、康复护理等。同时，明确了健康保险公司提供健康管理服务的流程、人员配置、信息系统建设、合作机构、服务评价等方面的要求。2020年12月，中国保险行业协会联合中国健康管理协会发布《保险机构健康管理服务指引》4项标准，对健康保险机构的健康管理体系和系统建设、服务对象的选择、服务内容、风险分类、方案设置等提供了标准化的操作规范。从总体上看，上述健康管

理标准提出的健康管理服务，基本覆盖了影响我国人民群众健康的重大疾病，具有较高的指导价值。

3. 强化健康保险与健康管理融合发展　为推动适用个人所得税优惠政策的商业健康保险惠及更多人民群众，进一步提高商业健康保险的保障水平，提高参保人的积极性和受益程度，2023年7月，国家金融监督管理总局发布《关于适用商业健康保险个人所得税优惠政策产品有关事项的通知》，明确提出了适用个人所得税优惠政策的商业健康保险产品的保险期间、被保险人、涉及原则等具体要求，并特别指出，适应税收优惠政策的商业健康保险产品，应当覆盖面广、保障性强、满足人民群众多样化保障需求，加强与健康管理的融合。2024年7月，国务院印发《国务院关于促进服务消费高质量发展的意见》，对商业健康保险的发展作出多项部署，其中进一步明确了"推动商业健康保险与健康管理深度融合，丰富商业长期护理保险供给"，进一步强调了健康保险与健康管理的深度融合，是未来我国商业健康保险的重要发展方向。

（二）基本医疗保障领域纳入健康管理的路径基本清晰

我国的基本医疗保障制度覆盖人群广、筹集资金多、支付资金多，在卫生健康服务体系中发挥着举足轻重的作用。结合当前基本医疗保障的相关法律和政策看，基本医疗保障资金支付健康管理服务仍然存在政策障碍，需要进一步突破。综合医疗保障政策、公共卫生服务政策等，促进基本医疗保障与健康管理的有机融合仍是一个重要的发展方向。

社会保险法明确了健康管理相关费用不纳入基金支付范围。根据2011年颁布实施、2018年修订的《中华人民共和国社会保险法》，明确规定，符合基本医疗保险药品目录、诊疗项目、医疗服务设施标准以及急诊、抢救的医疗费用，由基本医疗保险基金支付，由公共卫生负担的费用等，不纳入基本医疗保险基金支付范围。从整体上看，基本医疗保障定位于补偿医疗服务费用，健康管理的费用未纳入补偿范围。

2020年2月，中共中央、国务院发布的《关于深化医疗保障制度改革的意见》以及后续出台的相关文件提出，统筹医疗保障基金和公共卫生服务资金使用，提高对基层医疗机构的支付比例，实现公共卫生服务和医疗服务有效衔接。从我国公共卫生服务项目的基本内容看，慢性病规范化管理、老年人健康体检等项目，均是健康管理的重要服务内容。从上述角度看，基本医疗保障与健康管理的有效融合，做好人民群众的公共卫生服务工作，很大程度上需要依靠健康管理的服务技术和手段，基于个体的公共卫生的服务内容，与健康管理的服务内容有很大的相通性，在一定程度上，也体现了基本医疗保障强化疾病的预防和控制，降低总的医疗服务支出的基本发展理念，与健康管理的服务宗旨、理念、目的具有高度的一致性。

同时，基本医保的战略购买机制为健康管理全面融入创造了可行性。根据《关于深化医疗保障制度改革的意见》，发挥医保基金战略性购买作用，推进医疗保障和医药服务高质量协同发展，促进健康中国战略实施，使人民群众有更多获得感、幸福感、安全感。强化战略购买机制的建立，体现了我国基本医疗保障制度的职责和定位方面发生了重大变化，从被动报销费用转变为全面参与医疗服务的提供和供给，包括制定医疗服务价格、开展药品耗材国家集中招标采购等。随着战略购买机制的不断完善和发展，医疗保障的"健康代言人"的角色更加清晰，发展目标更加明确，战略购买的基本内容也将逐步扩展，更好地纳入健康管理服务，有效提高人民群众健康水平，降低重大疾病发生，对于基本医疗保障制度的可持续发展至关重要，为基本医保与健康管理全面融合，创造了较大的可行性和必要性。

三、鼓励开展管理型健康保健试点政策陆续出台

推动管理型健康保健的发展，已经成为我国健康保险发展的重要方向性措施之一，无论从商业健康保险与健康管理融合发展，还是从基本医疗保障制度的战略购买机制和公共卫生资金的统筹使用看，推动健康保险与健康管理更高层次融合，将是管理型健康保健的发展和兴起。

1. 明确提出鼓励商业保险机构开展管理型健康保健探索 健康保险与健康管理深度融合发展，为居民提供全生命周期的健康管理服务，是探索管理型健康保健的基础。2019年9月，国家发展改革委等部门印发《促进健康产业高质量发展行动纲要（2019—2022年）》，支持健康保险公司开展管理式医疗试点，建立覆盖健康保险、健康管理、医疗服务、长期照护等服务链条的健康管理组织，推动服务模式变革，促进个人落实健康责任，提高保险资金使用效率，提高对医疗费用的管控约束能力。上述相关文件明确了我国管理型健康保健的主要目的和基本组织类型，鼓励健康保险机构加强与健康管理机构、医疗服务机构、长期照护机构的联合，实现健康管理服务全面、系统、连续。

2. 推动商业健康保险机构提供全生命周期健康管理产品 管理型健康保健机构与基本医疗保障的关系、提供服务的类型等，也是推动管理型健康保健发展的关键。2019年12月，中国银保监会《关于推动银行业和保险业高质量发展的指导意见》提出鼓励保险机构提供包括医疗、疾病、康复、照护、生育等，覆盖群众生命周期、满足不同收入群体需要的健康保险产品。2022年5月，国务院办

公厅印发《"十四五"国民健康规划》，提出要在公共卫生服务等基本签约服务包基础上，鼓励社会力量提供差异化、定制化的健康管理服务包，探索将商业健康保险作为筹资或合作渠道。这些文件在一定程度上明确了商业健康保险开展的健康管理与基本公共卫生服务之间的关系，特别是在健康体检等非传统公共卫生服务涵盖的领域，将是商业健康保险投资的健康管理服务的重要领域。

3. 推动商业健康保险机构有序设立健康服务机构　管理型健康保健的组织体系建设是提供健康管理服务的基础。2020年1月，中国银保监会等13个部门联合发布《关于促进社会服务领域商业保险发展的意见》，明确了促进社会服务领域商业保险发展，提高相关领域风险保障水平等相关要求，需要特别指出的是，文件提出"支持保险资金依规投资健康服务产业，允许商业保险机构有序投资设立中西医等医疗机构和康复、照护、医养结合等健康服务机构。引导商业保险机构积极参与照护人员培养体系建设，推动扩大康复辅具应用，提升照护服务质量。"可以看出，鼓励商业健康保险机构全面参与健康管理服务的组织、人才等建设工作，自主探索自设健康服务机构等全新的管理型健康保健发展模式，一定程度上说明了管理型健康保健的基本发展导向。

第三节　健康保险与健康管理融合发展现况

我国推进健康保险与健康管理融合发展的政策体系相对健全，从指导性文件到规范发展要求以及健康管理标准体系的构建，宏观要求、发展导向和政策框架相对健全、清晰。从健康保险和健康管理融合发展实践探索的角度看，健康保险与健康管理融合发展仍处于起步阶段，仍需要进一步探索更加成熟、更可持续的服务模式，有效提高资源利用水平，实现可持续发展。

一、健康保险与健康管理融合发展仍需要引导需求

健康保险参保人的健康管理需求是推动健康保险与健康管理融合发展的基础，也是开发更多健康管理产品的基本依据。根据2022年11月社会科学文献出版社《中国健康保险发展报告（2022）》发布的调查数据，进行二次分析和阐释，深入探讨参保人的健康管理需求，明确存在的问题，有利于明确推动健康保险与健康管理融合发展的具体行动策略。

1. 参保人对健康管理服务的知晓率有待提高　在来自上海、广东等29个省份的877名被调查者中，在健康保险公司提供的健康检测、评估、咨询、干预等

提升人群健康水平等预防性服务中，体检项目的知晓率最高，达54.8%；在便捷就医、医疗费用咨询、药品咨询等辅助类服务中，便捷就医辅助类服务的知晓率最高，达55.5%。从整体情况看，参保人的知晓率仍然较低，大约维持在50%，有待于进一步提高知晓率，这是参保人利用健康管理服务的基础和前提。

2. 健康体检和便捷就医等服务需求量较大 在健康保险公司提供的相关服务中，被调查者认为体检、在线医生和健康生活方式管理是参保人最需要的服务项目，被选择的比例分别达到了68.5%、54.4%和50.3%；辅助类服务中，便捷就医支持、医疗费用相关咨询是参保人选择最多的两类项目，分别达到了75.7%和61.9%。从上述结果看，健康保险公司提供的体检、在线医生、健康生活方式等健康管理服务，是参保人认为价值较高的健康管理服务。

3. 重大疾病的早期筛查和干预的愿望较强 对于参保人的健康管理愿望，调查发现主要集中在重大疾病的早期筛查和干预方面。66.1%的被调查参保人认为健康保险公司提供"健康和疾病筛查服务"具有吸引力；选择"重疾早查方案服务"和"健康指标和监测服务"的选择比例分别达到了48.8%和47.2%。"健康和疾病风险评估"服务的选择比例达到38.4%。"营养和饮食管理服务""健康方式养成管理服务""运动管理服务"等生活方式干预类服务的选择率均低于30%，在一定程度上说明参保人对行为生活方式的重视程度有待于进一步提高。

4. 健康管理服务的购买意愿有待于提高 通过相关调查数据发现，被调查者对购买健康管理服务的态度有待于进一步转变。51.4%的被调查者愿意以合理的价格向保险公司购买服务，12.8%的被调查者回答只要对改进健康有益就会向保险公司购买，21.4%的被调查者需要看具体服务项目决定，10.1%的被调查者不愿意购买相关服务，4.2%的被调查者不确定是否购买。从调查中发现，价格因素是影响被调查者购买健康管理服务的重要影响因素。另外，健康管理服务的实际价值、是否具有吸引力也是重要的影响因素。

综合来看，健康保险公司的健康管理服务的质量、性价比、实际用途、紧迫性等方面，仍存在较大的改进和提升空间。未来需要进一步强化在重大疾病防控、健康生活方式干预等方面的健康管理服务供给力度，提高服务质量，夯实健康管理工作基础，才能有效扩大健康保险和健康管理融合发展市场。

二、健康保险与健康管理融合发展的实践探索广泛展开

健康保险公司提供健康管理服务，推进融合发展，是当前重要的政策导向，进一步分析健康保险公司提供健康管理服务的情况，了解发展现状，剖析存在的问题，坚持目标导向，对推进健康保险与健康管理融合发展，具有重要参考价

值。结合2022年9月对国内27家经营健康保险业务的寿险公司和健康险公司的调查结果，进一步总结提炼实践探索的进展情况，有利于了解我国健康保险和健康管理融合发展基本成效。

（一）健康保险与健康管理融合探索形成基本共识

健康保险和健康管理融合发展已经成为健康保险业的基本共识，健康保险公司积极开展健康管理服务，92.6%的被调查保险公司反映提供健康管理服务的动力来自客户的实际需要，有70.4%的被调查保险公司反映需要满足市场竞争需要，企业领导提议或主动开展健康管理服务的比例达到81.4%。从上述情况看，健康保险与健康管理融合发展已经成为健康保险领域的基本发展导向，例如"平安好医生""泰康医生""众安医管家"等。另外，部分健康保险公司与线下机构合作，打造特色品牌、提供特色服务，也有利于扩大市场范围、提高顾客满意度，例如泰康集团与拜博口腔达成合作，在口腔健康这一细分领域建立起竞争优势；友邦保险携手第三方医疗健康服务平台镁信健康，打通购药渠道，降低药品费用等。后续健康保险与健康管理融合发展的成效，更需要关注健康管理服务的质量和水平。

案例2：

平安保险+健康管理模式

随着健康中国战略进一步落实到具体行动，国民对健康管理、医疗服务和保险保障的关注度还会进一步提高。保险公司在提供传统风险管控的同时，应该承担起整合健康服务资源、管理客户健康发展状况的职责。

"保险+健康管理"模式正成为行业新标配，越来越多的险企开始深耕这一新赛道。平安人寿推出"平安臻享RUN"健康服务计划，打破以往单一的保险产品形态，通过"保险保障+健康管理+医疗服务"的一站式解决方案，满足客户全生命周期健康医疗和风险保障需求。"平安臻享RUN"可以让"保民"感知到伴随式、全周期、有温度的服务体验，让保险的服务不仅体现在理赔时，更能在高频的日常健康管理中随时感知。"平安臻享RUN"汇聚了平安集团多方面资源，聚焦健康、亚健康、医疗、慢病、大病五大场景，涵盖私人医生、私人教练、门诊预约及陪诊、术后护理、重疾专案管理等12项核心服务。

案例3:

德国健康保险股份公司（DKV）的健康服务产品

德国健康保险股份公司（DKV）成立于1927年，是欧洲规模最大的商业健康险公司，在健康管理方面，DKV建立起了覆盖保健、预防、治疗、护理、康复的全流程健康服务网络。在保健预防环节，DKV推出了OptiMed计划，通过减少疾病发生概率，降低保险端的赔付支出；在治疗环节，DKV推出了BestCare计划，帮助患者快速获得专业诊疗；在护理环节，DKV推出了miCura计划，为特殊人群提供照护陪伴。此外，基于牙科资源方面的优势，DKV推出了goDentis计划，提供针对牙齿问题的专项服务。

（二）基于互联网的健康管理服务普及率较高

在健康保险公司提供的健康管理服务中，2022年在线医生、专业健康状态评估、健康生活方式管理等干预类服务项目的普及率分别达到了88.9%、59.3%、55.6%；便捷就医、医疗费用（垫付、医院直付网络）相关、诊断咨询等支撑类服务的普及率分别达到了92.6%、70.4%、63.0%。从整体发展趋势看，基于互联网提高健康管理服务的普及率和便捷性，是当前发展的重要趋势和特点。从健康保险公司的平台建设情况看，微信公众号的普及率约70%，是目前主要的互联网服务平台建设模式。另外，健康管理公司更加关注健康状态评估、健康生活方式干预等健康管理的核心服务，对于提高参保人的健康水平具有重要作用，这也是健康保险与健康管理融合发展的核心意义所在。

（三）健康保险公司的健康管理投入仍需加大

健康管理服务的质量和水平，与健康管理服务的投入直接相关。从相关调查的数据看，45%的公司的2022年的投入在50万元以下，15%的公司的投入在51万元至100万元，25%的公司投入在101万元至500万元，15%的公司投入超过了500万元。从整体情况看，健康管理服务的总体投入相对较少。结合《健康保险管理办法》提供的基本要求，可以将20%的保费用于健康管理。但从实际情况看，健康管理的投入所占比例非常低，人均健康管理服务的成本大概在几十元。从上述情况看，健康保险公司开展健康管理服务仍处于起步和探索阶段，未来的发展空间较大，服务的质量和水平也有待于持续提高。

案例4：

英国互助联合会

英国互助联合会（British United Provident Association）简称保柏集团（Bupa），是一家国际领先的健康保健互助机构，主要依托健康险业务筹资，利用盈余积累持续提升保险及健康服务的品质。从保险端来看，定位于高净值人群，致力于满足高端客户的健康保障需求，同时还关注了患病群体，尝试为已患病参保人提供定制化的医疗保障计划；从健康管理端来看，通过自建、参股及兼并的方式，设立了健康体检中心、诊所、医院、护理中心、养老院在内的完整产业链，建立起了强大的医疗服务直付网络，使消费者通过保险卡能够快速支付医疗服务，大大降低了理赔的时间成本，提高了保险保障服务的效率，增强了保险产品的竞争力。

从总体上看，健康保险公司的健康管理服务仍处于初步探索的阶段，整体投入、服务全面性、服务深度等方面，仍需要进一步优化完善。健康管理服务对于提高参保者健康水平，降低疾病阶段的发生率、重症率等方面的核心作用尚未充分显现出来。

三、健康保险与健康管理融合发展面临的挑战

我国健康保险与健康管理融合发展的政策导向基本明确，融合发展的市场态势也初步显现，但从总体上看，融合发展仍处于初步探索阶段，推动健康管理在健康保险中充分发挥"健康管家"的角色仍然任重道远。

1. 健康管理支付主体的多元化 基于健康管理服务的基本定位和服务性质，特别是针对个体的健康体检、健康干预等服务，仍属于私人服务产品，其支付的主体在于居民自身。从我国的实践情况看，慢性病患者的健康管理、老年人健康管理和常见病预防等纳入基本公共卫生服务项目，基本明确了支付的来源和途径。但对于中青年人群，特别是健康行为生活方式的干预等健康管理核心服务，倡导公民是自己健康的第一责任人，仍需要由个人自付。从这个角度看，我国的健康管理服务的支付主体呈现多元化、分散化的态势，健康管理公司作为其中的一个支付主体，需要充分发挥其引领、整合作用，才能更加有效地推动健康管理服务实现系统、全面、连续发展，提高健康管理服务的吸引力和影响力，切实发挥预防保健作用，落实预防为主的工作方针，改变卫生健康事业的发展模式。

2. 健康管理服务协同的复杂性 为人民群众提供系统、连续、全生命周期

的健康服务，涉及的健康管理服务的种类繁多、业务技术性高、医疗机构广泛，协同的难度极高。对于健康教育、生活行为方式等方面的健康管理服务，需要具备营养、运动、护理等全方位的业务知识和服务技能；对于体检、医疗服务咨询和就诊咨询等服务，需要具备临床诊疗知识以及相关的技能；对于康复护理等服务，同样需要相关的专业机构和技术人才。在健康管理的整个服务链条，需要大量的专业化机构的支撑并提供相关的专业服务。对于协调如此庞大的服务体系，需要建立相应的管理团队、构建专业化信息化的支撑平台。从当前发展的情况看，我国健康管理在专业供给体系、信息支持体系、专业管理体系等方面，均存在较大的短板和不足，因此需要长时间的积累和发展，才能充分发挥健康管理在卫生健康事业发展中的核心作用，充分体现其重要地位。

3. 健康保险公司业务的局限性　我国构建了以"基本医疗保障＋商业健康保险"为主体的健康保险模式，从筹资的额度看，商业健康保险公司的保费收入已经接近万亿元水平，成为卫生健康服务体系的重要参与者。在我国的卫生健康服务体系的基本框架中，大量的优质医疗资源集中于公立医院，健康保险公司发展管理型健康保健的基础条件相对薄弱，自主建设医疗机构的投入大、周期长、基础差，在与公立医疗服务体系的竞争中处于劣势地位，难以获得规范医疗行为、控制医疗费用和药品费用的主导权，对参保者就医行为的引导作用较小。健康保险公司仍将健康管理服务作为辅助性产品，在相关方面的投入相对较少，在产品种类、服务的深度、质量等方面，仍存在较大的改进空间，特别是在自有服务体系建设方面，难以形成与公立医院之间的有效竞争，未来进一步发展的空间和基础仍然较为薄弱，健康保险与健康管理融合发展面临巨大挑战。

第四节　推动健康管理与健康保险的融合发展愿景

基于建设健康中国的宏伟蓝图，推动卫生健康事业高质量发展的基本路径，结合健康保险与健康管理融合发展的国内外实践探索经验，从目标导向、问题导向出发，提出推动健康保险与健康管理发展的基本策略和路径，描绘融合发展的基本愿景，为健康管理事业高质量发展提供一定参考和借鉴。

一、明确基于健康保险为主体的联动机制

在我国的卫生健康筹资体系和供给体系中，公立医疗服务体系和社会医疗保险，在筹资、服务供给、健康治理等方面，均发挥主导性作用。推动健康管理

与保险事业融合发展，需要构建合理的分工体系，特别是社会医疗保险和商业健康保险在融合发展中的分工和职责、联合管理平台的建设、服务供给方的协同等方面，均需要在政府主导的情况下，建立和完善相关的实施机制和推进措施，才能充分发挥健康管理在卫生健康服务体系中的先导和"守门人"作用。从当前政策体系的构建方面看，仅提出了倡导性、指导性的意见和建议，对于具体操作层面，特别是在具体的实施路径方面，尚未形成明确的推进路径和实施办法，特别是在整合各方面资源、实现信息共享和协同、明确各方面职责分工等方面，仍需要进行更加详细的探索和实践，提出更具体的实施措施。对于健康保险公司在整体协同、功能定位等方面的优势，需要进一步赋能和分权，强化商业健康保险公司的灵活、整合方面的优势，充分实现不同服务主体之间的有效整合、信息互通，发挥关键和枢纽作用，打造健康管理融合发展的协同整合系统，真正实现深度融合、资源共享、以人民健康为中心的发展模式。

二、健康保险协同联动健康管理供给体系

健康保险融合健康管理的政策导向和实践发展趋势基本明确，如何依托现有政策，实现有效、快速发展，是当前面临的重要问题。结合《健康保险管理办法》的相关规定，商业健康保险需要进一步加大在健康管理方面的投入力度，特别是在信息平台建设、专业人力资源配置、健康管理产品开发、线下服务机构整合方面，发挥协调联动作用，充分整合各种资源，建立更加广泛的服务网络，打通包括预防、保健、治疗、护理等在内的健康产业链，加强对健康管理服务的供给，推动保险与健康管理服务的深度融合，为参保人提供真实可感、高质量的健康管理服务奠定基础。

三、基于重点人群探索灵活的健康管理推进机制

从国内外健康保险公司强化健康管理的服务模式看，在丰富供给服务体系、强化健康管理产品种类和质量方面，均进行了有益的探索和尝试。结合我国关于健康管理投入以及健康管理服务的基本性质，充分利用健康管理的引导作用，充分调动参保者的积极性，强化对健康管理服务的认识、重视、利用程度，将是健康保险融合健康管理发展的关键举措。健康保险公司可以将参保人员中的重点人群、高风险人群作为服务对象，开发有针对性的健康管理产品，强化对生活行为方式、重大疾病筛查和干预等方面的投入，提高健康管理服务的质量和水平。同时可以探索针对慢性病患者、老年患者等适宜的健康管理模式，尝试为不同的

患病群体设计有针对性的"保险+健康管理"服务方案，走出传统健康保险市场的发展模式。同时运用更加灵活的筹资机制和激励机制，对于参与健康管理的人群，提供更多保费减免、增值服务等，提高参保者的信任度、参与度，真正发挥健康管理的核心作用，有效防控重大疾病发生，形成成熟定型的发展模式，进一步扩大应用范围，形成可行的融合发展路径和策略，突破现有的发展困境，真正显现融合发展的巨大优势。

四、探索管理型健康保险的有效发展机制

从国际管理型健康保健的发展经验看，美国、德国、英国均有较为成熟的管理型健康保健的发展案例，特别是在英国国家健康服务体系的模式和框架下，探索了管理型健康保健的有效发展路径。我国以公立医疗服务体系为主体的情况下，管理型健康保健的发展模式更多地体现在医疗联合体等方面。在当前健康保险市场的发展机制下，单一健康保险机构可能无法实现有效的资源整合和利用。充分结合当前的医疗服务体系格局，通过多个商业健康保险公司联合、多个健康管理公司联合、多个医疗服务机构联合，形成协同效应，构建管理型健康保健集团，可能成为当前实现突破的有效路径。特别是结合当前国有企业办医形成的集团化的医疗服务体系，充分整合健康保险公司和企业办医的优势，实现联动发展，构建管理型健康保健发展的新模式，可以有效实现资源的充分利用和整合，避免重复建设和浪费，可能成为未来管理型健康保健发展的可行路径。

参考文献

［1］万广圣，冯华，胡盛峰，等. 参保人健康管理服务需求调查报告［R］. 中国健康保险发展报告（2022）. 2022. 10：63-80.
［2］李峥，万广圣，李昕禾，等. 保险业健康管理服务应用调查报告［R］. 中国健康保险发展报告（2022）. 2022. 10：46-62.

第十章　健康管理人才体系建设

健康产业的兴起和蓬勃发展对专业化人才的需求极速增加，对健康管理人才的培养给出了"大额订单"。为满足健康中国战略和健康服务业发展的人才供给，教育部于2015年增设了健康服务与管理专业，并定位为特设专业。健康服务与管理专业是将临床医学、预防医学、管理学、心理学、社会学等多学科融合，培养能够满足健康服务与管理需要的复合型人才。其对应的产业是一个新型的产业链，是诸多行业与产业的融合，其中包含了康养旅游、健康智能产品研发、健康商业保险、健康教育传播、健康金融等行业，对人才需求的规模和数量相当大，对人才实践能力和创新能力要求也不断提高。构建多学科交叉融合的健康管理人才培养体系，培养高质量复合型健康管理人才是一项重要的历史使命。

第一节　健康管理人才队伍现状

一、健康管理人员的工作内容和等级

根据原劳动和社会保障部办公厅《关于同意将医疗救护员等2个新职业纳入卫生行业特有职业范围的函》，医疗救护员、健康管理师2个新职业已纳入卫生行业特有职业范围。卫生职业技能鉴定部门将开展这2个职业的鉴定工作，经培训考试合格者可以获得国家职业资格证书。根据《健康管理师国家职业标准（试行）》的规定，健康管理师是从事个体或群体健康的监测、分析、评估以及健康咨询、指导和健康危险因素干预等工作的专业人员。主要的工作内容包括：采集和管理个人或群体的健康信息；评估个人或群体的健康和疾病危险性；进行个人或群体的健康咨询与指导；制定个人或群体的健康促进计划；对个人或群体进行健康维护；对个人或群体进行健康教育和推广；进行健康管理技术的研究与开发；进行健康管理技术应用的成效评估。

健康管理师共设三个等级，分别为：三级健康管理师（国家职业资格三级）、

二级健康管理师（国家职业资格二级）、一级健康管理师（国家职业资格一级）。三级健康管理师的申报条件（满足其中之一即可）：①具有医药卫生专业大学专科以上学历证书。②具有非医药卫生专业大学专科以上学历证书，连续从事本职业或相关职业工作2年以上，经三级健康管理师正规培训达规定标准学时数（不少于180标准学时），并取得结业证书。③具有医药卫生专业中等专科以上学历证书，连续从事本职业或相关职业工作3年以上，经三级健康管理师正规培训达规定标准学时数（不少于180标准学时），并取得结业证书。二级健康管理师的申报条件（满足其中之一即可）：①取得三级健康管理师职业资格证书后，连续从事本职业工作5年以上。②取得三级健康管理师职业资格证书后，连续从事本职业工作4年以上，经健康管理师二级正规培训达规定标准学时数（不少于130标准学时），并取得结业证书。③具有医药卫生专业本科学历证书，取得三级健康管理师职业资格证书后，连续从事本职业工作4年以上。④具有医药卫生专业本科学历证书，取得健康管理师三级职业资格证书后，连续从事本职业工作3年以上，经二级健康管理师正规培训达规定标准学时数（不少于130标准学时），并取得结业证书。⑤取得医药卫生专业中级及以上专业技术职务任职资格后，经二级健康管理师正规培训达规定标准学时数（不少于130标准学时），并取得结业证书。⑥具有医药卫生专业硕士研究生及以上学历证书，连续从事本职业或相关职业工作2年以上。一级健康管理师的申报条件（满足其中之一即可）：①取得二级健康管理师职业资格证书后，连续从事本职业工作4年以上。②取得二级健康管理师职业资格证书后，连续从事本职业工作3年以上，经一级健康管理师正规培训达规定标准学时数（不少于110标准学时），并取得结业证书。③具有医药卫生专业大学本科学历证书，连续从事本职业或相关职业工作13年以上。④取得医药卫生专业副高级及以上专业技术职务任职资格后，经一级健康管理师正规培训达规定标准学时数（不少于110标准学时），并取得结业证书。⑤具有医药卫生专业硕士、博士研究生学历证书，连续从事本职业或相关职业工作10年以上。据国家卫生健康委人才交流服务中心统计数据：2020—2023年全国健康管理师报考人数50万左右/年。

二、健康管理人员的培养

2008年，海南医学院、杭州师范大学、浙江中医药大学等高校率先进行了健康管理相关专业人才培养的探索，其专业定位是管理学、医学、社会学、经济学等应用型交叉学科，以培养适应我国健康服务业发展的应用型复合型人才为目标。2011年，杭州师范大学成立了国内首个健康管理学院，开始健康管理相关专业本科、硕士和博士多层次人才培养的探索。2015年，教育部首次批准5所高校设立"健康服务与管理本科专业"。截至目前，我国开设健康管理专业（专业代码520801）的院校共计190所，其中包含15所本科院校、175所专科院校（其中119所公办，71所民办），该专业皆为专科录取批次，所属学科门类为医药卫生。开设健康服务与管理专业（专业代码120410T）的院校共计126所，均为本科院校（其中69所公办，57所民办），该专业皆为本科录取批次，所属学科门类为管理学。以上开设该专业的院校共计316所，其中包含141所本科院校，175所专科院校（其中188所公办，128所民办）。

开办健康管理专业的院校，培养方向并不一致。有的院校培养的健康管理人才偏向于家政行业，主要服务于中老年及幼年人群；有的院校侧重食品卫生与营养保健管理方向，适用于服务一些需要通过食疗改善或维持体质的人群；有的院校以自身食品药品专业特色为基础，以培养康复管理人才为主要方向。从就业方向而言，健康管理专业毕业生主要面向养老保健机构、社区卫生服务中心、医院、预防保健中心、健康管理公司等相关领域就业。涉及岗位方向包括健康检测、健康风险评估、病后康复服务、健康档案建立及健康咨询服务等。有的学校在开办专业时，采用校企合作模式，联合培养健康管理专业人才，企业为学生提供实践学习的机会，提前体验与观摩工作内容，实现"订单式培养"。

第二节　健康管理人才需求情况

一、中老年人健康管理服务需求

据民政部统计，截至2023年底，我国60周岁及以上老年人口数量为29 697万人，占总人口的21.1%，其中65周岁及以上老年人口数量为21 676万人，占总人口的15.4%。预计到2035年左右，60岁及以上的老年人口数量将突破4亿，人口老龄化程度将达到35%。2023年，在基层医疗机构接受健康管理的65岁及以上老年人数13 545.7万。随着年龄的增长，老年人的心、脑、肾等各个脏器生理功能减退，代谢功能紊乱，免疫力低下，易患高血压、糖尿病、冠心病及肿瘤等各种慢性病。这些疾病致残率及病死率较高，开展健康管理服务能早期发现疾病，早期开展治疗，可以预防疾病的发生发展，减少并发症，降低致残率及病死率。截至2023年末，全国设有国家老年疾病临床医学研究中心6个；设有老年医学科的二级及以上综合性医院6877个，建成老年友善医疗机构的综合性医院

11 097个、基层医疗机构27 755个，国家安宁疗护试点覆盖185个市（区）。全国医疗卫生机构与养老服务机构建立签约合作关系的8.7万对；具备医疗卫生机构资质并进行养老机构备案的医养结合机构共有7881个。以上机构如各配备1名健康管理人员，其需求量是巨大的。

二、婴幼儿健康管理服务需求

0～6岁儿童健康管理能为其一生的健康奠定重要的成长基础。医生根据儿童不同时期的生长发育特点，开展儿童保健系列服务，以保障和促进儿童身心健康发育，减少疾病的发生。同时，通过对儿童健康检测和重点疾病的筛查，可以对儿童的出生缺陷，做到早发现、早治疗，预防和控制残疾的发生和发展，从而提高生命质量。

三、孕产妇健康管理服务需求

妇女怀孕后，从产前、孕期全程到产后42天都需要健康管理。包括：①孕早期健康管理；②孕中期健康管理；③孕晚期健康管理；④产后访视；⑤产后42天健康检查等健康管理服务。2023年，全国共为828.2万名计划怀孕夫妇提供免费检查，孕产妇产前检查率98.2%，产后访视率97.0%，目标人群覆盖率平均达96.9%。筛查出的风险人群全部获得针对性的咨询指导和治疗转诊等服务，落实了孕前预防措施，有效降低了出生缺陷的发生风险。

四、康复患者健康管理服务需求

我国高血压患病的人数众多，平均每5个成年人中至少有1个高血压患者，而且高血压对健康危害很大，超过1/3的脑卒中（中风）和冠心病是由高血压引起的，因此，高血压给患者造成巨大的疾病痛苦和沉重的经济负担。国家提出高血压患者健康管理服务项目，是通过指导患者改善生活方式和合理使用疗效好、副作用小的降压药物治疗，以期最大限度地降低血压水平，控制高血压病情发展，减少并发症，提高生活质量，减轻家庭与社会的负担。

糖尿病是严重损害公民健康的主要慢性病，患病率在逐年提高，已经成为严重的公共卫生问题。统计表明，中国人糖尿病患病率处于较高的水平，但人们的知晓率、治疗率和控制率却较低。国家提出糖尿病患者健康管理服务项目，希望通过对糖尿病患者的全面监测、分析、评估，给予分类干预和连续性、综合性健康管理，以达到控制疾病发展，防治并发症的发生和发展，提高生命质量，降低医疗费用的目的。

精神健康是与居民身心健康不可分割的组成部分，做好重性精神疾病患者管理服务工作，不仅关系到千百万人的身心健康，而且关系到社会发展。重性精神疾病患者的健康管理服务是采取预防为主、防治结合、重点干预、广泛覆盖的方法，提供连续性服务，从而帮助重性精神疾病患者及其家庭获得均等化的基本公共卫生服务。

第三节　健康管理人才培养体系

一、健康管理人才学历教育

健康管理专业人才的培养目标。《"健康中国2030"规划纲要》提出"共建共享，全民健康"，强调实现全人群、全生命周期的健康管理。随着社会公众的健康意识的不断提高，健康管理的需求不断增加。通过全周期全人群的健康管理服务，实现早发现、善预防、早诊治、好康复的多维度健康监测和管理，织密健康保障网。因此，培养适应我国医药卫生事业发展的德、智、体、美、劳全面发展，具有扎实的基础医学、管理学、信息技术的基本理论知识和基本技能，具有一定的公共卫生知识、宽泛的自然科学和人文社会科学知识，具有开放和创新思维，掌握健康服务与管理的基本技能，具有独立开展健康评估、健康管理和健康服务的能力，具备良好的社会责任感与职业素养、科学精神、学习能力、实践能力和发展潜质的，既能在大健康产业从事各类服务与管理工作，又能针对具体个人或群体提供专业健康服务与管理的，毕业后能在健康管理机构、健康保险机构、社区卫生服务机构、社区养老机构等从事相关工作的高素质复合型、应用型、创新型健康管理专业人才。

健康管理专业课程设置。健康服务与管理专业是医学、管理学、信息学等多学科知识交叉、实践性较强的新兴学科。各高校的课程设置中采取兼容并包的方式，对相关专业知识进行选择性增减。较为统一的是课程模块中医学课程中多数均包含基础医学概论、临床医学概论、中医学、预防医学等课程，在此基础上较多地选择健康管理专业类课程作为特色课程，如健康管理学、健康服务与管理技能、社区健康服务与管理、老年健康服务与管理、职业健康服务与管理等课程。此外，各学校根据本校学科优势，增加特色优势课程，丰富学生专业课程体系，如儿科护理学、社区护理学等课程。

健康管理专业的教学方法改革。有的院校在健康管理专业课程教学中利用AI、VR等现代技术，建设"智慧课堂"。通过创设虚拟实验室，标准患者教学法，使原本枯燥的医学知识讲授变得立体起来，从而激发学生的兴趣，增强课程的趣味性，提升教学效率；通过让学生自己提问建立互动课堂，改变传统教学现状，引导学生积极参与课堂教学，为其创设动脑、动口、动手的机会；实现"翻转课堂"让课堂变得生动有趣。例如，在"健康教育与健康促进"教学中，课前教师通过"学习通"发布怎样纠正吸烟行为的学习任务，学生们通过查找相关资料，对同学中吸烟的比例、吸烟的动机开展调查。在课中创设环境，针对为什么要戒烟、吸烟有什么危害、怎么戒烟等问题开展小组讨论，训练学生的表达能力，培养合作精神；运用信息技术让课堂变得活跃，打造"智慧课堂"，将教师、学生与智能设备进行有机结合，将教师与学生的积极性在课前、课中和课后三个阶段都有效地调动起来，充分发挥学生的主体地位，提高学生学习的积极性和课堂教学效果。宁夏医科大学提出基于翻转课堂的健康管理线上线下混合式教学改革，提升了学生学习的积极主动性和自主学习能力；中南大学湘雅三医院通过规范社区课程的教学管理，建立以健康管理为导向的实践教学改革；杭州师范大学医学院基于健康管理和卫生事业管理的异同点，针对性提出以问题为导向的教学改革。

健康管理专业的实践教学。开设健康管理或健康服务与管理专业的院校在培养计划中均设置一定比例和期限的实践实习，所占培养比例不同，学期设置也不尽相同。部分学校是一次性毕业实习完成实践活动，部分学校分阶段设置多轮实践环节，强化学生健康服务实战能力。综合实践环节的组织和实施主要根据各自办学情况，以学校实训中心、附属医院和社区的健康管理中心、健康保健服务机构、健康产业机构等作为实习实训基地，配备相应的医学技能、健康服务与管理实训师资和条件，开展校地政企实践融合培养模式，进行理论与实践相融合的专业技能培养，达到以合作促进教学，以教学促进产业的目的。有的院校通过聘请校外的健康管理学会或健康管理中心的专家来授课，并且签约健康管理中心作为实习基地来完成实践教学，这是一种很好地弥补专业教育薄弱的方法。具有代表性的是杭州师范大学的"四习"实践模式，即学生在校外实践基地接受"第一学年暑假社会实践、第二学年暑假临床见习、第三学年暑假专业见习、第四学年专业毕业实习"的实践教学。

二、健康管理职业人才培训

健康管理职业人才培训主要是对健康管理师的培训，早在2007年国家劳动与社会保障部与卫生部就开始试点性培训，随着健康管理师被列入国家职业目录清单，健康管理师的培训和考评开始大规模的发展，由国家职业技能鉴定中心统一管理、组织实施。通过培训考取健康管理师的队伍也不断壮大，极大地丰富了健康管理的职业队伍。2020年国家将健康管理师的培训与考评的职权下放给各省市，由各省市人力资源和社会保障厅（局）审批认定的第三方机构承担实施考评。

根据《健康管理师国家职业标准（试行）》的规定，健康管理师培训是全日制职业学校教育，根据其培养目标和教学计划确定晋级培训期限：三级健康管理师不少于180标准学时；二级健康管理师不少于130标准学时；一级健康管理师不少于110标准学时。培训三级健康管理师的教师应具有二级健康管理师及以上职业资格证书或相关专业中级以上专业技术职务任职资格；培训二级健康管理师的教师应具有一级健康管理师职业资格证书或相关专业副高级及以上专业技术职务任职资格；培训一级健康管理师的教师应具有一级健康管理师职业资格证书2年以上或相关专业正高级专业技术职务任职资格。培训场地应具有可容纳40人的标准教室；有必要的教学设备、设施；室内光线、通风、卫生条件良好。培训过程中的问题主要表现在教材内容缺乏严格规范、缺乏临床医学知识培训、技能培训流于形式。有些培训机构的师资不具备带教条件，带教能力参差不齐，对培训效果缺乏具体的评价标准，不能及时对学员的学习进度及培训效果进行跟进和评估。

随着互联网技术的快速发展，"互联网＋健康教育"逐步作为健康管理教育的最强辅助。数据收集分析、资料整合、风险预警、健康评估、虚拟仿真训练等技术手段与人才建设配套实施，并作为重点教学任务，落实到人才培养的全方位过程中。虚拟仿真教学使学生身临其境，带给学生真实的角色互换体验感。"互联网＋"技术深入融合健康管理专业，对老龄化、慢性病、传染病的管理是新的发展思路。通过实时监测和大数据分析技术进行有效的健康风险因素识别和控制，有助于提前发现疾病、协助准确诊断和疾病治疗，使其在将来的工作中能够更好地应对健康管理过程，完成从学生到健康管理师的顺利过渡。

三、健康管理专业人才继续教育

对于已经在健康管理中心、社区卫生服务中心、医疗机构、养老机构等机构从事健康管理服务的人员而言，通过日常的业务学习与健康管理学术会议的继续教育，在临床医学的基础上，学习健康管理相关学科知识与技术，是提升健康管理专业人才服务水平的有效而必要的途径。而互联网+、大数据、智能健康服务信息化技术、健康大数据、智能健康管理、云技术等教育培训方式对健康管理行业与学科未来的发展、提升具有很重要的促进作用，使健康管理服务不再仅局限于线下面对面的服务方式，而是与信息技术紧密结合，实现可视化、在线化、信息化服务。因此，健康管理服务人员必须通过不断学习提升服务水平，以适应信息化的发展。

医院健康管理中心的医护人员，本身就受过系统的医学教育，工作的性质又是体检、收集基本的健康信息，因而开展健康管理服务有着独特的优势。体检中心医护人员的健康管理培训的主要方式，主要是通过日常的业务学习与健康管理学术会议的继续教育，在临床医学的基础上，教授健康管理相关学科知识与技术，如以流行病学为基础的健康风险评估技能，以营养学、健身运动知识、心理学为基础的健康干预技能，以及非临床干预的方法学——健康教育的理论与方法等。此外，信息学知识与技术是健康管理的重要手段，智能健康管理是未来健康管理的发展方向，健康管理的继续教育应以运用信息学方法和开展智能健康管理的技能为主要目标。

第四节　健康管理人才评价体系

一、健康管理人才评价标准

胜任力的概念最早是哈佛大学的戴维·麦克米兰教授在1973年提出的，他在发表的 "Testing for Competence Rather Than for "Intelligence"" 一文中提出，胜任力包括一名员工的能力、个性特征、态度等，是优秀者与普通者在工作中表现不同的更重要的因素。在此基础上，1994年胜任力概念进一步发展为肯定了胜任力是可以用来作为区分工作中表现优秀者与表现平平者的标准，标准内容包含个人动机特质、自我形象、价值观、专业知识、认知等。胜任力模型又称个人能力模型，指从事工作岗位或担任某一特定职务需要具备的能力素质的总和。想要高质量高标准的完成工作任务，需要明确地指出从事该岗位的人需要具备的学问、品行、专业能力、团队精神、自我定位和个人要求，这些方面对岗位能力的测量是极为重要的，对于具体岗位来说，它具有针对性和科学性。胜任力模型包括两个部分：一是可见的、外在的特征，比如容易了解和测量的技能和知识，但该部分能力不能作为评判岗位胜任力优劣的唯一标准；二是易忽略的、内在的特征，如个人品行、自我发展导向、价值观等决定了被评价者的综合表现。构建健康管理人员岗位胜任力评价指标体系，对健康管理从业人员的人口学特征、胜任力现状进行分析，探索健康管理专业人才的胜任力要求及影响该人群胜任力的相关因素，为规范我国健康管理专业人才的"出入口"、完善健康管理学科建设具有重要意义。

王郁、阮满真以"冰山胜任力模型"为理论基础，结合我国《健康管理师国家职业标准（试行）》中健康管理师的能力要求，提炼出健康管理师的核心胜任力由职业态度、人际交往能力、知识综合能力、专业实践能力、专业发展能力、管理能力6个维度构成，并进一步展开体系构建与实证研究。薛维娜提出政府、社会、高校三方协作的人才培养模式，从知识体系、职业技能、职业素养三方面评价健康管理专业人才应具备的核心胜任力。

二、健康管理人才评价内容

从《健康管理师国家职业标准（试行）》的服务能力要求出发，可将健康管理人才的服务能力概况为六个方面。

1. 沟通技能 沟通技能是指在进行人际交流时运用语言和非语言的方法，达到预期目的的一种交流技能。其中包括倾听、激励、表达3个部分。倾听即在交流时认真地听对方说，并合理地运用非语言方式给予对方反馈；激励即为在交流时对对方的进步或改善之处，作出积极性反馈，激励对方继续坚持；表达即在同对方交流时，说出在进行健康管理时的必要的解释说明以及对管理对象情况的询问。

2. 调查技能 调查技能是指通过各种渠道和方法，了解被管理对象的基本情况。包括调查方法、访谈技能、统计学应用、流行病学应用等多个角度的综合性技能的运用。

3. 写作技能 写作技能是指在日常的工作中，使用文字符号来记录叙事，用以表现事物、传递知识信息、实现交流沟通等创造性脑力劳动的过程。包括日常文章写作、专业写作技能、科普知识写作、健康报告的写作等与健康管理工作相关的一系列的写作。

4.检测与评估技能　检测与评估技能是指在进行健康管理时对特定人群或人群样本的健康状况的检测与状况评估，主要是运用营养学评估、运动功能检测、心理检测、临床检测、外部致病因素检测、中医检测等基本手段对健康管理对象的健康状况进行综合性评价。

5.干预技能　通过对被管理对象的健康情况进行基本评估后，针对评估的结果及其对影响健康的因素进行评定，制定出符合其评估情况的健康管理计划，为对其健康状况的干预提供个性化的健康指导。包括认知障碍的干预、心理障碍干预、营养障碍干预、不良生活方式干预等影响被管理对象健康的各种危险因素的干预。

6.健康教育技能　健康教育是指有系统性、计划性地组织受众群体进行学习的社会性教育活动，使他们能够有意识地采取行动改善不良的生活方式，使得影响健康的风险因素得以修正，以此来预防疾病和改善生活质量。包括演讲技能、组织活动技能、信息传播技能、文章撰写、健康宣教PPT制作等健康教育相关的基本技能。

三、健康管理人才评价意义

健康服务与管理专业人才核心竞争力的培养需要长期的探索、实践及创新，通过对健康管理人才培养质量的评价，对人才培养模式、培养目标、课程设置等具有重要的指导意义。健康管理人才培养的最终目的是培养能够熟练进行健康评价、咨询、指导与管理等相关工作人员，能够在相关企业、医疗机构、政府部门提供服务的高素质人才。健康管理相关机构建立在相关人才培养基础上得以迅速发展。但目前我国相关市场竞争激烈，导致相关企事业单位对人才要求较高，高校要加强健康教育管理人才培养建设，为健康相关产业的发展打下坚实的人才基础。

参考文献

［1］胡雪，佟晓光.健康管理专业TPRI智慧融合实训就业基地建设研究［J］.科技风，2022，（20）：140-142.

［2］来德淳.后奥运时代健康管理师的需求与就业前景分析［J］.科技信息，2010，（3）：186+189.

［3］张俊浦，易昌帅.高校健康服务与管理专业人才培养存在的问题及培养路径研究

　　　　［J］. 吉林省教育学院学报，2022，38（7）：36-40.

［4］陈丽，王雪莹，冷松，等. 健康中国背景下复合型健康管理人才的CBE培养模式研究［J］. 医学教育研究与实践，2020，28（2）：235-238.

［5］邱海龙，杨静静. 高职院校健康管理专业人才培养现状研究［J］. 科教导刊（中旬刊），2017，（26）：44-45.

［6］王弋. 老龄化背景下的公共环境标志系统设计策略研究［J］. 美术教育研究，2020，（10）：71-72.

［7］易友志，李婷，任卿柯. "三教"改革背景下高职健康管理专业人才创新培养研究［J］. 就业与保障，2023，（4）：142-144.

［8］徐灵烽，王丽丹，张悠然，等. 基于CiteSpace的国内健康服务与管理专业教育研究进展与热点［J］. 齐齐哈尔医学院学报，2024，45（5）：478-483.

［9］王培玉，马德福. 健康管理人才培养的思考与探索［J］. 健康体检与管理，2022，3（4）：340-344.

［10］罗桂华，任佳瑞，李文清，等. 国外高校健康管理教育概况及其对我国的启示［J］. 中国医药导报，2022，19（16）：75-79.

［11］高磊，孙金海. 5G技术在特殊人群健康管理教学与实践中的应用研究［J］. 现代医药卫生，2023，39（6）：1064-1067.

［12］韦朝霞，王云，黄昌顶. 高校健康管理专业人才培养现状分析与思考［J］. 兴义民族师范学院学报，2022，（2）：96-100.

［13］王雪莹，郭佳桐，李楠，等. 基于临床、预防、管理交叉的健康管理人才培养［J］. 中国继续医学教育，2019，14（11）：58-61.

［14］陈春宇，纪瑞锋，关向东，等. 健康服务与管理专业创新创业研究探索［J］. 创新创业理论研究与实践，2022（7）：37-41.

［15］刘彩，袁红霞，杜思瞳，等. 健康服务与管理专业人才需求与培养模式研究术［J］. 中国卫生事业管理，2022，39（3）：204-207.

［16］姜欢，邱泽航. 健康管理产业人才提高岗位胜任力探究［J］. 中国市场，2022，32（11）：82-84.

［17］任建萍，刘肖肖，莫以凡，等. 健康管理专业本科人才培养实践教学的思考［J］. 中国高等医学教育，2017（6）：82-83.

［18］陈丽，王雪莹，冷松，等. 健康中国背景下复合型健康管理人才的CBE培养模式研究［J］. 2020，28（2）：235-238.

［19］赵宏卫，曾磊. 后疫情时代健康管理与服务专业人才培训体系构建的思考［J］. 中华健康管理学杂志，2020，14（6）：579-582.

［20］谭震，朱艺，肖苹，等. 我国健康管理体系的发展现状及未来展望［J］. 中国社会医学杂志，2022，39（3）：247-251.

［21］白书忠，武留信，吴非，等. "十四五"时期我国健康管理发展面临的形势与任务［J］. 中华健康管理学杂志，2021，15（1）：3-6.

［22］王郁，阮满真. 健康管理师核心胜任力评价指标体系的实证研究［J］. 重庆医学，

2016，45（17）：2427-2429.

［23］薛维娜，杨星，伍红艳. 健康管理专业人才核心能力培养研究［J］. 中国卫生产业，2018，15（18）：123-125.

［24］吴胤歆，瞿书铭. 健康中国背景下健康风险评估教材建设存在的空白点与思考［J］. 中国高等医学教育，2023（4）：22-23.

［25］王晓迪，王力，郭清. 健康中国战略背景下健康管理人才培养现状和发展策略分析［J］. 中国社会医学杂志，2023，40（6）：633-636.

［26］郑晓燕，唐已婷，王亚亚，等. 我国健康服务与管理本科专业人才培养模式探索［J］. 吉林广播电视大学学报，2024，248（2）：82-84.

［27］王育珊，姚华，刘波. 新时代健康管理专业人才培养模式现况及对策［J］. 新疆医学，2022，52（7）：838-842.

［28］王晓玉，杨尚武，韩亮，等. 新文科建设背景下的健康服务与管理人才培养［J］. 医学教育研究与实践，2022，30（2）：1-4.

第十一章 特定人群的健康管理

在现代社会的复杂背景下，不同人群的健康管理成为医疗与公共卫生领域的重要议题。本章旨在提供一套较为系统、科学、可操作的特定人群健康管理指南，涵盖妇女人群、0～19岁人群、老年人群、残疾人群和特殊职业人群。内容主要包括四个方面：一是探讨不同人群面临的主要健康风险，如慢性病、传染病及心理健康问题等；二是分析每个人群的独特健康需求；三是介绍适用于不同人群的健康评价方法和工具，以准确评估其健康状况；四是提供针对不同人群的科学健康管理策略和实施方案，包括膳食指导、运动建议、心理支持、预防接种等。通过本章，能够深入了解特定人群的健康管理理念和实践，掌握有效的健康管理技巧，在实际工作中推广和实施科学的健康管理方案，最终提升全人群的健康水平。

第一节 妇女健康管理

女性健康影响家庭和社会的健康公平，女性一生中要经历多个特殊时期，包括青春期、生育期、围绝经期等，每一个特殊时期女性都面临着重大的健康挑战，需要加强女性各个时期的健康管理工作，保护女性身心健康。本节介绍妇女两个需给予特别健康关注的关键时期——孕产妇期及围绝经期。

一、孕产妇健康管理

孕产妇健康管理在妇女健康管理中至关重要，通过系统的健康管理，可以降低孕产妇和新生儿死亡率，预防妊娠并发症，促进优生优育，减少医疗费用。孕产妇人群是指处于妊娠期、分娩期及产褥期的女性群体。孕产妇健康对家庭幸福和社会稳定至关重要，随着现代医学的进步，其健康管理愈发受到重视。通过系统分析孕产妇面临的健康风险，探讨其独特的健康需求，并提供科学的健康评价方法，从而制定健康管理策略，旨在为医疗从业者及孕产妇家庭提供全面的知识支持和实践指导，确保母婴顺利度过孕产期，实现全面健康。

（一）健康风险

孕产妇面临多种健康风险，这些风险根据时期可分为孕期健康风险、分娩期健康风险、产后健康风险。识别孕产妇在不同时期的健康风险至关重要，不仅有助于降低早期流产风险，还能预防妊娠并发症、监测胎儿发育、确保母体健康、减少早产风险，并保障孕产妇的心理健康，可以显著提升母婴健康质量，为新生儿的健康成长奠定坚实基础。

1. 孕期健康风险

（1）妊娠高血压：又称妊娠期高血压疾病，曾称妊娠高血压综合征。可导致严重并发症，如肾脏损害、胎盘早剥甚至子痫。症状包括腹痛、头痛、蛋白尿、水肿等。

（2）妊娠糖尿病：妊娠期间首次发现或发生的糖尿病，增加巨大儿、早产和剖宫产的风险。

（3）贫血：怀孕期间由于铁元素需求量增加，易引发贫血。贫血会导致孕妇疲劳、免疫力下降，并影响胎儿生长。

（4）胎位异常：胎儿在子宫内的位置不正，如横位、臀位，增加难产和剖宫产的可能性。

（5）流产：自然流产多发生在孕早期，都会对母婴造成影响，需要特别监护。

（6）胎盘问题：如前置胎盘、胎盘早剥，这些情况都可能导致大出血，对母婴生命构成威胁。

2. 分娩期健康风险

（1）难产：包括滞产、肩难产等，可能需辅助生产手段，如吸引器或剖宫产。

（2）产后出血：是产褥期最严重的并发症之一，主要由子宫收缩乏力、胎盘残留、外伤等原因引起，可致死亡，需要紧急医疗干预。

（3）感染：产后的感染主要集中在产道、子宫内膜等部位，尤其是剖宫产后的感染风险更高。

（4）羊水栓塞：一种罕见但致命的分娩并发症，因羊水进入母体循环引致心肺功能衰竭。

3. 产后健康风险

（1）产后抑郁症：是一种常见的心理健康问题，影响产妇的情绪和行为。

（2）乳腺炎：哺乳期常见的问题，乳房感染引起疼痛、红肿和发热，严重时需抗生素治疗。

（3）盆底肌肉松弛：由于分娩过程，盆底肌肉可能受损，导致尿失禁、子宫脱垂等问题。

（4）静脉血栓栓塞症：包括深静脉血栓和肺动脉栓塞，因产后活动减少及血液处于高凝状态，增加血栓形成的风险。

（二）健康需求

孕产妇在不同时期存在不同的健康风险，所以孕产妇在各时期的健康需求也应该有所侧重。识别孕产妇不同时期的健康需求至关重要，涵盖备孕期、孕期和产后期的全面健康评估、营养与生活方式调整、心理准备、定期产检、个性化营养指导、适当运动与休息、哺乳指导和新手妈妈育儿知识等多方面。通过精准识别和满足这些需求，可以有效提高受孕概率、预防妊娠并发症、确保胎儿健康发育、促进产后恢复以及增强母婴整体健康水平，从而显著提升孕产妇及新生儿的生活质量。

1. 备孕期健康需求

（1）生育能力评估：①身体健康检查：全面的身体检查以确保适合怀孕，评估生殖系统的健康状况。②遗传咨询：了解家族病史和遗传疾病风险，必要时进行基因检测。

（2）营养与体重管理：①合理膳食：均衡的饮食建议，摄入足够的叶酸、铁、钙等微量元素。②体重管理：控制体重在健康范围内，预防肥胖或过瘦对怀孕的不利影响。

（3）运动需求：①运动指导：得到专业人员提供的科学合理的运动指导，其中包括运动时间、运动类型、动作技巧，确保运动适合个人体质及需求。②运动监测：监测运动过程中身体变化及出现的不适、疼痛或异常症状，及时更换运动方案或及时就医，确保运动安全性。

（4）心理需求：心理咨询：帮助孕产妇调适心理状态，减轻焦虑和压力。

2. 孕期健康需求

（1）定期产检：①常规检查：监测血压、血糖、体重、腹围及胎心等指标。②超声检查：进行胎儿发育情况的检查，如唐氏筛查、四维彩超。

（2）营养管理：①饮食指导：根据孕期不同阶段的需要调整营养摄入，确保蛋白质、维生素、矿物质的均衡。②补充剂使用：根据医生建议补充叶酸、铁剂、钙片等。

（3）运动需求：适度运动：进行适宜的孕期运动，如散步、游泳、孕妇瑜伽，有助于保持体力和心情愉快。

（4）疾病预防：妊娠期并发症监控：预防和管理妊娠糖尿病、妊娠高血压等常见并发症。

（5）心理健康：①缓解焦虑：通过心理咨询、心理辅导减轻孕期焦虑和抑郁。②情感支持：得到家人和朋友的关爱和支持，提升孕妇的情绪稳定性。

3. 产后健康需求

（1）产后恢复：①身体恢复：子宫恢复情况、恶露排出、伤口愈合等。②康复锻炼：进行适当的盆底肌修复训练、产后恢复操等。

（2）母乳喂养支持：①哺乳指导：提供正确的哺乳姿势和技巧，解决产妇哺乳中常见的问题。②营养补充：保证母体所需的合理营养以及母乳质量所需的营养摄入。

（3）新生儿护理：①婴儿护理技巧：喂养、洗澡、换尿布等基本护理知识。②新生儿发育监测：定期测量婴儿身高、体重等，监测生长发育情况。

（4）产后健康检查：①42天健康检查：进行全面的身体检查，包括妇科检查、血压、体重、乳房检查等。②心理评估：评估产后抑郁症等心理问题，提供必要的心理干预。

（5）情感支持：家庭支持：得到家人的理解和支持，帮助产妇度过产后恢复期。

（6）计划生育：未来生育计划：规划未来的生育安排，并进行相关咨询。

（三）健康评价

因每个时期都有独特的健康需求和风险，识别孕产妇不同时期的健康评价至关重要，通过系统而全面的健康评价，采用问卷调查法、访谈法、观察法、实验室检验等方法，能够及时发现潜在的健康问题，如遗传病、慢性病、营养缺乏等，从而制定具有针对性的干预措施。

1. 备孕期评价

（1）健康状况调查：了解既往病史、家族病史及生活习惯。

（2）生育健康检查：进行相关的妇科检查和必要的实验室检验。

（3）营养状态评估：评估体重、饮食习惯以及是否存在营养缺乏或过剩问题。

（4）运动评估：了解日常运动量和类型；进行相关体能测试，如心肺耐力、肌肉力量、柔韧性和平衡能力测试；根据体能测试结果，制定适合的运动计划，并指导如何逐渐增加调整运动量。

（5）心理评估：评估焦虑、抑郁等情绪状态；了解生活中的压力来源，如工作、家庭、人际关系等。

2. 孕期健康监测

（1）定期产前检查：包括血压、体重、腹围、胎动等指标的测量。

（2）影像学检查：如超声检查，监测胎儿发育情况。

（3）化验检测：血常规、尿常规、糖耐量测试等，监测妊娠合并症的风险。

（4）运动监测：监测个人运动计划的执行情况，适时调整方案。

（5）心理监测：实行定期评估，必要时及时干预，提供心理咨询服务。

3. 分娩准备评价

（1）分娩方式选择：评估适合的分娩方式（自然分娩或剖宫产）。

（2）疼痛管理计划：讨论在医疗机构分娩中疼痛管理策略及分娩时的支持需求。

4. 产后健康评价

（1）产后恢复检查：关注母体的身体恢复情况，包括子宫复旧、伤口愈合等。

（2）哺乳指导与支持：评估母乳喂养的状况，并提供相关指导。

（3）心理健康评估：关注产后抑郁症的发生，评估孕产妇的情绪状态、压力水平及社会支持系统，使用标准化问卷进行筛查，提供必要的心理支持。

（四）健康管理策略

制定和实施科学的健康策略对于应对孕产妇在不同阶段的健康风险和满足其健康需求同样重要。个性化的健康策略包括营养调整、生活方式改变、心理支持、定期产检以及产后恢复指导等方面。这些策略不仅能有效应对各个阶段的健康挑战，还能提升母婴的整体健康水平，促进产后良好恢复，改善孕产妇及家庭的生活质量。

1. 备孕期健康管理

（1）身体健康评估：①基础健康检查：包括血常规、尿常规、肝肾功能、血糖、血脂等基本项目，了解整体健康状况。②性传播疾病筛查：如梅毒、淋病、衣原体感染、艾滋病等，确保无感染风险。③妇科检查：包括盆腔超声、宫颈涂片等，排除子宫肌瘤、卵巢囊肿等影响生育的疾病。④内分泌检查：测定激素水平，如促黄体生成素、促卵泡生成素、雌激素、孕激素等，评估内分泌功能。

（2）营养与饮食管理：①多样化饮食：摄入丰富的水果、蔬菜、全谷物、优质蛋白质和脂肪，保证全面的营养。②补充叶酸：根据医嘱补充叶酸，有助于预防胎儿神经管缺陷。

（3）体重与运动管理：①身体质量指数（BMI）：保持BMI在18.5 ～ 24.9，避免过度肥胖或消瘦对受孕的不利影响。②适量运动：每周进行适量强度和时间的有氧运动，如快走、游泳、瑜伽等，提高身体素质。

（4）疾病管理：慢性病控制：如高血压、糖尿病、甲状腺疾病等。

（5）备孕知识教育：①生育周期知识：了解排卵周期和最佳受孕时间，通过排卵试纸方法监测排卵。②生育保健常识：学习孕期保健知识，为未来孕期做好充分的准备。③专业指导：定期就诊，与医生讨论备孕计划，根据个体情况制定合理的备孕策略。④遗传咨询：有家族遗传病史的夫妇，可进行遗传咨询及相关检查，评估遗传风险。⑤心理指导：指导备孕人群识别管理压力源和放松技巧以减轻压力，传授获取科学信息的官方途径，减少因未知带来的恐惧和焦虑。

2. 孕早期健康管理（孕 1 ～ 12 周）

（1）进行孕早期健康教育和指导，因孕早期较其他时期孕产妇存在更多的不稳定性及不确定性，应实施尽可能多的健康教育及指导。

（2）孕妇健康状况评估，询问既往史、家族史、个人史等，并进行一般体检、妇科检查和血常规、尿常规、血型、肝功能、肾功能、乙型肝炎，有条件的地区建议进行血糖、阴道分泌物、梅毒血清学试验、HIV 抗体检测等实验室检查。

（3）开展孕早期生活方式、心理和营养保健指导，特别要强调避免致畸因素和疾病对胚胎的不良影响，同时告知和督促孕妇进行产前筛查和产前诊断。

（4）根据检查结果，对具有妊娠危险因素和可能有妊娠禁忌证或严重并发症的孕妇，及时转诊到医疗卫生机构，并在 2 周内随访转诊结果。

3. 孕中期健康管理（孕 13 ～ 27 周）

（1）进行孕中期持续性健康教育和指导，其中孕 16 ～ 20 周、21 ～ 24 周要求至少各一次面对面健康教育和指导。

（2）孕妇健康状况评估，通过询问、观察、一般体格检查、产科检查、实验室检查对孕妇健康和胎儿的生长发育状况进行评估，识别需要做产前诊断和需要转诊的高危重点孕妇。

（3）对未发现异常的孕妇，除了进行孕期的生活方式、心理、运动和营养指导外，还应告知和督促孕妇进行预防出生缺陷的产前筛查和产前诊断。

（4）对发现有异常的孕妇，要及时转至医疗卫生机构。出现危急征象的孕妇，要立即转医疗卫生机构，并在 2 周内随访转诊结果。

4. 孕晚期健康管理（孕 28 周至分娩）

（1）进行孕晚期健康教育和指导，其中孕 28 ～ 36 周、37 ～ 40 周至少各一次。

（2）开展孕产妇自我监护方法、促进自然分娩、母乳喂养以及孕期并发症、合并症防治指导。

（3）对随访中发现的高危孕妇应根据就诊医疗卫生机构的建议督促其酌情增加随访次数。随访中若发现有高危情况，建议及时转诊。

5. 产后访视　应于产妇出院后1周内进行产后访视，进行产褥期健康管理，加强母乳喂养和新生儿护理指导，同时进行新生儿访视。

（1）通过观察、询问和检查，了解产妇一般情况、乳房、子宫、恶露、会阴或腹部伤口恢复等情况。

（2）对产妇进行产褥期保健指导，对母乳喂养困难、产后便秘、痔疮、会阴或腹部伤口等问题进行处理。

（3）发现有产褥感染、产后出血、子宫复旧不佳、妊娠合并症未恢复者以及产后抑郁等问题的产妇，应及时转至医疗卫生机构进一步检查、诊断和治疗。

（4）通过观察、询问和检查了解新生儿的基本情况。

6. 产后42天健康检查

（1）产后产妇可回基层医疗卫生机构定期检查，机构为正常产妇做产后健康检查，异常产妇必要时转诊至上级卫生机构。

（2）通过询问、观察、一般体检和妇科检查，必要时进行辅助检查对产妇恢复情况进行评估。

（3）对产妇应进行心理保健、性保健与避孕、预防生殖道感染、纯母乳喂养6个月、产妇和婴幼营养等方面的指导。

7. 产后其他需求

（1）产后塑身与运动指导：①逐步恢复：建议产后早期开始轻度活动，如散步，有助于促进血液循环和子宫收缩。产后6周后，如果身体恢复良好，可以根据产妇身体评估结果逐步增加运动量，包括瑜伽、普拉提等低强度训练，提供专业指导建议避免高强度运动以防损伤。②盆底肌锻炼：通过凯格尔运动加强盆底肌肉锻炼，有助于防止尿失禁和子宫脱垂。③营养均衡：合理饮食，摄取足够的蛋白质、维生素和矿物质，辅助身体恢复，同时避免快速减肥。

（2）计划生育指导：①避孕咨询：根据需求和健康状况选择适宜的避孕方法，如避孕套、节育环、口服避孕药等。②生育规划：为有再生育意愿的产妇提供间隔时间建议，以利于身体完全恢复。

8. 孕产妇健康管理未来趋势　随着医疗科技的不断进步和对孕产妇健康需求的深入理解，孕产妇人群的健康管理正迎来前所未有的发展机遇。未来的趋势不仅仅是依靠传统的检查项目，而是更加注重个性化、全程化和智能化的健康管理模式。

（1）个性化健康管理：利用大数据和人工智能技术，为孕产妇提供个性化的健康管理方案。通过分析个人健康数据，制定科学、全面的指导建议，以满足不同孕产妇的特定需求。

（2）远程医疗与在线咨询：发展远程医疗技术，使孕产妇能够随时随地获得专业的医疗咨询和支持。通过在线问诊、视频咨询等方式，减少孕产妇不必要的出行，降低感染风险，提高医疗服务的可及性和便利性。

（3）可穿戴设备与智能监测：推广使用可穿戴设备和智能监测系统，如智能手环、胎心监测仪等。实时监测孕产妇及胎儿的健康状况，及时发现异常情况并采取相应措施。

（4）政策支持与资源优化：加强政府和社会各界对孕产妇健康管理的重视与投入，制定和完善相关政策，优化配置医疗资源，尤其是在偏远和贫困地区，提高孕产妇健康服务的覆盖率和公平性。

二、围绝经期妇女健康管理

围绝经期是女性生命中的一个重要转折点，伴随着复杂的生理和心理变化。在这一阶段，女性面临着多种健康风险，如心血管疾病、骨质疏松、情绪波动等，同时也有着独特的健康需求。为了有效应对这些挑战，需要全面了解她们的健康状况，通过科学的健康评价方法制定个性化的健康管理策略。本部分内容旨在为围绝经期妇女提供全方位的健康支持，从识别健康风险、分析独特需求到制定系统化的健康管理方案，帮助她们更好地度过这一特殊时期，实现身心健康的最佳状态。

（一）健康风险

围绝经期是女性从生育能力下降至完全绝经的过渡阶段，通常发生在45～55岁。此期间女性体内激素水平剧烈波动，导致一系列健康问题和疾病风险增高。围绝经期妇女面临诸多健康风险，需要通过科学的健康管理策略来预防和应对，这不仅有助于改善生活质量，还能降低长期慢性病的发生风险。

1. 激素波动

（1）月经失调：由于卵巢功能逐渐衰退，月经周期变得不规律，可能表现为月经过多、月经过少甚至闭经。

（2）潮热和盗汗：这是围绝经期最常见的症状之一。突然的热感从胸部上升到面部，常伴随大量出汗，尤其是夜间盗汗影响睡眠质量。

2. 骨质疏松

（1）骨密度降低：骨骼中的矿物质含量减少，骨质逐渐变薄变弱。

（2）骨折风险增加：尤其是髋部、脊柱和腕部骨折的概率显著升高。即便是轻微的摔倒或碰撞也可能导致严重的骨折。

3. 心血管疾病

（1）动脉粥样硬化：减少的雌激素可能加速动脉粥样硬化过程，引发心血管疾病如冠心病和中风。

（2）高血压：激素变化会影响血管弹性和血流动力学，加上年龄增长，血压容易升高。

（3）血脂异常：低密度脂蛋白胆固醇升高，高密度脂蛋白胆固醇下降，增加动脉硬化和心脏病的风险。

4. 情绪障碍

（1）情绪波动：激素变化直接影响神经递质的平衡，导致情绪不稳定、易怒、忧郁和焦虑。

（2）睡眠障碍：潮热和盗汗不仅影响睡眠，还可能引发失眠、夜醒等问题，进一步加重情绪障碍。

（3）认知功能下降：部分女性注意力难以集中、记忆力减退。

5. 代谢综合征

（1）体重增加：基础代谢率下降，雌激素缺乏易导致腹部肥胖，即中央性肥胖，这是代谢综合征的一部分。

（2）胰岛素抵抗：细胞对胰岛素的敏感性下降，导致血糖升高，增加2型糖尿病的风险。

（3）血脂异常：除了心血管疾病风险，代谢综合征还意味着甘油三酯水平升高，进一步增加健康负担。

（二）健康需求

随着女性逐渐步入围绝经期，身体和心理都会经历一系列显著的变化，这一阶段她们的健康需求也变得更加多样化和复杂化。在生理方面，雌激素水平的波动可能导致更年期症状如潮热、盗汗、失眠等问题，同时骨质疏松、心血管疾病的风险也显著增加。在心理层面，情绪波动、焦虑、抑郁等问题可能会对生活质量产生深远影响。此外，围绝经期妇女还需要在日常生活中平衡工作、家庭和自身健康之间的关系。因此，全面了解并满足这些健康需求，是制定有效健康管理策略的关键步骤。

1. 内分泌调节

（1）激素替代疗法：通过外源性雌激素和孕激素的补充，帮助缓解潮热、盗汗和情绪波动等症状。

（2）植物雌激素：一些女性选择大豆异黄酮等天然植物雌激素，通过食物或补充剂形式摄入，有助于缓解更年期症状。

（3）中医药调理：中药和针灸等传统医学方法也被广泛应用，以调理气血、改善内分泌失调。

2. 骨骼健康支持

（1）钙和维生素D补充：适量摄入钙（如乳制品、绿叶蔬菜、坚果）和维生素D（如日光照射、鱼油）有助于保持骨密度。

（2）抗骨吸收药物：如双膦酸盐类药物，可以减少骨质流失，降低骨折风险。

（3）负重运动：如步行、慢跑、登山等，增加骨密度和骨强度。

3. 心血管保护

（1）健康饮食：低盐、低脂、高纤维的饮食结构有助于控制血压和血脂。推荐地中海饮食，包括丰富的水果、蔬菜、鱼类和全谷物等。

（2）定期体检：监测血压、血脂和血糖水平，及时发现并管理异常指标。

（3）药物干预：对于有高血压、高胆固醇或糖尿病的患者，遵医嘱使用降压药、降脂药和降糖药。

4. 心理健康支持

（1）心理咨询与治疗：专业心理咨询师可以提供认知行为疗法、人际关系疗法等，帮助应对抑郁、焦虑和压力。

（2）团体支持：参加更年期妇女支持小组，分享经验和情感，获取更多支持。

（3）自我护理：练习放松技巧，如冥想、瑜伽和深呼吸练习，以减轻心理压力和焦虑。

5. 营养与运动

（1）均衡饮食：确保营养全面，摄入足够的蛋白质、健康脂肪和复杂碳水化合物，避免含糖和加工食品。

（2）规律运动：每周进行至少150分钟的中等强度有氧运动（如快走、游泳），以及两次肌肉力量训练（如举重、阻力带锻炼）。

（3）控制饮酒和戒烟：限制酒精摄入、戒烟，以降低多种疾病的风险。

6. 性健康教育 了解围绝经期对性健康的影响，正确应对性欲减退、性交疼痛等问题。

7. 自我监测与健康教育

（1）定期健康检查：如乳腺X线摄影、宫颈涂片、人乳头瘤病毒（HPV）检测等，以早期发现和预防相关疾病。

（2）自我症状记录：记录月经周期、症状变化、体重和情绪状况，便于医生诊断和调整治疗方案。

（3）健康知识普及：通过健康讲座、书籍和网络资源获取围绝经期相关知识，增强自我保健意识。

（三）健康评价

了解围绝经期妇女的健康风险及需求是制定有效健康管理策略的第一步，而全面、科学的健康评价则是确保这些策略精准落地的关键环节。围绝经期妇女面临的生理和心理变化复杂多样，常规的健康检查可能无法全面覆盖她们的特殊需求。因此，我们需要采用更加系统化和细致的健康评价方法，从多个维度评估她们的身体状况和心理健康，包括激素水平检测、骨密度检查、心血管健康评估以及心理状态分析等。通过这样全面的健康评价，不仅能准确识别出潜在的健康风险，还能为个性化健康管理方案的制定提供坚实的数据支持。

1. 全面体检

（1）血液检查：包括血糖、血脂、肝肾功能等项目，可以全面评估代谢和脏器功能。

（2）骨密度检测：通过双能X线吸收法测量骨密度，早期发现骨质疏松风险。

（3）心电图和超声：评估心脏健康状况，排除隐匿性心血管疾病。

（4）乳腺钼靶和盆腔超声：用于筛查乳腺癌和子宫内膜病变，提高早期诊断率。

2. 激素水平评估

（1）血清激素检测：检测雌激素、黄体生成素、促卵泡刺激素等指标，帮助判断围绝经期的具体阶段及症状严重程度。

（2）甲状腺功能检测：甲状腺功能异常可能与更年期症状相似，如乏力、情绪波动等，通过检测甲状腺激素来排除甲状腺疾病。

3. 心理健康评估

（1）抑郁和焦虑筛查：采用标准化量表评估情绪状况，筛查是否存在抑郁或焦虑等情况。

（2）心理咨询与访谈：专业心理医生进行一对一访谈，深入了解心理困扰和情绪问题。

（3）生活质量评估：通过问卷调查或访谈方式评估围绝经期症状对生活质量的影响，比如更年期综合征生活质量问卷。

4. 营养和代谢评估

（1）身体成分分析：利用生物电阻抗分析或双能X线吸收法测量体脂率、肌肉量等，了解身体组成。

（2）膳食调查：记录并分析日常饮食摄入，确定是否存在营养不均衡或缺乏。

（3）代谢综合征筛查：包括腰围测量、血压测量及血糖、血脂等代谢指标的检测，以评估代谢健康。

5. 运动功能评估

（1）体能测试：如步行试验、坐站试验等，评估心肺耐力和肌肉力量。

（2）柔韧性测试：如前屈测试，评估身体柔韧性，防止运动损伤。

（3）平衡能力测试：如单脚站立测试，评估平衡力，预防跌倒风险。

6. 自我报告和症状记录

（1）更年期症状量表：如Kupperman更年期指数（KMI），记录潮热、盗汗、失眠等典型症状的频率和严重程度。

（2）日记与日志：建议患者记录月经周期、睡眠质量、情绪状态以及任何不适症状，便于医生综合判断。

7. 风险因素评估

（1）家族史和个人病史：详细了解家族中高血压、糖尿病、心血管疾病、骨质疏松等遗传风险。

（2）生活方式评估：包括饮食习惯、运动量、吸烟饮酒情况、压力来源等，通过问卷或访谈方式获取信息。

（3）环境暴露评估：评估工作和生活环境中的有害物质暴露，如空气污染、化学物质等。

（四）健康管理策略

围绝经期妇女的健康管理策略需要多层次、多维度的综合考量，不仅包括传统的医疗干预，还需结合现代科技和综合治疗模式。通过这些科学、系统的管理策略，可以有效应对围绝经期带来的各种健康挑战，提升妇女的整体健康水平和生活质量。同时，未来的健康管理趋势也将更加注重个性化、精准化和全生命周期的健康管理，为围绝经期妇女提供更加全面、优质的健康服务。

1. 个性化激素替代疗法

（1）激素评估与监控：定期检测血清雌激素、孕激素水平，根据个人情况调整激素补充剂量。

（2）选择合适的激素制剂：根据患者的需求和健康状况选择口服、透皮贴片或阴道制剂等不同形式的激素替代疗法。

（3）风险管理：密切监测激素替代疗法相关的潜在风险，如心血管疾病、乳腺癌等，确保安全使用。

2. 营养干预

（1）制定个性化饮食计划：营养师根据患者的体重、代谢情况和症状制定均衡的饮食方案，确保摄入充足的维生素、矿物质和膳食纤维。

（2）增加钙和维生素D摄入：建议多摄取富含钙的食物（如乳制品、豆类）和含维生素D的食品（如鱼类、蛋黄），并视情况补充相应的营养补剂。

（3）控制热量摄入：避免高糖、高脂肪食品，保持健康体重，降低心血管疾病和代谢综合征的风险。

3. 运动与体能训练

（1）有氧运动：每周进行至少150分钟中等强度的有氧运动，如快走、游泳、骑自行车等，改善心肺功能和全身循环。

（2）力量训练：每周两次力量训练，如举重、阻力带锻炼，增加肌肉质量，预防骨质疏松。

（3）柔韧性和平衡训练：如瑜伽、太极拳，增强身体柔韧性和平衡能力，减少跌倒风险。

4. 心理健康支持

（1）心理咨询：定期安排心理咨询，帮助应对情绪波动、抑郁、焦虑等心理问题。

（2）压力管理技术：教授冥想、深呼吸、渐进性肌肉放松等减压技巧，提升心理韧性。

（3）团体支持：参加更年期妇女互助小组，分享经验和情感支持，减少孤独感。

5. 健康教育与宣传

（1）健康讲座和培训：定期举办关于围绝经期健康管理的讲座，普及相关知识。

（2）出版科普资料：通过书籍、小册子、在线平台发布健康信息，方便妇女获取。

（3）个性化健康指导：针对具体问题提供一对一的健康咨询和建议，提高自我管理能力。

6. 定期健康监测

（1）定期体检：包括妇科检查、乳腺检查、骨密度检测等项目，早期发现潜在健康问题。

（2）自我监测工具：推广便于家庭使用的健康监测设备，如血压计、血糖仪、体重秤，并提供使用指导。

（3）电子健康记录：建立和维护个人电子健康档案，记录所有健康数据，便于长期跟踪和管理。

7. 围绝经期妇女健康管理未来趋势

（1）数字健康与远程医疗：①健康监测设备：可穿戴设备（如智能手表）实时监测心率、睡眠、活动量等数据，为个性化健康管理提供参考。②远程医疗：通过视频会议、在线聊天等方式，与医生进行远程咨询和随访，方便且高效。③数字健康平台：整合健康数据的平台，可以进行大数据分析，为个性化诊疗提供科学依据。

（2）基因组医学与精准医疗：①基因筛查：通过基因检测了解个体遗传风险，如乳腺癌、心血管疾病等，有针对性地制定预防和治疗计划。②精准医疗：根据基因型特点，定制个性化药物治疗方案，提高疗效，减少副作用。

（3）综合治疗模式：①跨学科团队合作：由妇科、内分泌科、营养科、心理科等多学科专家组成团队，为患者提供综合性治疗方案。②中西医结合：将现代医学与传统中医学相结合，通过中药、针灸、推拿等方法，提供多样化的治疗选择。

（4）全生命周期健康管理：①预防为主：从青春期开始就关注女性健康，通过定期检查和健康教育，提前预防围绝经期相关问题。②长效管理：即使进入老年期，也继续关注和管理健康，保持良好的生活质量。

第二节　0～19岁人群健康管理

本节重点探讨0～19岁人群的健康管理，由于该人群年龄跨度较大，将分为婴幼儿、儿童青少年这两个群体进行详细描述。

一、婴幼儿健康管理

在现代社会，婴幼儿的健康管理越来越受到关注。随着医疗技术的进步和家庭生活水平的提高，人们对婴幼儿的健康有了更高的期望。然而，婴幼儿在成长过程中面临着多种健康风险，这些风险不仅包括传染病和营养不良，还涉及心理与社交问题。为有效应对这些挑战，了解婴幼儿的健康需求，进行科学的健康评价，并制定全面的健康管理策略是至关重要的。

（一）健康风险

婴幼儿在生长发育关键时期，面临诸多健康风险，包括生理和心理两大类。

生理风险主要涉及营养不良、传染病、先天性疾病、过敏及哮喘以及意外伤害，这些因素可能直接影响婴幼儿的身体发育和整体健康。而心理风险则包括情感依附问题和语言发育迟缓，这些因素对婴幼儿的心理健康和社会适应能力有着深远的影响。

1. 生理风险

（1）营养不良：在婴幼儿阶段，营养不良是一个普遍存在的问题。母乳喂养不足、辅食添加不当等可能导致婴幼儿出现发育迟缓或肥胖。母乳含有丰富的营养物质，能提供婴幼儿生长所需的一切，但若母乳供应不足或质量欠佳，婴幼儿将无法获得足够的营养。此外，不合理的辅食添加，如过早或过晚引入固体食品，或选择不适合的食物，也会影响婴幼儿的生长发育。

（2）传染病：婴幼儿免疫系统尚未完全成熟，对许多传染病具有较高的易感性。例如，呼吸道感染、腹泻、麻疹等疾病在婴幼儿中相对常见。这些传染病不仅影响婴幼儿的身体健康，还可能导致严重的并发症，甚至威胁生命。因此，预防传染病对于婴幼儿的健康管理至关重要。

（3）先天性疾病：一些婴幼儿出生时即患有某些先天性疾病，如先天性心脏病、唐氏综合征等。这些疾病需要早期发现和治疗，否则可能对婴幼儿一生产生深远影响。定期进行先天性疾病筛查，及时采取干预措施，可以改善这些婴幼儿的生存质量和生活质量。

（4）过敏：婴幼儿的免疫系统对外界环境中的某些物质（如食物、药物、花粉等）反应比较强烈，容易产生过敏反应。有些婴幼儿还可能发展为哮喘，这会给他们的日常生活带来很大的困扰。因此，了解和避免过敏原，可以科学管理过敏及所导致的哮喘，对于婴幼儿的健康至关重要。

（5）意外伤害：婴幼儿在探索世界的过程中，常常会遇到各种意外伤害，包括跌倒、窒息、烫伤等。由于婴幼儿的活动能力和自我保护意识有限，他们特别容易受到这些伤害。家长应加强监护，提供安全的家庭环境，以减少意外伤害的发生。

2. 心理风险

（1）情感依附问题：情感依附是婴幼儿心理发展的重要环节。缺乏安全感和稳定的家庭环境可能导致婴幼儿情感发展受阻，从而影响他们的心理健康。建立亲密的亲子关系，提供充足的情感支持，有助于婴幼儿形成安全的情感依附。

（2）语言发育迟缓：婴幼儿的语言发育需要充分的语言刺激。如果婴幼儿缺乏足够的语言交流机会，语言发育可能会延迟。这不仅影响他们的语言能力，还可能对智力和社交能力产生负面影响。因此，父母应积极与婴幼儿进行语言互动，促进其语言发育。

（二）健康需求

婴幼儿在成长过程中面临许多健康风险，因此，他们有许多特定的健康需求，这些需求必须得到重视和满足，以确保其的健康成长。这些需求不仅是婴幼儿自身的需求，更是其家庭的需求。通过关注婴幼儿的健康需求，家庭成员可以共同参与到健康管理，增强家庭凝聚力，并为孩子创造一个良好的成长环境。这种互动不仅有利于婴幼儿的发育，还能提升家长的育儿信心和能力，形成家庭与社区相互支持、共同发展的良性循环。

1. 营养需求　婴幼儿的营养需求与其快速的生长发育密切相关。

（1）母乳喂养：母乳是婴幼儿最佳的食物来源，可提供完全且易消化的营养素。建议纯母乳喂养至少6个月，随后继续"母乳+辅食"喂养至2岁或更久。

（2）辅食添加：随着婴幼儿的生长（特别是6个月以后），母乳已不能满足其全部营养需求，需适时添加辅食。辅食添加应遵循从少到多、由稀到稠、由细到粗的原则，逐渐引入各种食物。

2. 医疗需求　定期的医疗检查和疾病预防是婴幼儿健康保障的重要内容。

（1）定期健康检查：包括体格检查和发育筛查等，确保婴幼儿的健康状况得到持续监控，及时发现和应对潜在健康问题。

（2）疾病预防：通过接种疫苗预防传染病，及时治疗急慢性病，减少疾病对婴幼儿健康的影响。

3. 心理需求　婴幼儿的心理健康同样重要，需要关注其情感依附、语言发育及社会适应能力。

（1）情感支持：建立安全的情感依附关系，满足婴幼儿的心理需求，促进其心理健康发展。

（2）语言刺激：通过亲子阅读、交谈等方式增加语言刺激，促进语言发育。

（3）社会互动：鼓励婴幼儿参与适龄的社交活动，培养其社会适应能力。

4. 环境需求　安全、舒适的生活环境是婴幼儿健康成长的基础。

（1）居家安全：确保家庭环境中没有潜在的安全隐患，如安装护栏、防护罩、防滑垫等，减少潜在安全问题的发生。

（2）空气质量：保持室内空气清新，避免吸烟、使用空气净化器等措施，以保证婴幼儿的呼吸健康。

（3）玩具及学习用品：选择安全、无毒的玩具和学习用品，提供丰富的感官刺激和学习机会。

5. 社区和社会支持　社区和社会资源可以为婴幼儿家庭提供重要的支持。

（1）社区健康服务：利用社区资源，提供健康咨询、成长监测等服务。

（2）早教机构：选择优质的早教机构，·帮助婴幼儿开发智力、培养兴趣爱好。

（3）社会福利政策：政府和社会应制定和实施相关政策，为婴幼儿家庭提供经济和政策上的支持，如育儿补贴、产假政策等。

（三）健康评价

健康评价是通过基础健康检查、营养评估和心理与社交评估，全面了解婴幼儿的身体发育、免疫状况、营养均衡及心理健康，及时发现并解决问题，保障其健康成长。

1. 基础健康检查

（1）体格检查：定期测量婴幼儿的身长、体重、头围等生长指标，是评估其身体发育状况的重要手段。通过体格检查，可以及时发现发育偏离正常曲线的情况，并采取相应的干预措施。

（2）发育筛查：发育筛查主要通过行为观察，评估婴幼儿的运动、认知、语言和适应能力的发展情况。通过科学的筛查方法，能够早期发现婴幼儿发育异常，及时进行干预。

（3）疫苗接种记录：确保婴幼儿按时完成各类疫苗接种，是预防传染病的重要措施。完整的疫苗接种记录有助于跟踪婴幼儿的免疫状况，保证其得到有效的保护。

2. 营养评估

（1）母乳喂养情况：了解母乳喂养的频率和质量，评估是否需要补充营养，是保障婴幼儿健康的重要环节。如果母乳喂养不足，需要及时采取补充措施，确保婴幼儿获得充足的营养。

（2）辅食添加：根据婴幼儿的年龄段评估辅食添加的种类和量，确保营养均衡。合理的辅食添加有助于婴幼儿逐步适应固体食物，获得更加全面的营养。

3. 心理与社交评估

（1）亲子关系评估：通过观察亲子互动，评估婴幼儿的情感依附和家长的抚养方式。良好的亲子关系有助于婴幼儿的心理健康和社会适应能力的发展。

（2）语言发育评估：通过简单的语言测试，了解婴幼儿的语言发育水平。语言发育评估可以帮助家长和医生及时发现语言发育迟缓的问题，并采取相应的干预措施。

（四）健康管理策略

基于健康评价的结果，婴幼儿健康管理需要多方合作与协调。通过健康教育、营养指导、疫苗接种和环境安全等预防措施，降低健康风险；通过早期干预、过敏管理和语言刺激，及时处理健康问题；通过家庭支持、社区服务和医疗跟踪，为婴幼儿提供全方位支持。实施个性化指导和多学科协作确保每个婴幼儿得到最适合的健康管理，保障其健康成长，为未来发展奠定坚实基础。

1. 预防措施

（1）健康教育：向父母普及科学育儿知识，包括营养、疾病预防、心理发育等方面的内容。通过专题讲座、线上课程、资料分发等方式，提高家长的育儿素养，帮助其掌握科学的育儿方法。

（2）营养指导：提供个性化的喂养方案，确保婴幼儿摄入足够的营养素。建议前6个月以母乳为主，并适时添加辅食。定期邀请专业营养师进行营养评估，根据婴幼儿的生长发育情况调整喂养计划。

（3）疫苗接种：确保按时完成国家规定的疫苗接种计划，建立免疫屏障。通过多种通讯方式提醒家长按时带孩子接种疫苗，减少遗漏。设立专门的疫苗接种日，方便家长带孩子前来接种。

（4）环境安全：改善家庭环境，消除潜在的安全隐患，如安装护栏、防护罩等。由专业人员上门评估家庭环境中的安全隐患，并提出改进建议。推荐安全插座、防滑垫等家庭安全设备，降低意外伤害风险。

2. 干预措施

（1）早期干预：对于发育迟缓、先天性疾病等问题，应尽早进行干预和治疗。对有特殊健康需求的婴幼儿进行个案管理，制定详细的干预计划。汇集儿科医生、康复师、心理学家等多方力量，共同制定和实施干预方案。

（2）过敏管理：识别并避免过敏原，对已知过敏源采取措施，必要时使用抗过敏药物。开展过敏原检测，明确过敏原因，进行针对性管理。向家长普及应对婴幼儿过敏反应的方法，减少过敏事件发生。

（3）语言刺激：通过亲子阅读、交谈等方式增加语言刺激，促进语言发育。组织亲子故事会、朗读比赛等活动，激发婴幼儿的语言兴趣。定期评估婴幼儿的语言发育情况，及时发现并解决问题。

3. 支持系统

（1）家庭支持：鼓励父母参与育儿课程，增强育儿技能和信心，关注心理健康。开设育儿技巧和心理健康相关课程，提高家长的育儿能力。提供专业心理辅导服务，帮助家长应对育儿过程中的心理压力。

（2）社区服务：利用社区资源，提供健康咨询、成长监测和早教服务。以社区卫生服务机构为基础建立社区健康中心，提供一站式健康咨询和服务。定期举办早教活动，帮助婴幼儿开发智力和社交能力。

（3）医疗跟踪：定期随访，及时发现和处理健康问题，建立完整的健康档案。完善电子健康档案系统，实时记录婴幼儿的健康信息。制定详细的随访计划，确保婴幼儿健康问题能够及时发现和处理。

4. 个性化健康管理策略

（1）定制个性化健康指导：根据每个婴幼儿的具体情况，提供个性化的健康指导。包括饮食、运动、睡眠等方面的建议，确保每个婴幼儿都能得到最适合他们的健康管理服务。

（2）多学科协作：健康管理需要多学科的协作，才能更全面地满足婴幼儿的健康需求。建立由儿科医生、营养师、心理学家、康复师等组成的团队，共同制定和实施健康管理方案。

（3）家庭与社区联动：家庭和社区的参与对于实现婴幼儿健康目标是至关重要和不可或缺的。通过家庭与社区的联动，提供连续性和综合性的健康服务。社区可以组织家庭互助小组，分享育儿经验，增强家长的育儿信心和能力。

婴幼儿健康管理是一项系统工程，涉及多方合作与协调。通过科学的健康管理策略，可以有效保障婴幼儿的健康成长，为其未来的发展打下坚实的基础。

二、儿童青少年健康管理

在当今社会，儿童和青少年作为未来的希望，其健康管理的重要性日益凸显。随着生活方式的变化、环境因素的影响以及心理健康问题的普遍化，儿童和青少年群体面临的健康挑战已变得愈加复杂。根据世界卫生组织的定义，健康不仅仅是没有疾病，更是身体、心理和社会的全面良好状态。因此，针对这一特殊群体的健康管理，不仅需要关注身体的发育和疾病的预防，还要重视心理健康和社会适应能力的发展。

儿童和青少年时期是个体生理、心理和社会性发展的关键阶段，早期的健康管理能够为其今后的生活打下坚实的基础。良好的健康管理可以有效降低慢性病的发病率，提高生活质量，同时也能促进学业和社会交往能力的提升。因此，构建科学、系统的健康管理框架，对儿童和青少年进行全面的健康评估、干预和教育，显得尤为重要。

然而，当前在儿童青少年健康管理中仍存在许多挑战，包括缺乏有效的健康教育、资源配置不均、家庭与学校的合作不足等。因此推进儿童和青少年健康管理的相关研究，不仅有助于提高公众对这一问题的关注，也为政策制定者和实践者提供了宝贵的参考。

（一）健康风险

儿童和青少年是一个国家和社会的未来，他们的身心健康直接影响到社会的可持续发展和国家的繁荣。然而，儿童和青少年处于快速发育阶段，随着现代社会的快速变化，儿童和青少年面临的健康风险也日益增加。这些风险不仅包括传统的生理因素，还涉及心理、社会和行为层面的挑战。

因此，建立一个全面的儿童与青少年健康管理体系显得尤为重要。这不仅需要家庭、学校及社区的共同努力，还需政策层面的支持与倡导。增强对儿童青少年健康风险的认知，才能更好地实施预防措施，并为他们创造一个更加健康与支持的成长环境。确保儿童和青少年的健康，不仅是对他们自身的责任，也是对未来社会的责任。

儿童和青少年处于快速发育阶段，他们的健康风险可以分为生理、心理和行为三大类。

1. 生理风险　近年来，学龄期儿童的低年龄组肥胖者增加，这反映了建立正确的营养膳食习惯的重要性。这种肥胖几乎都是由于生活习惯，尤其是不健康的饮食习惯。学龄期的高度肥胖儿童往往从幼儿期就开始肥胖，因此，需要从幼儿期就采取相应的对策。与标准体重儿童相比，肥胖儿童通常不喜欢活动、运动能力低、自卑感强、情绪不稳定、不喜欢上学，导致学习能力下降。这些肥胖儿童喜欢食用富含糖分和油脂的食物，喜欢吃零食和夜宵，每次吃得多且快。60%～80%的小儿肥胖可能会导致成人肥胖。小儿生活习惯病已成为社会问题。

青春期是指从学龄期到成长、成熟的这段时期。在青春期，青少年身体快速发育，成长的特征是身高、体重等呈现快速增长，处于人生第二次急速发育期；此外，精神上过于敏感不安，处于第二反抗期（加深对自己内心关心的时期）。从小学到中学，随着学年不断增加，个人用餐、独立用餐的孩子会增多。因进入青春期自我意识增强，自己吃饭和在外吃饭次数增多；受电视等媒体影响；其他学习等不可控原因不能和家人一起吃饭等，容易陷入偏于自己嗜好的饮食生活。

（1）进食障碍：进食障碍是青春期特征性身心疾病的代表之一。青春期的女子多发病，可分为神经性厌食症和神经性暴饮暴食。

（2）贫血：这时期的贫血大部分是缺铁性贫血。其原因有急速成长、初潮开始、青春期渴望苗条而节食等。

儿童和青少年还面临多种健康问题。首先，传染病如流感、麻疹、水痘等在这个年龄段较为常见。其次，慢性病如哮喘、糖尿病等需要长期管理和监测，以确保病情控制和生活质量。此外，意外伤害如交通事故、溺水、跌倒等是导致儿童和青少年受伤甚至死亡的重要原因。最后，青春期发育问题如性早熟、月经异常等在青少年中较为常见。

2. 心理风险

（1）学习压力：高强度的学业负担可能导致焦虑和抑郁等心理问题。

（2）网络成瘾：随着电子产品的普及，部分儿童和青少年容易沉迷于网络游戏和社交媒体。

（3）同伴关系：人际关系不顺可能导致孤独感和自尊心低落，进而引发心理问题。

（4）家庭环境：家庭矛盾、父母关爱缺乏等因素也会对儿童心理健康产生负面影响。

3. 行为风险　如不良生活习惯（吸烟、饮酒、缺乏锻炼、不健康饮食等）及其对健康的负面影响。

（二）健康需求

健康需求不仅包括基本的生理需求，还包括心理支持、社交能力培养以及对健康教育的渴求。随着信息技术的发展，儿童和青少年接触到的健康信息日益丰富，但如何正确理解和运用这些信息，以及如何获得有效的健康支持，仍然是一个亟待解决的问题。

为了更好地满足儿童和青少年的健康需求，家庭、学校和社区需要协同合作，建立全面、系统的健康管理体系。

1. 身体健康需求

（1）营养需求：需要均衡的饮食，摄入足够的蛋白质、维生素和矿物质，以支持生长和发育。

（2）运动需求：需要定期参与体育活动，增强体质，促进健康发展。推荐每天至少有60分钟的中等到高强度的运动。

（3）预防性保健：如定期体检、疫苗接种和牙齿检查，以预防疾病并及时发现健康问题。

2. 心理健康需求

（1）心理支持：需要心理咨询和情感支持，以应对压力、焦虑、抑郁等心理健康问题。

（2）情绪管理能力：需要学习如何有效管理自己的情绪，发展应对技巧，增强心理韧性。

（3）心理健康教育：了解心理健康的重要性，减少对心理问题的污名化，促进开放的交流。

3. 社会支持需求

（1）家庭支持：家庭环境的支持和沟通对于儿童青少年的健康发展至关重要，家长需关注孩子的情绪和需求。

（2）学校支持：学校应提供心理健康资源和教育，创造安全、包容的学习环境，支持学生的全面发展。

（3）社区参与：通过参与社区活动，建立社会联系，增强归属感和支持网络。

（三）健康评价

健康评价作为儿童和青少年健康管理的核心环节，通过系统化的方法帮助识别个体的健康状况及潜在风险。它不仅关注生理健康，还综合考虑心理发展和社会适应能力，力求全面了解健康状况。这种全方位的评价能够为制定个性化的健康干预计划提供科学依据，确保儿童和青少年能够在健康的环境中成长。

1. 基础健康检查

（1）体格检查：对儿童和青少年的身体进行全面检查，包括头部、颈部、胸部、腹部、四肢等部位的观察和触诊。医生会检查皮肤的颜色、弹性和任何异常的病灶，还会触诊脏器，如肝脏、脾脏和淋巴结，以评价其大小和质地。此外，还会用听诊器听取心脏和肺部的音频，以评价心肺功能。

（2）生长发育监测：医生会根据儿童和青少年的年龄、性别和家族遗传等因素，评价他们的生长发育是否符合正常范围，包括测量身高、体重、头围等指标，并将其与年龄和性别相关的生长曲线进行比较。医生还会评价他们的性征发育情况，如第二性征的出现时间和特征。

（3）疫苗接种情况检查：核对儿童和青少年的疫苗接种记录，确保按照国家的疫苗接种计划接种了推荐的疫苗，包括评价他们是否接种了针对不同传染病的疫苗，如百日咳、麻疹、流感等。

2. 心理健康评价

（1）行为观察：通过家长和教师的反馈，观察儿童和青少年的行为变化和情绪状态。

（2）心理测试：使用标准化的问卷调查工具，如抑郁症状评价问卷，以评价儿童和青少年的心理健康状况。同时还需要和儿童、青少年进行面谈，了解他们的情绪状况、学习能力、行为问题和社交互动情况等。关注是否存在焦虑、抑郁、注意力不集中、学习困难等问题。

（3）社会适应能力评价：了解儿童和青少年在学校、家庭和社会环境中的适应情况。

3. 生活方式评价

（1）营养评价：询问儿童和青少年的饮食习惯，如他们每天摄入的食物种类、膳食结构和饮食习惯，也需要评价他们的体重、身高和体质指数（BMI），以及计算其营养需求是否得到满足。

（2）运动评价：了解儿童和青少年的体育锻炼情况，如他们参与的运动和体育活动种类、频率和强度。同时还需要评价他们的体能水平和运动能力，以及了解是否存在过度运动或运动不足的问题。

（3）作息规律：评价儿童和青少年的睡眠质量和时间，调整不合理的作息安排。

（四）健康管理策略

健康管理是保障儿童和青少年全面发展和健康成长的重要策略。形成健康的生活方式是健康管理的关键方面。

1. 饮食　饮食对于儿童和青少年的生长发育至关重要。应该提倡均衡饮食，包括各类食物，如蔬菜、水果、全谷物、蛋白质和健康脂肪等。同时，减少高糖和高脂肪食物的摄入，避免肥胖和相关的健康问题。

2. 运动　适度的身体活动也是至关重要的。应该鼓励儿童和青少年参与户外运动和体育锻炼，推荐每天至少60分钟的有氧运动，如跑步、游泳、骑自行车等。此外，骨骼强化活动，如跳绳、篮球、乒乓球等，对于骨骼生长发育也非常重要。另外，确保充足的睡眠同样对于儿童和青少年的健康至关重要。根据年龄推荐的睡眠时间为学龄儿童每晚不少于9小时，青少年每晚不少于8小时。

3. 定期体检和疫苗接种　定期体检可以及时发现和治疗疾病，监测儿童和青少年的生长发育情况，并对健康状况进行评估。同时，按照国家疫苗接种计划及时接种疫苗，能够帮助建立免疫屏障，预防传染病的发生。疫苗接种在儿童和青少年健康管理中起着关键作用，能够预防多种可预防疾病，如麻疹、百日咳、流感等，保护他们的身体健康。

4. 安全教育和意外伤害预防　家庭和学校应该教育儿童和青少年有关交通安全、游泳安全、火灾安全、防止跌倒等方面的知识和技能。通过灵活多样的教育和培训活动，他们可以学到如何避免和应对意外伤害的方法。同时，定期检查家庭和学校的安全设施，确保儿童和青少年的生活和学习环境安全，也是十分重要的。

5. 关注心理健康　对心理健康的关注同样是儿童和青少年健康管理不可忽视的方面。提供支持和关爱是家庭和学校在心理健康方面的重要任务。家长应该关注孩子的健康状况，提供适当的指导和支持，创造积极的家庭氛围。学校应该提供心理健康教育和支持服务，包括心理辅导和举办健康促进活动。通过这些措施，可以帮助儿童和青少年发展良好的情绪管理和应对能力，预防和处理心理困扰。

综上所述，儿童和青少年健康管理需要综合考虑生活方式、定期体检和疫苗接种、安全教育和意外伤害预防以及心理健康关怀等方面。家庭和学校的合作是至关重要的，通过提供全方位的支持和指导，确保儿童和青少年全面、健康地成长。

第三节　老年人健康管理

随着人均寿命的不断延长，老年人群的健康管理显得尤为重要。老年人不仅面临着生理功能逐渐衰退带来的多种健康风险，还需要应对心理和生活方式等方面的问题。有效的老年人健康管理，不仅能提高他们的生活质量，还能够延缓疾病的发生和发展，为实现健康老龄化奠定基础。

一、健康风险

老年人群由于生理功能逐渐衰退，面临多种健康风险，包括慢性病、心理问题和生活方式相关的风险。

（一）生理风险

1. 慢性病　慢性病如高血压、糖尿病、心血管疾病、骨质疏松和癌症等在老年人群中较为常见，需要长期管理。

（1）高血压：随着年龄增长，高血压患病率显著增加，需要定期监测和治疗以预防并发症。

（2）糖尿病：特别是2型糖尿病在老年人群中较为常见，需要通过饮食、运动和药物进行综合管理。

（3）心血管疾病：如冠心病和中风，老年人群是高危人群，需要长期监测和预防。

（4）骨质疏松：特别是在绝经后女性中较为常见，容易导致骨折，需要通过补钙、锻炼和药物来预防。

（5）癌症：年龄增加是多种癌症发生的重要危险因素，如肺癌、乳腺癌、前列腺癌和结直肠癌等。早期筛查和预防尤为重要。

2. 认知障碍 认知障碍如阿尔茨海默病、帕金森病等，影响老年人的记忆和认知功能。

（1）阿尔茨海默病：是一种常见的神经变性疾病，早期诊断和干预可以显著改善患者的生活质量。

（2）帕金森病：影响运动控制和认知功能，需要长期护理和支持。

3. 骨、关节及肌肉问题

（1）骨折：老年人一旦不小心跌倒摔伤，会造成躯体行动不便，更甚者易导致粉碎性骨折，给老年人的日常行动及后期康复都带来不可逆转的后遗症。

（2）关节炎：如骨关节炎和类风湿关节炎，限制了老年人的活动能力，需要通过药物和物理治疗进行管理。

（3）肌肉萎缩：随着年龄的增长，肌肉质量和力量会逐渐减少，需要通过适当的锻炼来预防和缓解。

4. 其他

（1）口腔疾病：老年慢性口腔疾病常年存在，它已经成为危害老年人健康的最大隐患之一。

（2）视力障碍：老年人视力会有退行性病变（视力下降）及一些慢性病导致的并发症两种，同样也是危害老年人晚年生活，使之生活质量下降的隐患。

（二）心理风险

1. 抑郁与焦虑

（1）抑郁：老年人由于退休、丧偶、社会角色变化等原因，更容易出现抑郁症状，需要心理咨询和药物治疗。

（2）焦虑：可能由于健康担忧或生活环境变化引起，需要心理支持和干预。

2. 孤独感 社交圈缩小和独居生活可能引发孤独感和社交孤立，这对老年人心理健康有显著负面影响，可能导致抑郁和认知功能下降。

3. 失眠和睡眠障碍 睡眠问题在老年人中很普遍，可能导致全天疲劳、记忆力下降和情绪不稳定，需要通过良好的睡眠调整和可能的药物干预来管理。

4. 慢性疼痛 长期慢性疼痛，如背痛和关节痛，可能导致生活质量下降和心理压力增大，需要综合管理。

5. 社会经济压力 退休后的经济压力、医疗费用以及照护成本可能导致老年人面临巨大的经济负担，需要社会支持和政策保障。

二、健康需求

老年人群健康需求的重点在于全面、持续的健康维护和提升生活质量，同时根据不同年龄阶段，老年人在身体、心理、营养和运动方面的需求存在差异。

（一）综合医疗服务

老年人需要全面的医疗服务，包括预防、诊断、治疗和康复。老年人通常患有多种慢性病（即共病），因此需要综合医疗团队的协作，包括全科医生、专科医生、护士、营养师和物理治疗师等。

（二）长期护理和照护

对于无法完全自理和半失能的老年人，需要提供专业的长期护理和照护服务。这包括日常生活帮助、医疗护理和心理支持。

（三）个性化健康管理

老年人的健康状况和需求各不相同，因此需要制定分级分类的个性化健康管理计划，包括个性化的饮食和运动方案、药物治疗计划以及心理健康支持。具体需求如下。

1. 身体需求

（1）低龄老年人（60～69岁）：通常具有较好的活动能力，需要强调预防慢性病的措施，如定期体检和预防接种。

（2）中龄老年人（70～79岁）：开始出现更多慢性病问题，需要更详细的健康计划，例如每天监测血压和遵循医生的用药指导。

（3）高龄老年人（80岁以上）：可能面临多种慢性病和行动不便，需要全面的护理和密切监控健康指标。

2. 心理支持

（1）低龄老年人（60～69岁）：可以通过参与社区活动、志愿工作或兴趣小组来保持社交活跃，预防孤独感。

（2）中龄老年人（70～79岁）：需要更多的家庭支持与陪伴，定期家庭聚会和电话联系能够有效缓解孤独感和焦虑情绪。

（3）高龄老年人（80岁以上）：大多依赖家庭成员或专业护理人员的陪伴和支持。安排定期家访和心理咨询服务，可以帮助他们缓解抑郁情绪。

3. 营养需求

（1）低龄老年人（60～69岁）：需要注重均衡饮食，增加新鲜水果和蔬菜的摄入，以满足身体所需的维生素和矿物质。

（2）中龄老年人（70～79岁）：需要控制饮食中的盐分和糖分，特别是糖尿病和高血压患者，建议遵循医疗营养师的饮食建议。

（3）高龄老年人（80岁以上）：饮食应更易消化，同时确保足够的蛋白质摄入以防止肌肉萎缩。对于吞咽困难的老年人，可以选择软食或流质食物。

4. 运动需求

（1）低龄老年人（60～69岁）：建议每周进行至少150分钟的中等强度有氧运动，如快速步行或游泳。

（2）中龄老年人（70～79岁）：可以进行一些轻松的锻炼，如散步和简单的伸展运动，以促进血液循环和关节灵活性。

（3）高龄老年人（80岁以上）：需要每日辅助进行简单的身体活动，以防止肌肉萎缩和关节僵硬，比如在护理人员的帮助下进行床上拉伸运动。

（四）健康教育和促进

通过健康教育，提高老年人的健康意识和健康知识，使他们能够积极参与自身健康管理，包括正确的饮食、适度的运动、戒烟限酒等健康行为。

（1）低龄老年人（60～69岁）：可以参加健康讲座或课程，学习如何通过饮食和运动维持健康。

（2）中龄老年人（70～79岁）：需要更加具体的指导，例如糖尿病患者可以参加糖尿病管理课程，学习如何控制血糖水平。

（3）高龄老年人（80岁以上）：则需要简化的健康信息，确保他们能够理解和执行，如通过家庭成员或护理人员的帮助，学习简单的健康知识和技能。

三、健康评价

对于老年人群的健康状况评估需要全面考虑生理、心理和社会因素。

（一）基础健康检查

1. 体格检查　定期测量血压、体重、腰围、血糖等，监测慢性病指标。

2. 体检项目　包括心电图、血脂、肝肾功能检查以及癌症筛查（如结肠镜、乳腺X线等）。

3. 骨密度检测　评估骨质疏松风险，特别是绝经后女性。

（二）认知功能评价

1. 认知测试 使用标准化工具（MMSE等）评估认知功能。
2. 记忆评估 通过特定测试评估记忆力状况，识别早期认知障碍。

（三）心理健康评价

1. 抑郁和焦虑筛查 使用抑郁自评量表（SDS）、焦虑自评量表（SAS）等工具进行评估。
2. 社会支持评估 了解老年人的社交网络和社会支持情况。

（四）生活方式评价

1. 饮食习惯 评估老年人的饮食结构，判断营养是否均衡。
2. 运动习惯 了解日常活动量，评估是否符合老年人健康运动标准。
3. 睡眠质量 评估睡眠时长和质量，排除失眠等问题。

四、健康管理策略

针对老年人的健康需求，应制定综合的健康管理策略，涵盖预防、治疗、康复和生活方式调整。

（一）预防措施

预防是健康管理的首要任务。通过健康教育、疫苗接种、定期体检和环境安全措施，可以有效降低疾病发生的风险。

1. 健康教育 普及健康知识，强调预防的重要性，如合理饮食、适量运动、戒烟限酒等。应通过多种形式的宣传和教育活动，如讲座、宣传册、互联网平台等，提高中老年人群的健康意识。

2. 疫苗接种 建议接种流感疫苗、带状疱疹疫苗等，提高免疫力，减少传染性疾病的发生。

3. 定期体检 鼓励老年人定期体检，早期发现和干预健康问题。体检内容应包括常规检查和特定疾病的筛查，如癌症筛查、骨密度检测。首先进行健康档案管理，建立和维护详细的健康档案，记录每次体检结果和健康指标变化，便于长期跟踪和管理；然后根据体检结果，提供个性化的健康建议和指导，帮助老年人调整生活方式和预防潜在健康问题。体检后须进行定期随访，跟踪老年人的健康状况和体检建议的落实情况，确保早期发现和及时干预健康问题。

4. 环境安全 改造居住环境，降低跌倒和意外伤害的风险。例如，安装防滑地垫、扶手，保持室内光线充足，及时清理杂物，确保老年人的居住环境安全。

（二）干预措施

针对已经存在的健康问题，通过个性化的干预措施进行管理和治疗，包括病中的干预和疗愈阶段的干预。

1. 慢性病管理 制定个性化的慢性病管理方案，定期监测和调整治疗方案。合理使用药物，配合饮食和运动，控制疾病进展，预防并发症。

（1）用药管理：定期检查药物效果和副作用，确保药物的合理使用。

（2）生活方式调整：根据病情制定合理的饮食和运动计划，帮助患者更好地管理健康，如为糖尿病患者制定低糖、高纤维的饮食计划；在疾病得到控制后，根据康复目标提供科学的营养支持及运动计划。

2. 心理辅导 提供心理咨询服务，帮助老年人应对情绪问题和生活压力。可以通过心理咨询、支持小组、艺术疗法等多种方式，增强老年人的心理韧性和适应能力。

3. 认知训练 通过各种方法，如大脑训练游戏、阅读、学习新技能等，提高认知功能。可以利用智能设备和应用程序，开展有趣且富有挑战性的认知训练活动。

4. 物理治疗 对于肌肉和关节问题，可通过物理治疗和康复锻炼改善功能。根据个人情况，制定合适的康复计划，使用专业设备和技术，帮助老年人恢复和保持良好的身体功能。例如为膝关节炎患者制定一套每日20分钟的伸展和低冲击力锻炼计划，包括坐姿腿部抬高和站立平衡练习，同时搭配平衡训练设备进行康复训练。

（三）支持系统

提供强有力的支持系统，包括家庭支持、社区服务和专业护理。

1. 家庭支持 鼓励家庭成员参与照护，提供情感支持和实际帮助。家属应了解老年人的健康状况，掌握基本的护理知识和技巧，与医疗团队密切配合，共同照顾好老年人。

2. 社区服务 利用社区资源，提供健康讲座、健身活动和社交机会，增强老年人的社会参与度。社区应建立健全老年人服务体系，提供便捷的医疗、康复、文化娱乐等服务，满足老年人的多样化需求。

3. 专业护理 对于有严重健康问题或无法自理的老年人，提供专业的护理服务。选用经过专业培训的护理人员，根据老年人的具体情况，制定并执行科学、规范的护理计划，确保老年人得到最佳的照护。

（四）创新健康管理特色

为了使健康管理更具特点和实效，可以采用以下创新策略。

1. 智能健康监测　利用可穿戴设备和智能监测系统，实时跟踪健康指标，及时发现异常情况。这些设备可以记录老年人的心率、血压、血糖、睡眠质量等数据，并通过手机应用或电脑进行分析，为老年人健康管理提供科学依据。举办智能健康设备使用培训班，教老年人如何使用这些设备和解读数据。

2. 个性化营养计划　根据个体的健康状况和营养需求，制定科学的个性化营养计划，并通过专业营养师进行指导。利用大数据和人工智能技术，分析老年人的饮食习惯和健康状况，推荐最适合的营养搭配方案。推出在线营养咨询平台，提供个性化的饮食建议，并通过微信公众号推送健康食谱。

3. 虚拟健康顾问　利用互联网和人工智能技术，为老年人提供在线健康咨询和个性化健康建议。虚拟健康顾问可以随时解答老年人的健康问题，提供饮食、运动、药物等方面的指导，帮助老年人更好地管理健康。因此可以推广虚拟健康顾问的使用方法，通过案例展示其在日常健康管理中的应用场景。

4. 多学科协作　整合全科医生、专科医生、护士、营养师、心理咨询师等多学科团队，共同为老年人提供全面的健康管理服务。多学科协作可以充分发挥各自的专业优势，制定综合性的健康管理方案，提高健康管理的效果。

5. 终身学习和兴趣培养　鼓励老年人坚持学习新知识、新技能，培养兴趣爱好，保持大脑活跃，提升生活质量。可以通过开设老年大学、兴趣班、志愿者活动等方式，为老年人提供丰富多彩的学习和活动机会，让他们在晚年生活中依然充满活力和幸福感。宣传终身学习的益处，通过讲座或视频展示如何参与各种学习和兴趣活动。

通过综合运用上述健康管理策略，可以有效提升老年人群的健康水平和生活质量，使其在晚年生活中依然充满活力和幸福感。

第四节　残疾人健康管理

残疾人是指在心理、生理、人体结构上，某种组织、功能丧失或者不正常，全部或者部分丧失以正常方式从事某种活动能力的人。包括视力残疾、听力残疾、言语残疾、肢体残疾、智力残疾、精神残疾、多重残疾和其他残疾的人。在现代社会中，残疾人群面临着多重健康风险，包括生理、心理与环境因素的影响。本节将深入探讨这些健康风险及其带来的挑战，并分析该人群在应对健康问题时所需的支持与资源。同时，本节还将重点讨论相应的管理策略，以期提升残疾人群的生活质量和整体健康水平，为其提供更为全面的健康保障。

一、健康风险

识别健康风险，是对残疾人群进行科学、高效健康管理的首要步骤。残疾人由于身体功能受限，在生活中面临着多重健康风险，不仅包括生理方面的问题，还涉及心理方面的挑战，比如抑郁和焦虑情绪。此外，环境因素也不可忽视，这些综合因素严重影响了残疾人群体的整体生活质量与身心健康。

（一）生理风险

1. 二次伤害　如因行动不便引发的跌倒、压疮等，特别是对于脊髓损伤者。
2. 慢性病　残疾人患慢性病的概率较高，如糖尿病、高血压、心血管疾病等，且管理难度更大。
3. 肌肉萎缩和关节问题　长期缺乏运动可能导致肌肉萎缩、关节僵硬等问题。
4. 感染风险　由于活动受限、免疫力低下等原因，更易感染呼吸道、泌尿道等部位的疾病。

（二）心理风险

1. 抑郁和焦虑　残疾状况可能带来巨大的心理压力，导致抑郁、焦虑等情绪问题。
2. 自尊心受挫　社会偏见和歧视可能影响残疾人自尊心和自信心，导致心理健康问题。

（三）社会风险

1. 社会孤立　由于行动不便或社会支持不足，残疾人可能面临社交孤立和社会参与困难。
2. 就业困难　残疾人可选择的就业机会有限，晋升通道狭窄，可能导致其经济压力大，进一步影响身心健康。

二、健康需求

残疾人群的健康需求包括生理和心理两方面：生理上需医疗康复、定期体检、药物管理及营养支持；心理上需咨询、情感关怀及教育。此外，还需无障碍环境、职业培训、社交融合及法律保障，特别关注长期照护和家庭支持。

（一）生理健康需求

1. 医疗康复服务　包括手术治疗、物理治疗、康复训练、辅助器具适配等，以改善身体功能和提高生活自理能力。

2. 定期体检和疾病预防　由于残疾人患慢性病和感染性疾病的风险较高，需要定期进行身体检查，以及针对特定疾病的预防措施，如疫苗接种。

3. 药物供应和管理　确保不同残疾人所需药物的稳定供应，并给予正确的用药指导。

4. 营养支持　根据个体的身体状况和活动水平，提供合理的饮食建议和营养补充。

（二）心理健康需求

1. 心理咨询和心理治疗　帮助应对因残疾带来的心理压力、抑郁、焦虑等情绪问题，重建自信和积极的心态。

2. 社会支持和情感关怀　给予关爱、理解和鼓励，减少社会孤立感，增强心理韧性。

3. 心理健康教育　提升残疾人群对自身心理状况的认知和应对能力。

（三）社会适应需求

1. 无障碍环境建设　包括无障碍通道、卫生间、公共交通设施等，方便残疾人出行和参与社会活动。

2. 教育和职业培训　提供适合残疾人的教育资源和职业技能培训，促进就业和自我发展。

3. 社交活动和融合　组织各类社交活动，促进残疾人与社会的交流和融合。

4. 法律维权和保障　确保残疾人的合法权益得到保护，不受歧视和不公平对待。

5. 健康知识普及　以易懂的方式提供关于疾病预防、康复、护理等方面的知识。

6. 政策信息传达　及时了解与残疾人相关的福利政策、医疗保障政策等。

7. 长期照护需求　对于重度残疾或生活无法自理的人，需要专业的长期照护服务，包括生活照料、护理服务等。

8. 家庭照护者的支持和培训　为承担照护责任的家庭成员提供必要的支持和培训，减轻照护负担。

三、健康评价

为了更好地评估残疾人群的健康状况、识别他们的健康需求，并为相应的干预措施提供依据，还应对残疾人群的健康进行综合评价。在这一健康评价过程中，必须全面考虑其身体状况、心理健康和社交功能状态。这三方面相互影响，共同决定了残疾人群整体的健康水平。因此，评估时应合理运用问卷等工具关注生理指标、心理状态以及社会交往能力等多重因素。

（一）基础健康检查

1. 体格检查　包括常规监测（如血压、血糖等）和针对性检查（如肌肉力量、关节活动度等）。

2. 实验室检查　定期进行相关实验室检查，确保早期发现并干预慢性病。

3. 功能评估　通过专门的工具评估日常生活能力（ADL）和工具性日常生活能力（IADL）。

（二）心理健康评估

1. 情绪评估　使用抑郁症筛查问卷（PHQ-9）等标准化量表评估残疾人群体抑郁、焦虑等情绪问题。

2. 社会支持评估　了解社会支持网络，包括家庭、朋友和社区资源的情况。

3. 生活方式评估　包括三点：①饮食习惯评估：评估饮食结构，关注营养摄入是否合理。②运动习惯评估：了解日常活动量，评估是否符合残疾人定制化的运动方案。③睡眠质量评估：评估夜间入睡时间、睡眠时长和质量，排除失眠等问题。

四、健康管理策略

应针对不同残疾个体的健康需求，制定全面且个性化的健康管理策略，涵盖医疗服务、康复治疗、心理支持以及患者参与各类健康活动，以确保每个残疾个体都能获得适合自己的健康保障和促进方案。

（一）医疗措施

1. 个性化治疗方案　鉴于残疾类型的多样性和复杂性，需要深入分析和精准判断。对于肢体残疾者，治疗方案可能侧重于手术矫正、物理治疗和康复训练，以恢复肢体功能或提高行动能力；对于视力残疾者，可能着重于眼部疾病的治疗和视觉康复训练，或者提供辅助视力的工具和技术指导。

2. 药物管理　必须科学合理地运用药物来有效控制各类慢性病，同时要建立定期的评估机制，全面且细致地考察药物的有效性以及可能产生的副作用。对于残疾人中常见的慢性病，如糖尿病、高血压等，需要根据个体的身体状况、合并疾病、药物耐受性等因素，精准选择和调整药物种类及剂量。并且要按照规定的时间间隔进行复查，密切监测病情变化，及时发现药物可能引发的不良反应，如肝肾功能损害、过敏反应等，以便及时调整治疗方案，确保药物治疗的安全性和有效性。

3. 辅助设备　依据残疾人的实际需求，精准提供诸如轮椅、助听器、假肢等各类辅助设备，从而显著提升他们的生活质量。对于下肢残疾导致行动不便的人群，合适的轮椅能够帮助他们实现自由移动，增强生活的自主性；对于听力受损的残疾人，高性能的助听器可以有效改善听力状况，促进与他人的交流沟通；而对于肢体缺失的残疾人，安装适配的假肢不仅有助于恢复身体的完整性，更能在一定程度上恢复部分功能，使他们能够更好地进行日常生活活动，重新融入社会。

（二）康复措施

1. 物理治疗　借助专业且系统的物理治疗手段，帮助残疾人逐步恢复以及长久维持肌肉力量，并最大程度地优化关节活动度。物理治疗师会运用各种科学有效的方法，如运动疗法、电疗、热疗、冷疗等，针对残疾人的具体病情和身体状况，制定个性化的治疗方案。对于肌肉萎缩的患者，通过有针对性的肌肉力量训练，增强肌肉纤维的收缩能力，逐步恢复肌肉力量；对于关节活动受限的残疾人，采用关节松动术、伸展运动等方法，增加关节的活动范围，改善关节的灵活性和稳定性。

2. 职业治疗　全心全意为残疾人提供切实有效的帮助，助力他们提升在日常生活和工作中所必需的各类技能，从而显著提高其独立生活的能力。对于手部功能受损的残疾人，进行精细动作训练，使其能够自如地完成穿衣、洗漱等日常活动；对于有就业意愿的残疾人，开展职业技能培训，包括计算机操作、手工制作等，提升他们在工作中的竞争力，帮助他们更好地适应社会生活，实现自我价值，减轻对他人的依赖。

3. 语言治疗　针对存在言语障碍的残疾人，精心提供专业且深入的语言训练以及实用的沟通技巧指导。对于口吃患者，通过语音节奏训练、呼吸控制练习等方法，改善言语的流畅性；对于失语症患者，运用语言刺激、认知训练等手段，帮助他们重新建立语言表达和理解能力；对于发音不清的残疾人，进行口腔肌肉训练、语音矫正练习，提高发音的准确性。同时帮助他们运用辅助沟通工具，如手势、图片交流板等，以提升在日常生活中的沟通效果和交流质量。

4. 心理咨询　积极搭建并提供专业且全面的心理咨询服务平台，帮助残疾人妥善应对各类情绪问题以及承受的巨大心理压力。专业的心理咨询师会运用多种科学有效的咨询方法和技巧，耐心倾听残疾人内心的困扰与痛苦，深入洞察他们的情绪状态和心理需求。通过认知行为疗法、心理动力学疗法等多种手段，帮助残疾人识别并改变负面的思维模式和应对方式，引导他们以更加积极、健康的心态看待自身的残疾状况以及生活中所面临的种种挑战，进而增强他们的心理调适能力和情绪管理能力。

（三）社会参与

1. 家庭支持　大力强化对家属的健康教育工作，通过开展系统的培训课程、专题讲座以及提供详尽的指导手册等多种方式，全方位提升家属对残疾相关知识的了解程度，深化他们对残疾人特殊需求的认知，显著增强其照护能力以及高度的心理支持意识。促使家属能够熟练掌握科学合理的照护技巧和方法，例如正确的护理操作、辅助康复训练的手段等，为残疾人提供更为专业、贴心且有效的照顾。同时，培养家属敏锐的心理洞察力，使其能够及时感知残疾人的心理变化，给予充分的理解、关爱和鼓励，成为残疾人坚实的精神支柱。

2. 社区服务　积极组织志愿者为残疾人提供温馨的陪伴服务，让他们在日常生活中感受到来自社会的关爱与温暖；合理配置并完善康复设施，为残疾人的康复训练创造便利条件；精心策划并举办形式多样的社交活动，如文艺表演、兴趣小组等，为残疾人搭建起广阔的交流平台，鼓励他们积极参与，拓展社交圈子，增强与他人的互动和联系，从而更好地融入社区生活，提升生活品质和幸福感。

3. 政策支持　全力推动并完善社会保障和就业相关政策的制定与实施，积极构建有利于残疾人就业的良好政策环境。加大对残疾人就业的扶持力度，通过出台一系列优惠政策和激励措施，鼓励各类企业和单位增加针对残疾人的就业岗位，降低残疾人就业的门槛和障碍。

当前，我国残疾人群健康管理服务的保障体系初步形成，在政策方面，国家发布了多项文件，明确了残疾人群在健康管理中的权益；服务设施上，各级康复中心和医疗机构提供了一些健康管理服务；人才培养方面，我国逐步加强相关专业人才的培训。未来，我们需更加关注人工智能助残的潜力，例如，在沟通辅助方面，通过摄像头识别手势，帮助听力受限的人士进行交流；在就业支持方面，利用AI帮助残疾人士找到适合的工作岗位，根据其能力与企业需求进行匹配等。随着技术的不断进步，期待未来有更多创新的解决方案出现。

第五节 特殊职业人群健康管理

特殊职业人群通常指的是那些从事具有特定风险或需要特殊技能、训练和资格的工作岗位的人员。随着工业化和全球化的不断推进，工作环境和劳动条件的复杂性日益增加，对特殊职业人群的健康构成了前所未有的挑战。世界卫生组织和国际劳工组织在2021年的一份联合报告中指出，2016年全球有190万人死于与工作相关的疾病和损伤，其中职业损伤导致的死亡占19%，凸显了职业健康问题在全球范围内的普遍性和严重性。

特殊职业人群可能包括但不限于化工厂工人、矿工、医护人员、消防员等，他们的工作环境往往伴随着更高的健康风险。因此，本节将探讨特殊职业人群面临的特定健康风险和健康需求，以及如何通过有效的健康管理策略减轻风险。

一、健康风险

不同特殊职业人群的健康风险各具特色，但通常可以分为生理、心理和职业相关的风险。特殊职业人群的健康风险具有多维度与复杂性。每个群体都有其独特的健康需求，这些需求往往与他们的工作环境和职业特性紧密相关。

（一）生理风险

1. 生产工艺过程中产生的有害因素

（1）化学因素：①有毒物质：如铅、汞、苯、氯、一氧化碳、有机磷农药等；②生产性粉尘：如矽尘、煤尘、石棉尘、有机粉尘等。

（2）物理因素：①异常气象条件：如高温、高湿、低温；②异常气压：如高气压、低气压；③噪声、振动：④电离辐射：如X射线、Y射线等；⑤非电离辐射：如可见光、紫外线、红外线、射频辐射、激光等。

（3）生物因素：如附着在动物皮毛上的炭疽杆菌、甘蔗渣上的真菌、医务工作者可能接触到的生物传染性病原物等。

2. 高体能消耗　高强度体力劳动可能导致肌肉骨骼系统损伤，如肌肉拉伤、关节炎、腰椎间盘突出等，也需要特别关注肌肉骨骼健康和伤害预防。

3. 不良工作姿势　长时间的不良姿势（如久坐、久站、抬重物等）容易引发慢性疼痛、脊柱侧弯、肥胖和心血管疾病等问题。

4. 意外伤害　如矿难、火灾、医疗事故、航空事故等，存在较高的意外伤害风险。

（二）心理风险

1. 高压工作环境　如消防员、医护人员面对紧急救援和抢救任务，可能导致较大的心理压力和焦虑。

2. 情感疲劳　长期面对患者死亡、严重伤病等情况，医护人员可能产生情感疲劳和职业倦怠。

3. 社会期望　某些职业（如警察、医生）受社会高度关注，期望值过高，可能增加心理负担。

（三）行为风险

1. 不规律作息　如飞行员、护士轮班工作导致睡眠不足和生物钟紊乱。
2. 饮食不规律　高强度工作使得正常饮食受到影响，营养摄入不均衡。
3. 烟酒依赖　部分人群可能通过吸烟、饮酒来减轻压力，形成依赖。

二、健康需求

通过对特殊职业人群可能存在的健康风险的分析，可以制定针对性的健康促进计划和策略，提供定制化的医疗服务，以及开展职业健康教育和培训，从而提高特殊职业人群的整体健康状况和生活质量。

（一）专业性和准确性

职业人群需要专业的健康体检和准确的健康信息，确保他们了解自己的健康状况，并采取适当的预防或治疗措施。

（二）个性化服务

不同的个人和职业群体可能需要不同的健康管理服务。例如，IT行业、金融行业、教育行业和公务员行业等，他们可能需要根据其职业特点和健康状况定制的体检套餐。

（三）疾病预防和筛查

除了常规的健康检查，职业人群还关注特定疾病的筛查，如癌症和心脑血管疾病。

（四）持续的健康管理

健康体检后，职业人群希望有持续的健康管理服务，包括健康教育、健康咨询、慢性病管理和与医院的对接诊疗。

（五）心理健康

特定岗位的职工，如公共交通驾驶员、教师、医生等，他们的心理健康问题同样值得关注。由于工作压力和特殊职责，这些职业人群可能面临更高的心理健康风险。

（六）法律法规支持

为了更好地维护职业人群的心理健康，需要有相应的法律法规支持，以确保企业机构提供必要的心理健康服务和支持。

（七）全生命周期的健康管理

健康管理应该是终身的，可根据个人的年龄、性别、健康状况和职业风险因素，采取不同方式的健康管理措施。

三、健康评价

针对特殊职业人群的健康评价需要全面考虑其身体、心理和职业健康状况，并进行定期评估。

（一）个人基本信息的收集

1. 职业史调查　包括从业起止时间、工作单位、部门、班组、工种、接触职业病危害（危害因素的名称，接触两种以上应具体逐一填写）、接触时间等。

2. 既往疾病史　包括既往预防接种及传染病史、药物及其他过敏史、过去的健康状况及患病史、是否做过手术及输血史、患职业病及外伤史等。

3. 家族史　包括父母、兄弟、姐妹及子女的健康状况，是否患结核、肝炎等传染病，是否患遗传性疾病（如糖尿病、血友病等）以及死亡者的死因等。

4. 个人生活史　包括吸烟史、饮酒史、吸毒史、女工月经情况与生育史等。

（二）基础健康检查

1. 体格检查　包括常规监测（血压、血糖、心电图等）和专项检查（肺功能、肝功能、肾功能等）。

2. 实验室检查　定期进行血液、尿液检查，筛查传染病、职业病等。

3. 影像学检查　根据职业特点，进行X射线、CT、MRI等影像学检查，对一些工种特异性较强的进行生化检测（如血铅或尿铅、血ZPP）等。

（三）心理健康评估

1. 情绪评估　使用标准化量表（如PHQ-9、GAD-7）评估抑郁、焦虑等情绪问题。

2. 压力与应对评估　了解个体面对压力的应对方式和能力，识别潜在的心理健康问题。

3. 心理咨询与支持评估　了解是否有心理咨询需求，评估心理支持系统的有效性。

（四）职业健康评估

1. 职业病筛查　针对不同职业特点，进行职业病筛查（如粉尘病、噪声性耳聋、放射病等）。

2. 工作环境评估　评估工作环境的安全性、卫生条件和防护措施，提出改进建议。

3. 安全操作评估　检查是否正确使用个人防护设备，掌握必要的安全操作技能。

四、健康管理策略

针对特殊职业人群的健康需求，应制定个性化的健康管理策略，包括预防、治疗、心理支持和职业健康保护等方面。

（一）预防措施

1. 健康教育与促进　定期开展针对性的健康教育活动，如营养工作坊、运动指导课程、心理健康讲座和职业病防护培训。这些活动旨在提高特殊职业人群的健康意识和自我管理能力。

2. 职业防护与装备　根据特殊职业人群的具体工作环境和风险评估，提供高标准的职业防护装备，如防尘口罩、安全眼镜、防化服等，并确保员工了解如何正确使用这些装备。

3. 安全培训与演练　实施定期的安全培训和应急演练，强化员工的安全意识和紧急情况下的应对能力，包括火灾逃生、急救技能、危险品处理等内容。

4. 定期健康检查　健康检查的内容应根据国家颁布的《职业病诊断标准及处理原则》中的有关规定执行。

（二）治疗措施

1. 个性化医疗方案　与医疗专家合作，为特殊职业人群提供定制化的医疗方案，包括职业病的早期诊断和治疗，以及慢性病的长期管理。

2. 药物管理与监测　建立严格的药物管理制度，确保特殊职业人群在使用药物时的安全性和有效性。同时，定期监测药物副作用，并及时调整治疗方案。

3. 康复服务与支持　为受伤或患病员工提供全面的康复服务，包括物理治疗和心理康复，以及必要的辅助设备和技术支持。

（三）心理支持

1. 心理咨询与干预　建立易于访问的心理咨询渠道，为特殊职业人群提供及时的心理干预，帮助他们应对工作压力、职业倦怠和个人问题。

2. 心理健康促进小组　鼓励员工参与心理健康促进小组，通过小组活动和同伴支持，增强心理韧性和应对压力的能力。

3. 压力管理与放松训练　推广有效的压力管理技巧和放松训练，如正念冥想、瑜伽、渐进性肌肉放松等，帮助员工缓解工作压力和提升整体福祉。

（四）职业健康保护

1. 定期健康筛查　实施定期的职业健康筛查，包括职业病筛查和常规健康检查，以便及时发现健康问题并采取干预措施。

2. 工作环境优化　与工业工程师合作，对工作环境进行持续评估和改进，减少职业暴露风险，如改善通风系统、降低噪声水平、优化工作站设计等。

3. 政策倡导与法规遵守　积极参与政策倡导，推动制定和完善特殊职业人群健康保护的法律法规，并确保企业内部政策与法规的一致性和遵守。

（五）健康策略的实施与监测

1. 实施监控　利用信息技术建立员工健康数据库，跟踪健康检查结果、疾病发生情况和康复进程，为员工健康管理提供数据支持。定期评估健康教育和促进活动的效果，包括员工参与度、知识掌握情况和行为改变等指标。

2. 效果评估　监测特殊职业人群的健康结果，如发病率、伤残率和死亡率，评估健康管理策略的实际效果。进行成本效益分析，评估健康管理策略的经济合理性和投资回报，为资源配置和策略调整提供依据。

3. 持续改进　建立员工反馈机制，收集员工对健康管理策略的意见和建议，不断优化和改进服务。与行业内其他组织交流和分享健康管理的最佳实践经验，学习和引进有效的健康管理方法。

参考文献

［1］国家基本公共卫生服务项目管理平台［EB/OL］.（2023-10-10）［2024-09-15］. http://www.nbphsp.org.cn/jbgw/ycf/.

［2］杨君婷，黄爱群，陈大方. 基于群组轨迹模型的0～3岁婴幼儿体格发育轨迹特征及影响因素研究［J］. 中国生育健康杂志，2023，34（1）：25-34.

［3］陈琼华，郑敬阳，林春燕，等. 泉州地区支气管哮喘儿童过敏情况分析［J］. 福建医药杂志，2024，46（2）：22-26.

［4］周琼，刘海波，胡必梅，等. 母亲喂养方式、婴幼儿饮食行为及气质对儿童超重肥胖的影响［J］. 中国儿童保健杂志，2024，32（8）：850-855.

［5］洪莉，潘秀花，汪鸿，等. 中国婴幼儿辅食添加现状与实现食物多样化研究进展［J］. 中国妇幼保健，2024，39（9）：1553-1557.

［6］猴百妮，张倩，郑红娟，等. 西安地区6～36月婴幼儿营养性贫血现状及影响因素分析［J］. 华南预防医学，2024，50（7）：618-621+625.

［7］冈田悦政. 健康管理学［M］. 北京：科学出版社，2019.

［8］温莹，罗日景，程雁鹏，等. 2013—2022年深圳市托幼儿童传染病流行特征及趋势分析［J］. 现代预防医学，2024，51（1）：149-155.

［9］高景全. 2018—2022年天津市宁河区儿童青少年意外伤害发生特征及影响因素分析［J］. 中国初级卫生保健，2023，37（10）：61-64.

［10］刘忠慧，赵赛赛，肖英琛，等. 天津市2019—2023年中小学生超重肥胖流行趋势及相关因素分析［J］. 中国学校卫生，2024，45（8）：1176-1180+1185.

［11］孙宏艳. 青少年体育运动状况调查及对策［J］. 青年学报，2022，（2）：68-78.

［12］漆明霞，罗晶，杨雅丽，等. 小儿肥胖症的影响因素分析［J］. 当代医学，2017，23（26）：130-132.

［13］熊畅，李志娟，王锦铭，等. 基于食材统一配供体系分析6～15岁儿童青少年超重肥胖趋势及BMI差异变化研究［J］. 中国全科医学，2024，27（31）：3890-3895+3904.

［14］王兰兰，侯言彬，张加功，等. 宁波市青少年学生心理健康素养、心理状况及服务需求分析［J］. 现代实用医学，2023，35（7）：928-933.

［15］程娟，王正义，魏荣霞，等. 相对剥夺感对留守儿童亲社会行为的影响：社会支持的中介作用［J］. 心理月刊，2024，19（15）：42-44+66.

［16］石琳，张玉琴，陈强，等. 中国儿童健康体检专家共识［J］. 中国实用儿科杂志，2022，37（8）：561-566+574.

［17］郑冬梅，梁学军，靳景璐，等. 中国儿童肥胖的评估、治疗和预防指南［J］. 中国妇幼健康研究，2021，32（12）：1716-1722.

［18］高素玉，蔡雪，唐亚，等. 基于家庭视角下儿童和青少年饮食质量影响因素的研究进展［J］. 现代医学，2024，52（5）：821-826.

［19］李明，王佳敏，王超，等. 肺功能及相关影响因素研究进展［J］. 首都公共卫生，2024，18（2）：123-126.

［20］鲍成臻，高丽丽，韩历丽. 北京市青少年生存质量现状与健康认知和健康行为的关系［J］. 中国儿童保健杂志，2024，32（6）：687-691+696.

［21］刘洪. 残疾预防与康复（续）：世界卫生组织残预防与康复专家委员会报告［J］. 中国康复. 1997，12（3）：143-144.

［22］张韦韦. 关爱特殊人群：残疾人接受职业教育［J］. 教育与职业，2007，（7）：83-84.

第十二章　中医健康管理

中医药学中有十分丰富的健康促进与健康维护的知识积累，千百年来为中华民族的繁衍生息提供了基本的健康医学保障。如何在健康管理的学术与需求快速发展的今天，进一步挖掘中医健康管理的科学内涵，建立适用于大样本人群，具有技术操作规范，与现代医学的健康管理学相互配合，取长补短，甚至水乳交融的、具有我国特色的健康管理学知识体系与技术体系，是时代向健康管理工作者提出的新的要求。

近十余年来，我国的健康管理学研究者，以中医"治未病"机构和健康体检机构为基地，以功能社区、疗养康复机构为依托，对中西医并重的健康管理模式进行了深入的探讨。首先提出以健康状态测评（侧重于身体功能状态的评估）为中医体检的重点，通过中医的望诊、问诊、闻诊、切诊，对受检者的气血、脏腑、经络的健康状态进行评估，研制了适用于大样本人群的测评方法，如中医体质辨识问卷、数字望诊（主要包括舌诊、色诊、甲诊等）、脉象测量、经络测量、红外线体表温度检测等。并在此基础上，尝试将中医健康状态的测评结果与西医体检资料相参照，从中西医两个角度，作出更为全面的健康评估，实施中西医结合的、更具有个性化的健康管理。

中医健康管理不同于暂时性的医疗救治，而是一个长期并周而复始的过程，即在实施健康干预管理措施一段时间后，需要重新收集相关健康信息进行评估效果、调整策略与干预措施。只有周而复始、细致入微并长期坚持，方可取得健康管理的预期效果。因此，在健康信息收集、评估与干预管理后，必须进行随访跟踪，收集反馈信息，以进行下一循环的健康管理。所以，借助预防医学的思路与方法，开展中医健康管理是未来中西医结合发展的一条必经之路。

第一节　中医健康管理的实施

中医药在几千年的实践中，以显著的疗效、浓郁的民族特色、独特的诊疗方法、系统的理论体系，为人类的健康作出了突出贡献。中医健康管理将中医药优势与健康管理相结合，以慢性病管理为重点，以"治未病"理念为核心，探索融健康文化、健康管理、健康保险为一体的中医健康保障模式。通过结构化设计、规范化模块的系列服务，全面防范疾病的发生、发展和变化，并在经济上实现可持续的健康保障，以实现："未病先防、既病早治、以病防变、预后防复"的目标，达到祛病健人的目的。

一、中医健康管理的新政策和新举措

中医药强调要整体把握人的健康状态，注重个体化，突出治未病，临床疗效确切，治疗方式灵活，养生保健作用突出，这是我国独具特色的健康服务资源。近年来，国家在制度建设、政策引导及行业监管等方面出台一系列相关政策，充分调动社会力量的积极性和创造性，不断增加中医药在健康管理的供给，提高健康管理服务质量和效率。各地也出台相应措施落实中医健康管理。

2013年9月，国务院印发《关于促进健康服务业发展的若干意见》指出，健康服务业主要包括医疗服务、健康管理与促进、健康保险以及相关服务，涉及药品、医疗器械、健身产品等支撑产业；对于满足人民群众多层次、多样化的健康服务需求，提高服务业水平，促进经济转型升级和形成新的增长点，具有重要意义。

2014年，国家中医药管理局修订《中医医院"治未病"科建设与管理指南（修订版）》，将健康档案建立、慢性病健康管理、健康信息管理，以及管理效果评价等纳入治未病服务项目。

2015年4月，国务院办公厅印发《中医药健康服务发展规划（2015—2020年）》，对中医健康管理指明了方向。明确指出：开展中医特色健康管理。将中医药优势与健康管理结合。加强中医养生保健宣传引导，积极利用新媒体传播中医药养生保健知识，引导人民群众更全面地认识健康，自觉培养健康生活习惯和精神追求。鼓励保险公司开发中医药养生保健、治未病保险以及各类医疗保险、疾病保险、护理保险和失能收入损失保险等商业健康保险产品，通过中医健康风险评估、风险干预等方式，提供与商业健康保险产品相结合的疾病预防、健康维护、慢性病管理等中医特色健康管理服务。指导健康体检机构规范开展中医特色健康管理业务。

2016年，国务院发布《中医药发展战略规划纲要（2016—2030年）》指出，实施中医治未病健康工程，为群众提供中医健康咨询评估、干预调理、随访管理等治未病服务。推动建立融入中医药内容的社区健康管理模式，开展高危人群中医药健康干预，提升基层中医药健康管理水平。

2016年10月，中共中央、国务院印发《"健康中国2030"规划纲要》，坚持中西医并重，将健康融入所有政策。指出：健全覆盖城乡的中医医疗保健服务体系。在乡镇卫生院和社区卫生服务中心建立中医馆、国医堂等中医综合服务区，推广适宜技术，所有基层医疗卫生机构都能够提供中医药服务。促进民族医药发展。到2030年，中医药在治未病中的主导作用、在重大疾病治疗中的协同作用、在疾病康复中的核心作用得到充分发挥。并进一步明确：发展中医养生保健治未病服务，实施中医治未病健康工程，将中医药优势与健康管理结合。要鼓励社会力量举办规范的中医养生保健机构，加快养生保健服务发展。

此外，各地在推动中医"治未病"和健康管理实践方面，也纷纷出台政策和举措。

2018年11月，河南省卫生计生委、省中医管理局联合印发《关于在疾病预防控制工作中充分发挥中医药作用的指导意见》，推动中医药在疾病预防控制中扮演更重要的"角色"，充分发挥中医药特色优势，探索构建"预防为主，中西医并重"的疾控工作体系。

2019年2月，国务院批复《全面推进北京市服务业扩大开放综合试点工作方案》，北京成为全国首个服务业扩大开放综合试点城市。北京将在医疗机构治未病服务项目纳入收费项目和确定收费标准等方面先行先试，推进中医药服务。

2019年，《浙江省人民政府关于推进健康浙江行动的实施意见》提出了健康浙江26项行动。其中包括深入实施中医治未病健康工程，推广普及中医养生保健知识和养生方法。中医医院及有条件的综合医院、妇幼保健院设立治未病科；基层医疗卫生机构配置中医预防保健必要的人员、设备和技术，提供中医预防保健服务。支持社会力量举办规范的中医养生保健机构。

2020年，四川省成立健康四川行动推进委员会，要求加强全省中医治未病管理，引导社会力量参与治未病服务。2022年和2030年，中医医院设置治未病科室比例分别达到90%和100%。

二、中医治未病与中医健康管理的人才培养

在中医治未病和健康管理人才培养方面，2011年，杭州师范大学健康管理学院正式成立。2013年，国务院学位委员会批准杭州师范大学设立首个服务国家特殊需求的"治未病与健康管理"博士人才培养项目，是国内最早开设本－硕－博完整人才培养体系的高校，2023年5月，被列为"十四五"国家中医药管理局"高水平中医药重点学科建设项目"单位。

2012年，北京中医药大学获批国家中医药管理局重点学科"中医药管理

学"；2013年自主设立首个"中医药管理"二级学科博士点（中医学一级学科下），2015年获批"健康管理学"。

截至2022年，据统计，目前国内拥有独立设置的中医药类高校共25所，绝大多数中医院校设立了健康管理与服务专业的本科或硕士培养体系，或相关专业，例如心理与健康、运动与健康等。

第二节　中医健康管理体系的构建

一、理论基础

中医健康管理的提出，要符合中医和健康管理学科特色，以人为中心，注重整体观。中医药学从宏观角度看问题，将人看作一个有机的整体，机体的各脏腑之间相互影响。健康管理重视疾病风险因素的管理，积极开展身心和生活方式等综合管理。

中医健康管理的过程，是一个临床健康管理实践的过程，要符合健康管理的全流程。从建立健康档案开始，将个人信息、中医体检、中医健康状态评估、专家咨询与干预、跟踪服务，翔实记录。所以，中医健康管理需要注重全过程管理，客观评价管理效果。

中医健康管理需要依托现代信息技术手段，推进健康管理平台建设。中医健康管理临床实践依托现代无线技术（5G），线上和线下相结合，将中医健康信息、评估、干预及效果等数据，进行管理效果评价，使服务人群更广，干预更优，效果更佳。

中医健康管理医学实践不仅是使用证据的过程，更是创造证据的过程。积极开展临床实践，生成科学证据，要站在循证医学的角度，生成中医的预警、预测模型，找到最优的健康干预方法。

此外，近些年来，国家中医药管理局"治未病"工程的深入开展，给中医健康管理带来了新局面，各地区开展了形式多样的中医"治未病"与健康管理临床和学科交流，促进中医特色健康管理体系的构建和完善，提升了我国健康管理的综合能力。

二、中医健康管理理论与实践的基本要素

1. 信息采集和体质辨识　是中医健康管理的基础。信息采集包括个人基本信息、一般情况和中医体检三部分。其中中医健康体检是指在中医理论指导下，运用人体阴阳平衡，五脏相生相克的原理，结合传统的望、闻、问、切四诊合参，确定被检者的体质、脏腑、经络、气血的健康状态，整体评估当前的机能状态。

近几年，使中医体检更加客观化、量化的研究一直是热点，比较成熟的体质判定基本实现了量化和标准化，将人体分为一种平和体质和八种偏颇体质，临床多可见到以上九种体质及兼夹状态。医用红外热成像技术是利用人体红外辐射照像原理研究体表温度分布状态的一种现代物理学检测技术，它能无创伤而形象生动地展示人体寒热的图像，符合中医寒热辨证的客观化。最近越来越多的健康管理中心通过开展功能医学检测来判断生理病理上的失衡状况，而中医体检也可以定义为功能状态检查，下一步开展中医健康管理，系统全面地开展功能医学检查来研究脏腑、经络、气血、阴阳等健康状态的定性、定量判定，并正确评估"未病四态"（健康未病态、欲病未病态、已病未病态和瘥后防病态）。

2. 中医健康风险评估　是中医健康管理的重要环节。分析与评估体质类型（平和/偏颇）、健康状态评估（健康、亚健康、亚临床、疾病状态、康复状态）、"未病四态"、疾病风险预测、已患疾病、环境适应能力、心理指数、生存质量等，正确的评估是下一步干预调理的基础。根据综合评估结果，提供分层（或分轻重）的中医健康管理。

3. 中医综合干预　是中医健康管理体系的核心内容。通过开设健康调养咨询门诊，对于亚健康、亚临床人群，运用中医的辨证论治，因人、因病、因体质的个性化处方用药。规范应用中药、中成药、特色药方、药茶、药酒、药膳等，综合使用饮食调养、针刺、灸法、拔罐、推拿、穴位贴敷、足疗、药浴、熏洗（蒸）、药膳、刮痧、音疗、起居保养、四季养生、精神调摄、经络调理、医学美学等技术。规范的中医体检加完善的中医检后服务，构成了全方位的中医健康管理。综合干预是中医特色健康管理体系最核心的内容，是维护健康的必要手段。

三、不同场景的中医健康管理

2015年《中医药健康服务发展规划（2015—2020年）》中指出：在中医医院及有条件的综合医院、妇幼保健院设立治未病中心，开展中医健康体检，提供规

范的中医健康干预服务。建立健康管理组织与中医医疗、体检、护理等机构合作机制，在社区开展试点，形成中医特色健康管理组织、社区卫生服务中心与家庭、个人多种形式的协调互动。开展中医养生保健服务规范建设，加强中医养生保健机构、人员、技术、服务、产品等规范管理，提升服务质量和水平。

2014年《中医医院"治未病"科建设与管理指南（修订版）》，对于不同等级的医院如何开展中医健康管理，给予了非常明确的指南和方向。

社区卫生服务中心开展中医健康管理，不仅提供急性病的紧急处理，慢性病的诊疗，还应该为社区群众提供中医健康咨询评估、干预调理、随访管理等治未病服务。推广中医治未病与健康管理适宜技术，让社区群众不生病、少生病、晚生病、益寿延年。

在中小学和大学开展中医健康管理。将中医药基础知识纳入中小学课程，建立学校健康教育推进机制。构建中医和健康教学与教育活动相结合、课堂教育与课外实践相结合、经常性宣传教育与集中式宣传教育相结合的健康教育模式。培养中医健康教育师资，将中医健康教育纳入教师职前教育和职后培训内容。

在职业场所，根据不同职业性质及常见如视力下降，失眠、乏力、颈椎腰椎疼痛、血压升高等，开展中医治未病与管理，实行工间健身制度，鼓励和支持工作场所建设适当的健身活动场地，经常组织八段锦、太极拳等学习与练习；开设中医健康小屋，提供简便廉验的中药和药食同源产品，中医外治技术等。

四、不同人群的中医健康管理

2015年《中医药健康服务发展规划（2015—2020年）》中指出：形成针对不同健康状态人群的中医健康干预方案或指南（服务包）。建立中医健康状态评估方法，丰富中医健康体检服务。推广太极拳、健身气功、导引等中医传统运动，开展药膳食疗。运用云计算、移动互联网、物联网等信息技术开发智能化中医健康服务产品。为居民提供融中医健康监测、咨询评估、养生调理、跟踪管理于一体，高水平、个性化、便捷化的中医养生保健服务。

2011年9月，国家中医药管理局发布了《基本公共卫生服务中医健康管理技术规范》，内容包括0～6岁儿童中医健康管理、孕产妇中医健康管理、老年人中医健康管理、高血压患者中医健康管理、2型糖尿病中医健康管理等内容。2013年9月，国家中医药管理局发布了《中医药健康管理服务技术规范》，包括老年人中医药健康管理服务技术规范和0～36个月儿童中医药健康管理服务技术规范等内容。

第三节 中医健康状态的认识

一、中医健康状态内涵

状态是健康认知的逻辑起点，也是中医辨证诊断的核心。确立健康认知的逻辑起点，不仅为中医辨证论治的方法体系找到了理论根源，也为正确把握生命和健康规律提供了科学依据。人体状态是人体在某一时相内所处的状况、态势和特征，可以用适当的变量（或参数）来描述，如症状、体征、理化指标等。除此之外，与健康状态相关的环境、社会等因素，如气候、季节、节气以及家庭背景、人际关系等，也是健康状态评估或辨识的依据。

"健康状态"或"健康"，是对生命过程中不同阶段生命特征的概括，有广义和狭义之分。狭义的健康状态就是我们通常说的"健康"，指的是未病状态，是人体的正常状态，即"阴阳自和""形与神俱""天人合一"的功能状态。

广义的健康状态是对人们在某一阶段健康状况系统具体的描述，包含正常状态和异常状态，包括未病态、欲病态、已病态以及病后态四方面，涵盖了人的各种体质、生理特点、病理特点、病、证等的概念。未病态是机体处于"阴平阳秘"的状态，属于"平"的状态；已病态是指外在刺激或体内的应激超过了阴阳自和的调节能力，人体处于"阴阳失衡"状态；欲病态是介于未病态与已病态之间的状态，也就是说人体的生理病理、体质等状态虽然出现偏颇，但其偏离"平"的状态的范围或幅度是自身阴阳自和的调节能力尚能控制，不需要外力（包括药石针灸等手段）去干预和帮助机体对抗这种偏颇。病后态是已病态经过治疗或康复后机体处于一种不稳定的阴阳自和的状态，如果机体疏于调护，易使病后态转化为已病态。

二、中医健康状态的主要理论基础

生命是一个时序的连续过程，疾病只是相对短暂的阶段，在生命的不同阶段，存在着不同的生理病理特点和个体的差异。中医健康状态涵盖了个体生命全周期不同阶段的生理病理特点、体质、证、病等。中医健康管理也是基本按照中医健康状态进行辨证施治和辨证施养。

"体质"思想溯源于《内经》。《中医藏象学》对中医体质的定义为：人体在先天禀赋和后天调养的基础上，表现出来的功能（包括心理气质）和形态结构上相对稳定的固有特性。体质是一种客观存在的生命现象，是人类生命活动的一种重要表现形式，与疾病和健康有着密切的联系。

现代中医对"体质"的分型研究，多根据不同人群的体质表现特征、体质变化及与疾病的关系等方面作出分类。较有代表性的分类方法是九分法：平和质、气虚质、阳虚质、阴虚质、痰湿质、湿热质、瘀血质、气郁质、特禀质。

"证"是对疾病发展到某一阶段的病因、病位、病性等所作的高度概括，"证"能反映疾病当前阶段的病理本质，反映不同患者不同阶段的机体反应状态，当反应达到一定的度时，才称之为"证"。

中医的"病"是对疾病发生全过程的基本特点和规律的概括和抽象。中医和西医认识疾病的角度和思维不一样，所以，中医的病名不能等同于西医的病名。比如，不能简单将糖尿病等同于中医的消渴，亦不能简单将西医的肺结核等同于中医的肺痨。

病证结合是中医诊断的基本原则之一，这个"病"既有西医的病也有中医的病，从中西医结合的角度来讲，可能是西医的"病"和中医的"证"结合，但是从中医的角度来说，病证结合是把中医的"病"和中医的"证"结合起来。中医的疾病，大多数是以临床突出的一个或几个症状或者是体征命名的，中医的病名在一定程度上概括了病因、病机、传变规律以及预后、治则和方药。一些命名规范的疾病，如痰饮病和虚劳病等，同样有明确的原因、发病机制、发展过程，有规律可循，有治法可依，有预后可测，完全可以指导临床辨证论治。中医病名与中医辨证是不可分割的一个整体，中医治病、立法、处方、用药必须以中医病名为"纲"，以中医辨证为核心才能取得良好的疗效。

三、未病态、欲病态、已病态、病后态

中医学中，疾病是致病邪气作用于人体，人体正气与之抗争而引起的阴阳失调、脏腑组织损伤或生理功能障碍的一个完整的过程。根据中医理论，按照疾病发生、发展的不同阶段可将人体状态分为：未病态、欲病态、已病态与病后态。

1. 未病态　"未病"一词由来已久，源于《黄帝内经》，《素问·四气调神大论》云："是故圣人不治已病治未病，不治已乱，治未乱，此之谓也。"未病态是指对于各种的内外因素刺激，人体都能通过"阴阳自和"的自我调节机制，保证正气处于一定水平并足以在正邪相争中占绝对优势，维持人体脏腑经络、气血等功能的正常，生命体处于"阴平阳秘"状态，即"平人"状态。也就是说，未病态即健康状态。人体要维持健康状态，达到延年益寿的境界，除了躯体的完整和

健全外，还包括心理以及社会的适应能力的正常。

2. 欲病态 "欲病"之说，源于《素问·刺热》，"病虽未发，见赤色者刺之，名曰治未病。"此处所谓"未发"，实际上是已经有先兆小疾存在，即疾病时期症状较少且又较轻的阶段，类似于唐代孙思邈《千金要方·论诊候第四》中记载："上医医未病之病，中医医欲病之病，下医医已病之病"，在这种"欲病"情况下，早发现、早诊断、早治疗十分重要。欲病态实质是人体处于未病与已病之间的一种状态。在外虽然有不适的症状表现，但仅仅是"苦似不如平常"，医生不足以诊断为某一种疾病。正因如此，孙思邈反复告诫人们养生防病及欲病早调的观点的重要性，"消未起之患，治未病之疾，医之于无事之前""五脏未虚，六腑未竭，血脉未乱，精神未散，服药必活。"在五脏没有虚损六腑尚未衰败，气血运行还未紊乱，神气犹未涣散，病势处于轻浅阶段时，及时服药调理，每能痊愈。突出了欲病先防的实质，强调了顺应自然的整体观念。如果错过了对未病的预防，那么，对于欲病的预防就不能再错过。

3. 已病态 是指外在刺激或体内的应激导致人体的脏腑、经络、气血的功能出现了偏颇，超过了阴阳的调节能力，生命体处于"阴阳失衡"状态。在已病状态下，生命体个体存在着特殊性，即机体脏腑、气血的特殊性，在疾病发生发展的过程，机体往往表现出发生疾病可能性的大小方面的差异性，同时，也表现出对某些疾病存在倾向性、易感性。病邪袭于人体之后，与正气相搏，形成一定的病性、病位，这就是病证，又根据生命体气血、脏腑的特殊性，疾病发生一定规律的"从化"。因此，疾病是一种特殊的、病态的健康状态。

4. 病后态 病后态又称瘥后，是指疾病的基本证候解除后，到机体完全康复的一段时间，包括痊愈和好转。好转是疾病的基本证候已解除，但症状并未完全消失；痊愈是疾病的症状全部消除，但机体正气不一定恢复正常。由于病后纳食减少或消耗增加，及正邪相争而耗伤正气，易处正虚邪恋状态，若失于调护，可使旧疾再起或罹患他病；此外，脏腑、形体虽无器质损害，但其功能尚未达到常态的体用和谐状态。因此，对病后态不可掉以轻心，要认真调护，以防生变。

第四节 中医药健康状态干预

中医药健康状态干预调节，是运用中医药特色技术，对人体健康状态进行干预调节，使人体保持和恢复"平和"状态，达到强体增健和预防疾病的目的。常用的中医药健康状态干预技术包括艾灸、拔火罐、推拿按摩、毫针刺法、刮痧、穴位贴敷、中药热熨、耳穴压豆、中药熏蒸、中药药浴等。

一、艾灸

艾灸产生于中国远古时代，它的作用机制和针疗有相近之处，并且与针疗有相辅相成的治疗作用，通常针、灸并用，故称为针灸。针灸治病在国内外有着深远的影响，其中艾灸是指用艾叶制成的艾灸材料产生的艾热刺激体表穴位或特定部位，通过激发经气的活动来调整人体紊乱的生理生化功能，从而达到防病治病目的的一种疗法，具有温经通络、祛湿散寒、升阳举陷、回阳固脱、消瘀散结、拔毒泄热等功效，是在保健和疾病预防中运用最为广泛的中医特色技术之一。

二、拔火罐

拔罐法又名"火罐气"，古称"角法"。是以杯罐作工具，用各种方法排去其中的空气，通过负压作用，罐体吸着于皮肤，造成淤血现象，达到临床治疗效果的一种中医传统疗法。

拔罐有温经通络、祛湿逐寒、行气活血、消肿止痛的作用。以保健为目的拔火罐疗法技术，是在中医理论为指导下，可用于缓解慢性疼痛，预防感冒，改善过敏体质，促进消化，改善睡眠，缓解疲劳，减肥，面部美容，延缓衰老等。

三、推拿按摩

推拿按摩又称按摩疗法。是用"手"作为工具，以中医的脏腑、经络学说为理论基础，并结合西医的解剖和病理诊断，用手法作用于人体体表的特点部位以调节机体生理、病理状况，达到理疗目的的方法。具有扶正祛邪、散寒止痛、健脾和胃、导滞消积、疏通经络、滑利关节、强筋壮骨等作用；还具有保健强身，预防疾病，延年益寿的效果。适用于疲劳、失眠、颈肩腰腿不适、消化功能不良等常见亚健康状态，以及日常的机体健康养护。

四、毫针刺法

毫针刺法是目前临床上最常应用的针灸疗法，也是传统医学在针灸领域最受世界所关注的技术方法。毫针刺法是以毫针为针刺工具，通过在人体经络腧穴上施行一定的操作方法，以通调营卫气血，调整经络、脏腑功能而达到调节人体状态，实现保健和疾病预防目的的一种方法。毫针刺法具有适应证广、疗效显著、应用方便、经济安全等特点。

五、刮痧

刮痧，是传统的自然疗法之一，它以中医皮部理论为基础，用器具（牛角、玉石、火罐）等在皮肤相关部位刮拭，以达到疏通经络、活血化瘀之目的。该技术具有祛除邪气，疏通经络，舒筋理气，祛风散寒，清热除湿，活血化瘀，消肿止痛，从而达到扶正祛邪，防病治病的作用。其适合于易感冒、肢体不适、疲劳、失眠等亚健康状态，以及女性生理周期养护等日常养生保健。

六、穴位敷贴

穴位贴敷疗法，是以中医经络学说为理论依据，把药物研成细末，用水、醋、酒、蛋清、蜂蜜、植物油、清凉油、药液等调成糊状，或用呈凝固状的油脂（如凡士林等）、黄醋、米饭、枣泥制成软膏、丸剂或饼剂，或将中药汤剂熬成膏，或将药末散于膏药上，再直接贴敷穴位、患处（阿是穴），用来治疗疾病的一种无创痛穴位疗法。通过穴位将刺激内传经络、肝腑，激发了经气，调动了经脉的功能，以调理失衡的阴阳与脏腑气血。

七、中药热熨

热熨疗法可扩张血管、改善局部血液循环、促进局部代谢、缓解肌肉痉挛、促进炎症及瘀血吸收，具有温经散寒，消肿止痛，活血祛瘀，强筋健骨的治疗作用。适用于亚健康和病前状态人群如疲劳状态、代谢异常状态、肥胖、疼痛等，阳虚体质、瘀血体质、气郁体质等偏颇体质人群。

八、耳穴压豆

耳穴压豆疗法是将生王不留行籽等一类的压丸用胶布粘贴在耳郭的相关穴位上，并加以按压以达到宣畅经络，疏通气血，利湿化滞，以达到防病治病，强身健体目的。

九、中药熏蒸

中药熏蒸的适应证比较广，适用于各类亚健康状态和病前状态人群，根据配药的不同来对相应的状态和病症进行干预和治疗。

十、中药药浴

药浴是用药液或含有药液水洗浴全身或局部的一种方法，其形式多种多样：洗全身浴称"药水澡"；局部洗浴的又有"烫洗""熏洗""坐浴""足浴"等之称，尤其烫洗最为常用。药浴用药与内服药一样，亦需遵循处方原则，辨病辨证，谨慎选药，即根据各自的体质、时间、地点、病情等因素，选用不同的方药，各司其属。可用于亚健康人群调理，具有行气活血、强筋健骨、养颜润肤、祛风止痒等功效。

参考文献

［1］武留信，曾强. 中华健康管理学［M］. 北京：人民卫生出版社，2016.

［2］陈君石，黄建始. 健康管理师［M］. 北京：中国协和医科大学出版社，2007.

［3］张雪亮，吴非. 中医养生保健学［M］. 北京：中国中医药出版社，2005.

［4］李灿东. 中医状态学（2版）［M］. 北京：中国中医药出版社，2021.

［5］王琦. 中医体质学［M］. 北京：中国中医药出版社，2021.

［6］梁嵘. 中医诊断学［M］. 北京：人民卫生出版社，2006.

第十三章　健康管理的社会治理

随着社会经济的快速发展与人口老龄化的加剧，健康问题已经成为影响国家整体发展和社会稳定的重要因素。健康管理的社会治理不仅是医疗卫生系统的责任，还需要个人、家庭、社会、政府等多方主体的共同努力与协作。健康管理的核心在于通过各方共同参与和协作，建立一个以预防为主、全程健康管理为基础的综合体系，从而提高全民健康水平，减少疾病负担，促进社会和谐发展。通过多方主体的责任共担和协同治理，才能实现健康管理的全覆盖与高效益，为建设"健康中国"奠定坚实基础。

第一节　个人、家庭、社会、政府在健康管理中的责任共担

在健康管理的社会治理中，个人、家庭、社会和政府各自承担着不可或缺的责任，共同构建起全面而有效的健康管理体系。个人和家庭是健康管理的核心，承担着日常健康行为的选择和维护；社会通过企业、社区和非政府组织提供支持与服务，营造健康环境；政府则通过制定和实施相关政策、法规，确保健康管理工作的有序推进。各方协同努力，才能实现全民健康的共同目标。

一、个人在健康管理中的责任

（一）健康意识的提升

健康管理的基础在于个人对自身健康的主动意识和积极参与。随着社会经济的发展和生活水平的提高，人们逐渐意识到预防疾病的重要性，但对健康的理解仍存在一定局限性。许多人仍将健康等同于无病，而忽视了健康管理的全面性，尤其是预防和自我管理的重要性。在影响健康的因素中，个人行为和生活方式

占60%，而医疗服务仅占8%。表明健康管理的关键在于个人的行为和生活方式。个人应树立正确的健康观念，将健康视为一项长期投资，而非仅在生病时寻求治疗。健康的生活方式应覆盖日常生活的各个方面，包括合理饮食、适量运动、充足睡眠以及良好的心理状态。

个人在健康管理中承担着首要责任，要主动提升健康意识、学习健康知识，并将其融入日常生活。个人应积极参与健康教育活动，通过多种渠道提升健康知识，例如阅读专业书籍、参加健康讲座或咨询医疗专家。这种知识积累不仅能提高个人的健康素养，还能帮助他们在日常生活中作出更科学的健康选择。

（二）自我健康管理

作为健康管理的直接主体，个人在这一过程中扮演着至关重要的角色。在身体健康方面，个人应积极承担责任，通过科学合理的生活方式来维护和提升健康，包括：维持均衡的饮食结构，确保充足的营养摄入；坚持适度的运动，以增强体质和免疫力；保证充足的睡眠，促进身体的恢复和精神的振奋。此外，定期健康体检是自我健康管理不可忽视的一部分，通过体检可以及早发现潜在的健康问题，并采取预防性措施，避免小问题演变为大病。良好的自我健康管理不仅有助于预防慢性病，还能改善现有的健康状况，延长健康寿命，提升整体生活质量。

自我健康管理不仅涉及身体健康的维护，还涵盖了心理健康的管理，是实现全面健康的基础。心理健康与身体健康密不可分，影响着个人的日常行为、情绪和决策能力。现代社会压力日益增大，心理健康问题日益突出。因此，个人应主动采取措施来管理心理健康，通过心理辅导、学习压力管理技巧、培养健康的生活习惯等方式来缓解压力，增强应对挑战的能力。保持积极乐观的心态，不仅能提升生活的幸福感，还能增强个人面对挫折的韧性和抗压能力。心理健康的管理同样是自我健康管理的重要组成部分，二者相辅相成，共同构成全面健康的基础。

通过将身体与心理健康的管理有机结合，个人才能实现真正的健康和幸福。这种全面的自我健康管理模式不仅能够提升个人的生活质量，还能为家庭、社会的整体健康水平做出积极贡献。

（三）知情决策与责任承担

在健康管理过程中，个人应以知情为基础，积极参与医疗决策。这意味着在面对各种健康选择时，个人不仅要了解不同选项的利弊，还应充分权衡后做出最符合自身健康和利益的决策。知情决策是自我健康管理的重要环节，它要求个人对医疗信息、治疗方案和潜在风险有全面的认识，从而避免盲目依赖医疗系统或医生的建议。

同时，个人应对自身健康行为的后果承担相应的责任。例如，若因选择不健康的生活方式而引发健康问题，个人应认识到这是其决策和行为的结果，并为此承担后果。这种责任感促使个人更加重视日常健康管理，防止因忽视健康而产生的不良后果。

此外，个人需要正确理解现代医学的作用，理性看待医院和医生的职责。尽管现代医学技术不断进步，但并非所有健康问题都能通过医疗手段解决，尤其是对许多慢性病，药物通常只能起到辅助作用。误认为现代医学能够解决所有健康问题，是许多人忽视日常健康管理的根本原因之一。因此，个人应破除对医疗手段的盲目信任，特别是避免滥用药物和过度依赖检查，比如滥用抗生素可能导致耐药性问题，射线检查则可能带来额外的放射性风险。这就要求个人在做出用药和检查的决策时，要坚持"必要时才用"的原则，充分考虑其利弊。

知情决策和责任承担不仅体现了个人对自身健康的重视，也能显著增强自我健康管理的效果。与此同时，个人在健康管理过程中应积极与医疗专业人员沟通，建立良好的医患关系。通过与医生、护士等专业人员的互动，个人可以更好地理解自身的健康状况，并获得更为个性化的建议和指导。有效的沟通有助于提高治疗效果和满意度，从而使健康管理更加科学和全面。

二、家庭在健康管理中的责任

（一）家庭健康教育

家庭是个人健康管理的基础和核心，对每个成员的身心健康发展起着至关重要的作用。由于生活习惯的养成往往需要较长的时间，而人们的大部分日常生活活动都是在家庭中进行的，因此，家庭在健康教育中承担着首要责任，尤其在生活方式教育方面。

父母作为家庭健康教育的主要承担者，应该通过日常生活中的言传身教，引导子女树立正确的健康观念，并帮助他们养成良好的生活习惯，包括均衡的饮食、规律的作息和适度的运动等。这不仅是对子女健康成长的基本保障，也是在为他们成年后的自我健康管理奠定坚实的基础。通过父母的示范和指导，子女可以更容易理解并实践健康的生活方式。

此外，家庭健康教育不应仅限于父母对子女的教导，还应包括家庭成员之间的互助与支持。例如，父母可以积极参与学校组织的健康教育讲座，或带领家庭参与社区健康主题活动。通过家庭、学校和社会的多方协作，能够更好地保障家庭成员的整体健康水平。这种协作不仅可以增强家庭成员的健康意识，还能增进彼此之间的感情和沟通，使健康管理成为家庭共同的目标。

除了日常健康教育，家庭还应注重疾病预防和应急处理的知识普及。家长应教导孩子养成基本的卫生习惯，如勤洗手和正确的咳嗽礼仪，以预防传染病的传播。同时，家长自身也应掌握基本的急救技能和护理常识，如心肺复苏术、止血包扎等，以便在紧急情况下能够及时有效地进行自救和互救。这种应急处理能力不仅能在危急时刻挽救生命，也能增加家庭成员的安全感。

作为家庭的核心，家长应主动关注每个家庭成员的健康状况，积极参与健康教育活动，并与外部医疗和健康机构密切合作，共同营造良好的家庭健康环境。通过科学的健康教育和持续的关怀，家庭能够成为每个成员身心健康的重要支柱，助力他们在各个生命阶段都能保持良好的健康状态。

（二）家庭成员的相互支持

家庭是一个充满互助精神的基本单位，在这个温馨的小集体中，每个成员都应相互扶持，共同参与和关注彼此的健康管理。家庭成员的相互支持不仅是情感和心理上的慰藉，也是实际行动上的帮助和协作，尤其对那些健康状况欠佳或患有疾病的成员而言，这种支持显得尤为重要。

当家庭成员因病需要就医时，其他成员应积极陪同前往医院，给予精神上的安慰和鼓励，以缓解他们的焦虑和不安。在康复过程中，家庭成员应提供必要的照料与帮助，如协助他们进行康复锻炼、调整饮食，甚至承担部分家务，以便患者能更快恢复健康。同时，在他们感到心理压力时，家庭成员应主动提供情感支持，耐心倾听他们的困扰，帮助他们释放负面情绪，增强战胜疾病的信心。

对于患有慢性病的家庭成员，其他人应协助其管理病情，包括提醒按时服药、监督饮食和生活习惯，以便更好地控制病情，提高生活质量。家庭成员的积极干预对患者的康复效果和心理状态都有显著的促进作用。通过相互协助，家庭成员能够共同应对健康挑战，增进彼此之间的信任和依赖。

此外，家庭成员应共同制定并严格执行家庭健康计划，例如定期参与体育活动，增强体质，提高免疫力；合理控制饮食，均衡营养，预防疾病。家庭成员在这些活动中各自扮演不同的角色，分担管理健康信息的责任，这种分工与合作对于整体的健康管理至关重要。

家庭成员的相互支持不仅体现在身体健康的管理上，还包括情感支持和心理健康的维护。家庭成员之间应建立开放的沟通渠道，鼓励彼此分享内心的感受和困扰。当某个家庭成员遭遇情感困扰或心理压力时，其他人应耐心倾听，提供理解和支持，帮助他们释放负面情绪，并寻找解决问题的方法。定期的家庭聚会或活动，不仅增进了成员间的情感交流和理解，还能增强家庭的凝聚力，使每个成员感受到自身在家庭中的价值和贡献。

（三）家庭环境的健康维护

在健康管理中，家庭环境的营造同样至关重要。尽管饮食和锻炼常被视为健康的关键因素，但不应忽视生活环境对身心健康的影响。家庭环境是每个成员每天所处时长较久的空间，其健康性直接关系到家庭成员的整体健康水平。

一个干净、有序、充满爱的家庭环境为家庭成员提供了身心健康的良好基础。保持家中的清洁和室内空气的流通是健康环境的基本要求，包括定期打扫房屋、擦拭表面、通风换气，确保室内空气新鲜。同时，使用天然或无毒的清洁产品，避免化学物质对健康的潜在威胁。在家庭装修时，选择环保材料，减少有害物质的释放，进一步提升居住环境的安全性和舒适度。此外，合理安排家庭空间，确保每个成员都有足够的私人空间，有助于缓解压力，促进心理健康。

健康的饮食环境也是家庭环境维护的重要组成部分。家庭应注重饮食的营养均衡，确保摄入充足的新鲜蔬菜和水果，减少高糖、高脂肪、高盐食品的摄入。通过共同参与烹饪，家庭成员可以更好地了解食物的来源和制作过程，这不仅有助于培养健康的饮食习惯，还能通过共同的活动增进彼此的情感交流。定期的家庭聚餐更是增进家庭凝聚力、促进心理健康的有效方式。

家庭环境的健康维护还体现在家庭成员对健康知识的掌握上。健康知识的普及有助于建立一个支持性的家庭氛围，使每个成员都能在面对健康挑战时更有信心和应对能力。

三、社会在健康管理中的责任

（一）公共健康教育的普及

在现代社会中，公共健康教育的普及是实现全民健康管理的重要环节。学校、企业、社区组织等各类社会机构在这一过程中扮演着至关重要的角色。通过开展广泛的公共健康教育活动，这些机构不仅帮助个人和家庭提升健康素养，还推动健康管理理念在全社会的推广和普及。

学校作为教育的主阵地，可以通过设置专门的健康教育课程，从小培养学生的健康意识。通过科学、系统的健康教育，使学生在成长过程中逐渐养成良好的生活习惯和健康行为，这种教育在早期阶段的介入能够对终身健康产生深远影响。除了课堂教学，学校还可以通过体育活动、健康知识竞赛等形式，增强学生的健康意识和实践能力。

企业则在成人健康管理中起着关键作用。通过组织健康讲座、提供定期体检、设置健康咨询服务等，企业能够提高员工的健康意识，关注他们的身体状况，帮助他们在繁忙的工作中保持健康。一个健康的员工群体不仅有助于提升企业的生产力和凝聚力，也为社会整体的健康水平提供了有力支持。企业的健康管理措施还可以通过健康保险、心理辅导等多种方式，为员工提供全方位的健康保障。

社区组织在公共健康教育中也发挥着不可或缺的作用。社区可以通过举办健康讲座、健身活动、健康检查等多种活动，直接接触到广大居民，特别是那些可能缺乏健康资源或知识的人群。这种基层的健康教育具有高度的灵活性和针对性，可以根据社区居民的实际需求量身定制，使健康知识更加贴近生活。特别是对于流动人口、老年人等特殊群体，社区的公共健康教育能够显著改善他们的健康水平，提升社区的整体健康素养。

此外，随着信息技术的发展，公共健康教育可以更多地利用互联网、智能手机和社交媒体进行传播。这些现代传播手段能够突破时间和空间的限制，让健康信息更广泛、更快捷地传播到社会的各个角落，帮助更多人获取必要的健康知识和管理技能。

流动人口在接受社区公共健康教育后，其健康水平得到了显著改善。因此，社会各界应更加积极地投入公共健康教育的资源和力量，共同推动健康管理理念的普及。这不仅有助于个人和家庭的健康管理，还为全社会的健康事业作出了积极贡献，为实现全民健康打下坚实的基础。

（二）社会支持网络的构建

社会支持网络的构建对促进健康管理和提升公众健康水平至关重要。这些网络不仅包括志愿服务、社区支持小组以及患者互助组织等关键部分，还涉及家庭、学校、政府单位和企业等多方面的合作。通过这些网络的支持，可以为需要帮助的人群提供必要的情感支持、信息交流和实际援助，尤其是在慢性病管理和心理健康支持方面，社会支持网络的作用显得尤为重要。

构建完善的社会支持网络需要政府、非政府组织、企业、学校和家庭等多方的共同努力。这些组织应主动承担健康管理责任，为个人和家庭提供必要的社会支持。政府可以通过资金支持建立社区健康中心，这些中心不仅提供基础医疗服务，还能为居民提供健康教育、心理咨询和健康管理培训。此外，政府可以通过政策鼓励企业和社会团体参与健康管理项目，为员工和社区居民提供更多的健康资源和支持。非政府组织和志愿者团体在社区层面也发挥着至关重要的作用。他们可以组织定期的健康讲座和活动，邀请医疗专家为居民提供最新的健康信息和建议。通过建立线上平台，非政府组织和志愿者团体还可以方便居民分享健康经验、交流心得，从而形成一个互助互学的健康社区氛围。这种支持不仅提高了居民的健康意识，还增强了社区的凝聚力。只有建立起一个广泛而有效的社会支持网络，才能真正实现健康管理的全面覆盖，确保每个人都能在健康管理的过程中得到充分的支持和帮助。

四、政府在健康管理中的责任

（一）健康政策的制定与实施

政府在健康管理领域扮演着核心角色，主要负责制定和实施相关健康政策。为了有效履行这一职责，政府需要深入了解社会的健康需求，并根据这些需求制定科学、合理的健康管理政策。这些政策应具有前瞻性和实用性，并确保能够得到有效实施和执行，以实现预期的健康目标。政府可以通过以下几个方面来推进健康政策的制定与实施。

首先，政府制定全国性的健康战略规划，明确中长期健康目标和方向。这些规划将为各级政府和相关部门提供行动指南，确保健康政策的统一性和协调性。国家战略规划如《"健康中国2030"规划纲要》就是这一领域的重要示例，为中国未来十余年的健康发展提供了系统的指导，并制定了详细的行动计划。其次，政府需要推广健康生活方式，通过宣传教育和政策引导，鼓励公众养成健康的生活习惯，包括合理饮食、适量运动、戒烟限酒等。政府可以通过公共媒体、健康教育活动以及社区推广等方式，提高公众对健康生活方式的认识，并提供实践指南。此外，政府还应致力于健康城市建设，将健康理念融入城市规划和建设中，创建宜居、宜业、宜游的健康环境。例如，建设更多绿色空间、步行道和健身设施，改善空气质量和水源安全，推动城市的可持续发展。这些措施有助于提升居民的整体健康水平，并促进健康生活方式的普及。

为了确保这些政策措施的有效实施，政府还应加强对健康政策执行的监管和评估。通过建立健全的政策评估体系，定期监测政策效果，及时调整和优化措施，确保政策目标的实现。

这些政策措施的实施不仅能够为个人提供健康生活的指导和支持，还能为家庭和社会的健康管理提供坚实的制度保障和积极的引导。通过政府的有力推动和系统规划，全社会的健康水平将得到显著提升，从而为国家的可持续发展奠定坚实的基础。

（二）医疗资源和健康服务的可及性与公平性

医疗服务的可及性与公平性是确保全民健康的重要基石。政府应致力于为所有公民提供公平且易于获取的健康服务，尤其需要特别关注那些处于社会弱势地位的群体，确保他们的健康权益得到充分保障。然而，现实中仍有许多人因经济条件、地理位置、文化背景等多种因素，面临获取基本健康服务的困境。这种不平等的现象不仅影响了个体的健康和生活质量，也对社会的整体健康管理构成了重大挑战。为解决这一问题，政府要采取积极措施，努力消除由于经济、地理、文化等因素导致的健康服务获取不平等。

1. 政府应加强对医疗资源的均衡配置　政府应增加对公共卫生领域的投入，确保有足够的资金用于疾病预防、健康教育和健康促进等方面的工作。增加公共卫生预算不仅可以加强对疾病预防和控制的力度，还能提升健康教育和推广的覆盖面，从而提高全民健康水平。同时，政府应改善基层医疗条件，提高基层医疗机构的服务能力和技术水平。通过增加对基层医疗机构的资金支持和设施建设，政府能够使广大群众在家门口享受到高质量的医疗服务。提升基层医疗服务的质量和可及性，不仅有助于减轻城市医疗机构的压力，还能实现医疗资源的公平分配。

2. 经济因素也是影响健康服务可及性的关键因素之一　政府应当采取措施，减少医疗服务的经济负担，例如通过提供医疗补助、减免医疗费用、扩展医保覆盖范围等方式，确保低收入群体能够平等地获得所需的医疗服务。同时，应该增强公共卫生保险体系，确保所有人群，特别是经济困难的群体，能够享受基本的医疗保障和健康服务。

3. 政府还应积极推动健康技术的普及与应用　支持健康领域的科技创新，鼓励科研机构和企业在健康管理技术方面进行深入研究与开发，包括利用大数据、人工智能和远程医疗等前沿技术，以提高健康管理的效率和精准度。政府可以通过资助科研项目、建立创新平台等方式，促进先进技术的应用和普及，使更多人受益于科技进步带来的健康红利。

（三）健康管理的监管与评估

政府在健康管理领域还有一个关键职责，即对健康管理服务进行有效的监管与评估，以确保服务质量和效果达到预期标准。为了实现这一目标，政府需建立健全的监管机制，对医疗机构及其他相关服务提供者的行为进行全面监督。这包括制定明确的服务标准和质量控制措施，以防止不正当商业行为和服务质量下降，维护公众的健康权益。

监管机制应包括定期检查和评估，确保健康服务提供者遵守相关法律法规和标准。政府可以设立专门的监督机构，负责健康管理服务的质量检测和评价。通过对服务质量进行动态监测，及时发现问题并采取纠正措施，政府能够保障健康服务的持续性和高效性。此外，政府还应开展政策和项目的定期评估，以检验其实际效果。这些评估结果为政策调整和优化提供依据，确保政策的持续有效性和适应性，真正满足人民群众的健康需求。

第二节　健康管理相关的法律法规与政策环境

在促进健康管理事业发展过程中，健全和完善法律法规以及政策环境是至关重要的基础支撑。这些法律法规和政策环境为健康管理事业提供了坚实的制度保障，确保了各方参与者的权利和义务得到明确规范，有效地引导和规范了各方行为。

一、健康管理相关的现行法律法规

我国健康管理制度的构建与完善是一项复杂而系统的工程。卫生政策和法规之间相互关联、互补，共同构成了我国健康事业发展的整体框架，从法律基础到具体实施，从长远规划到近期行动，形成了一个全面、协调、可持续发展的健康管理体系。

（一）国家卫生健康政策

健康管理的核心目标是充分发挥个体的主动性，合理利用有限资源以实现最佳健康效果。为实现这一目标，我国已建立了一系列政策和法律法规，构成了健康管理制度的核心框架。这些政策和法律法规不仅确保了健康服务的标准化和医疗行为的规范化，还强化了公共卫生安全，推动了健康教育和健康生活方式的普及，从而为实现全民健康目标提供了坚实的法律和政策基础。如《中华人民共和国基本医疗卫生与健康促进法》的颁布与实施标志着我国健康领域法制化的重大进展。该法律确立了国家对公民健康权益的保护责任，并规定了健康教育、预防为主、基本医疗、环境卫生等方面的具体要求与措施，为健康管理提供了坚实的法律支撑。

在国家卫生健康政策层面，《"健康中国2030"规划纲要》作为全国健康管理工作的纲领性文件，提出了以预防为主的方针，强调全民健康覆盖的广度与深度，并对2030年前健康事业的发展进行了系统规划，为健康管理提供了明确的政策指导，清晰界定了各级政府、社会组织和个人在健康促进中的角色和责任，成为推动全民健康覆盖的重要政策基石和行动指南。

相关政策文件如《关于实施健康中国行动的意见》和《健康中国行动（2019—2030年）》进一步明确了健康中国建设的路径，并提供了具体的实施策略。2022年发布的《"十四五"国民健康规划》进一步明确了人民健康要放在国家战略中的优先地位，旨在加强国家公共卫生防护网络的建设，并提供全面、全生命周期的健康服务。这一规划是实现《"健康中国2030"规划纲要》目标的具体行动指南。

（二）地方性法规与政策

在国家全面推进依法治国的大背景下，各地在国家法律法规框架的指导下，根据自身的地理、社会和经济环境，制定并实施了具有地方特色的健康管理法规和政策。这些地方性政策不仅对国家层面的健康管理要求进行了深度细化和补充，还旨在实现区域内公众健康管理的精细化、高效化和个性化。通过研究地区公共卫生问题和居民健康需求的多样性，不少地方制定了一系列具有针对性和操作性的措施，旨在有效解决当地的公共卫生难题，提升居民的健康素养和生活质量，为社会的和谐稳定与可持续发展奠定坚实基础。例如，《云南省"十四五"健康服务业发展规划》鼓励现有的健康体检机构向健康管理机构转型，为居民提供全面、专业和个性化的健康管理服务。该规划涵盖健康评估、健康咨询、健康教育、重大疾病筛查、基因检测和诊断等高端体检服务，体现了地方对居民健康需求的积极响应。

地方性法规和政策在国家政策体系中发挥着重要的补充作用，展示了地方在执行国家政策时一定的自主性和灵活性。各地根据本地区的经济发展水平、人口结构和健康状况，采取不同的措施来应对和解决健康管理挑战，从而更加务实地提升居民的健康福祉。以《深圳经济特区健康条例》为例，该条例创新性地提出了建立居民健康积分奖励制度等激励机制，通过正向引导的方式激发居民参与健康管理的积极性。这一制度不仅提升了居民的健康意识和自我管理能力，也为深圳市民提供了更加便捷和高效的健康管理服务。

地方性法规和政策不仅展示了地方在健康管理领域的积极探索和创新实践，还为全国范围内的健康管理提供了宝贵的经验和示范。随着国家治理体系和治理能力现代化的不断推进，地方性法规和政策将进一步发挥在保障公众健康、促进社会和谐稳定方面的积极作用。

（三）行业标准与规范

在健康管理领域中，确保服务品质及其效果的关键在于制定和遵守严格的行业标准与技术规范。近年来，为了提升健康管理服务的专业性和有效性，国家及地方卫生行政健康等部门积极推动制定了一系列行业标准和技术规范。这些标准不仅旨在保障消费者权益和提升行业信誉，还为健康管理服务的实施提供了科学、系统的指导。例如，《慢性病健康管理规范》（2019年版）、《健康管理保健服务规范》、《健康体检与管理专业医疗质量控制指标（2023年版）》以及《健康管理服务机构开展职业人群健康管理服务指南》（2024年版）等文件，为健康管理服务的全过程提供了详尽而科学的指导。这些标准明确了服务的内容、方法、流程及质量控制要求，并且强调服务过程中的人文关怀和伦理道德，为健康管理机构提供了全面的管理框架。

企业和健康相关协会在制定行业标准和技术规范方面发挥了重要作用。例如，中国健康管理协会积极发布各类团体标准和行业标准，推动全面健康管理的实施。中国通用技术集团等企业也积极响应健康中国战略，发布健康管理规范，致力于满足人民日益增长的健康需求，勇于承担社会责任。

在这些标准和规范的指导下，健康管理的各个环节，从体检、健康评估到干预措施、健康教育和个性化管理，均需严格遵循既定的技术要求及操作流程。这样的标准化服务流程不仅提高了管理效率，也增强了服务的可控性，使健康管理机构能够有效掌握服务过程中的每一个环节，及时发现问题并进行调整。标准化流程还在减少健康风险、提升服务安全性和可靠性方面发挥了重要作用，为消费者提供了更高质量的健康管理服务，创造了更大的价值。

二、当前健康管理的政策环境分析与未来挑战

（一）健康管理相关法律政策体系的完善性分析

尽管我国在健康管理领域已经初步建立了相对完善的法律法规体系，但面对日益复杂的健康挑战，这一体系的全面性和深度仍显不足，亟需进一步优化与强化。特别是在慢性病管理和老龄化健康关怀两大关键领域，现有法律政策体系的覆盖和细化程度仍有待加强。

首先，现行法律法规在慢性病管理与老龄化健康问题上缺乏细致入微的规范和指导。虽然已有的政策措施在一定程度上取得了成效，但在针对性和可操作性方面仍有改进空间。这些政策未能精准对接实际需求，难以全面应对复杂的健康

问题。要解决这些问题，首要任务是拓宽并深化法律法规的覆盖范围与细节，确保慢性病与老龄化健康管理的每一个环节都有法可依、有章可循。此外，提升相关人员的法律素养与执行能力也至关重要。通过系统培训与宣传，增强他们的法律意识与责任感，使之成为法律法规的忠实执行者与传播者。

其次，数字健康、远程医疗及健康大数据等新兴领域的迅猛发展，带来了新的挑战和问题。由于技术进步往往超前于法律制定，现行法律政策在这些领域的保护尚不全面，导致管理上的困境和潜在风险。例如，数字健康涉及运用数字技术监测和管理健康状况，远程医疗通过互联网技术实现远程诊断和治疗，而健康大数据则通过分析大量健康数据支持医疗决策。这些新兴领域在带来便利和创新的同时，也引发了隐私保护、数据安全和法律责任等问题。

因此，构建一个全面的健康管理法律政策体系成为未来立法定规的重要任务。立法机构需要及时制定和完善相关法律法规，以确保新兴健康管理领域的健康发展。这不仅要求对现有法律进行修订，还需制定新法律以应对新技术带来的挑战。例如，可制定专门的法律以保护患者隐私和数据安全，确保健康数据的合法使用和共享。此外，明确远程医疗中的法律责任，确保医生和患者权益的平衡也十分重要。同时，立法机构需与相关行业和专家紧密合作，掌握技术发展的最新动态，以便制定更具前瞻性和实用性的法律法规。国家有关主管部门也要研判和精准分析行业进展并及时完善有关政策。

（二）健康管理相关政策实施中存在的问题

在健康管理政策的实施过程中尚存在不少问题，对政策效果的发挥产生不利影响。一是宣传力度不足，导致部分区域及人群对政策的认知存在局限性，从而影响了政策的覆盖面和深入性。这种情况在农村和经济欠发达地区尤为突出，资源匮乏和基础设施建设不足进一步加剧了政策实施的难度。因此要加强政策宣传，确保政策信息能够广泛传播并深入人心。与此同时，需要解决资源分配不均和基础设施建设不足的问题，以保证政策能够在各个地区有效实施。二是管理体制的不完善。在一些地区，现有的管理体制尚未完全适应健康管理政策的需求，导致执行力度和效果受到影响。因此，必须对管理体制进行完善，以确保政策能够得到有效执行。具体措施包括优化管理流程、明确各级政府和相关部门的职责，以及加强对政策执行的监督和评估。三是跨部门协作的不足。健康管理涉及卫生、教育、民政、体育等多个部门，但在实际操作中，各部门之间的协作机制往往不够完善，导致信息共享不足、资源浪费或重复投入等问题。要解决这些问题，应建立一个跨部门的协调机构，确保信息共享和资源整合，鼓励各部门积极参与跨部门合作等。

（三）社会、市场与管理政策的配合程度

为确保健康管理政策得以有效执行，社会和市场不可或缺。随着社会力量的不断增强和市场机制的日益完善，社会和市场在健康管理领域的作用越来越重要。然而，目前社会力量与市场机制之间的协同合作尚显不足，亟需进一步优化与加强。虽然部分社会组织和企业在响应健康管理政策方面展现了积极姿态，但许多主体由于政策激励不足或缺乏明确的参与路径，动力仍然不足。此外，市场化健康管理服务的规范性亟待加强，市场中存在的不规范行为可能损害消费者权益，这些都对整体健康管理工作造成了不利影响。

社会与市场的协同合作程度对健康管理的普及性和公平性具有重要影响。在边远及农村地区，市场化健康管理服务的供应存在不足，导致健康服务的普及性较低，这更加凸显了社会与市场协同合作的重要性。为了加强这种合作，首先需要制定和实施更加有力的政策措施，以促进社会和市场在健康管理中的深度融合。政策应包括对社会组织和企业的激励措施，明确其在健康管理中的角色和贡献路径，并鼓励其积极参与健康管理服务的提供。同时，应加强对市场化健康管理服务的监管与规范，确保市场行为的合法性和服务质量。通过建立健全的监管机制和行业标准，有效遏制市场中的不规范行为，保护消费者的权益。此外，还需通过政策引导和激励机制，推动社会和市场在健康管理工作中的协同发展，包括制定优惠政策、提供资金支持和税收优惠等措施，以激发社会和市场主体的积极性。通过这些措施，可以进一步促进社会与市场在健康管理中的有效配合，增强政策的执行力与覆盖面，为实现全民健康的目标奠定坚实的基础。

三、完善健康管理相关法律制度保障体系的策略与建议

在健康管理领域，法律法规及政策环境构成了推动和保障健康管理工作的核心基础。这些法律法规及政策为健康管理提供了必要的框架和指导，确保了健康管理工作的有序开展和有效实施，尽管成就斐然，仍需进一步改进和完善。只有通过持续改进和完善法律法规及政策环境，加强执法和监督，促进各方协作，才能真正实现全民健康管理的目标。

（一）健康管理相关立法的策略与建议

为了确保健康管理领域的法律保障体系更加完善，可考虑以下几方面。

1. 提升立法的前瞻性与包容性积极拥抱健康管理的新兴领域　随着健康管理领域的新兴技术和服务模式不断涌现，例如健康大数据、人工智能的应用以及

远程医疗服务的快速发展，立法工作必须紧跟时代步伐。当前的法律框架需要适应这些变化，以确保新技术和服务在法律规定下有序运行。因此，建议制定或修订相关法律法规，明确新兴技术的法律地位、权利义务关系及监管标准。例如，可设立专门的法律条款来规范健康大数据的采集与使用。

2. 鼓励地方立法创新，构建多层次、全方位的健康管理法律体系　我国地域辽阔，各地健康状况和需求差异显著，因此，地方立法的创新对于构建全面有效的健康管理法律体系至关重要。建议鼓励各地根据地方实际情况制定具有地方特色的健康管理法规。这种地方性立法应与国家层面的法律体系有机结合，形成上下联动、相互补充的立法格局。例如，各地可以根据自身的健康问题和资源状况，制定符合地方需求的具体实施细则和补充法规。通过这种方式，既能保持法律的普遍适用性，又能满足地方多样化的健康需求，构建一个多层次、全方位的健康管理法律体系，更好地服务于广大人民群众的健康需求。

3. 深化健康管理法规体系的精细化程度，针对关键领域制定更具针对性的条款　现行法规在慢性病管理、老龄化社会健康保障以及精神健康等方面，部分条款过于笼统、缺乏细化操作指导。为此，对现有规范体系进行补充和完善，可出台更加明确的实施细则。例如，在慢性病管理方面，可进一步明确医疗机构、社区卫生服务中心和个人在预防、治疗和康复中的具体责任；针对老龄化社会健康保障，应细化老年人长期护理、医疗费用报销等方面的政策；在精神健康领域，可出台针对心理咨询、精神疾病防治的操作规范。此外，设立专项监督机制，确保法律法规得到有效执行，从而提升健康管理的整体水平。

（二）健康管理相关政策优化与细化

在现行的政策体系中，进一步对健康管理政策进行优化和细化是提高政策执行效果的核心所在。

1. 优化政策实施的具体细节与流程　为确保政策在基层的有效落实，必须深入了解各地区的实际情况和独特需求，量身定制具有高度针对性和可行性的操作指南。例如，在农村和边远地区，政策应特别注重资源下沉和技术支持，以解决这些地区的资源匮乏问题，确保政策的有效实施，从而提升整体的健康管理效果。

2. 加大政策的传播与教育力度　提升政策执行效果的重要举措之一是加强政策的传播和公众教育。应充分利用多元化的传播渠道，包括社交媒体、社区活动、学校教育等，全面深入地推广健康管理政策，以增强公众的认知度和参与度。同时，应激发公众的健康意识与责任感，引导其积极参与健康管理实践，从而扩大政策的覆盖范围，让更多人受益于健康管理政策。

3. 完善跨部门协作机制　提升政策执行效果的关键在于加强部门之间的协作。需要建立有效的跨部门协调机制，确保各部门之间的信息共享和资源整合。例如，卫生健康部门、教育部门、社会保障部门等可以共同制定和实施健康管理政策，形成全方位的健康管理网络。通过定期召开协调会议、制定联合行动计划以及建立绩效考核和激励机制，可以提高政策执行的效率和效果，更好地满足公众的健康需求。

（三）强化健康管理相关执法与监督

为确保健康管理相关法律法规及政策的切实贯彻执行，需要从多维度深化执法与监督的架构。

1. 强化执法效能的核心地位　强化健康管理领域的执法效能是确保法律法规及政策得到严格执行的关键。建议加强执法队伍的建设和培训，提高执法人员的专业能力和法律素养，以应对日益复杂的健康管理问题。特别是在健康管理服务市场，必须采取"零容忍"态度，对任何形式的违法违规活动进行严厉打击，以维护市场的健康秩序和消费者的正当权益。主要包括加强对健康管理机构的监督检查，确保其按照法律法规的规定提供服务，并对违反法律法规的行为进行及时处罚，以维护公平竞争和市场稳定。

2. 建立健全监督机制　建立一个独立且权威的监督机制是保障健康管理政策有效实施的必要措施。该机制应对健康管理政策实施情况的全面评估与深入监督。通过实施公开透明、科学严谨的监督流程，可以确保每一项政策都得到公正、高效地执行。例如，可以定期发布评估报告，公开政策实施效果和存在的问题，接受社会各界的监督和反馈。这种机制不仅能提升政策实施的透明度，还能增强政策执行的公信力，确保政策发挥其应有的社会效益。

3. 吸纳公众广泛参与　公众的广泛参与对于提升政策执行力度和效果具有不可替代的作用。作为政策的直接受益者，公众的积极参与能显著增强健康管理工作的透明度和公信力。建议拓宽公众参与渠道，例如通过设立政策反馈机制、组织社区座谈会和公众咨询等方式，鼓励公众参与到健康管理工作的监督和推进中来。公众参与不仅能提供有价值的反馈和建议，还能提高政策执行的社会认可度，从而推动健康事业的发展。例如，通过建立在线反馈平台和投诉处理机制，及时回应公众关切和建议，增强政策的适应性和实施效果。

第三节　政府在健康管理中的角色与政策建议

政府在健康管理中的作用是不可替代的。作为公共健康的主要领导者和政策制定者，政府的引导和规划不仅为健康管理制度的建立提供了坚实的基础和前提，还决定了健康管理工作的广度和深度。政府不仅负责制定健康管理的战略和政策，还在制度监管、服务保障、公共健康教育等多个方面承担着重要职责。政府的有效引导和支持，是确保健康管理工作在全社会范围内有序推进的关键，也是更好保障民众健康权益的基础。

一、政府在健康管理中的角色

（一）战略制定者

健康是人类全面发展的必然要求，是经济社会持续发展的重要基础，也是国家繁荣和人民幸福的关键标志。作为健康管理战略的制定者，政府承担着制定和推动实施国家级健康规划和政策的重要职责。建设"健康中国"已成为当代中国的重大国家战略，其"三步走"的战略目标明确指向到2020年、2030年和2050年分别实现国民健康水平的显著提升。具体而言，到2020年，主要健康指标要居于中高收入国家前列；到2030年，这些指标要进入高收入国家行列；到2050年，中国要建成与社会主义现代化国家相适应的健康国家。这一战略不仅是国家繁荣的象征，更是实现全民健康的必要路径。

在政府制定战略的过程中，将健康融入所有政策领域已成为各级政府的重要职责。这种"健康融入所有政策"的理念，旨在保障民众的全生命周期健康，成为政府各部门和全国卫生健康工作者的共同历史责任。通过"健康中国2030"，政府为健康管理设定了明确的重点领域和发展路径，确保健康管理工作能够有效回应社会的健康需求。

在战略制定过程中，政府应当基于国情，综合考虑人口结构变化、疾病谱的转变、环境因素的影响、科技进步的作用等多重因素，确保健康管理战略的前瞻性和科学性。这意味着政府不仅要制定政策，还需要推动政策实施，并在政策执行过程中密切监控和评估其效果，以实现健康与经济社会发展的良性协调。

为顺应《"健康中国2030"规划纲要》的目标，政府应着力推动以下几个关键战略方向。

1. 倡导生命全程健康管理理念 健康管理不应局限于某一特定年龄段，而应贯穿整个生命过程。政府应制定相关政策，促进从婴幼儿到老年的全生命周期健康管理，确保每个阶段的健康需求都能得到满足。

2. 开发健康管理适宜技术 政府应支持和推广健康管理的技术创新，尤其是在分级诊疗体系中的应用。通过建立以健康促进与教育专业机构为龙头，社区卫生服务中心、学校、企事业单位、保险机构为主体，社会健康管理机构为补充的健康管理工作体系，推动健康管理融入分级诊疗的各级工作中，强化其在疾病预防与疾病康复中的作用。

3. 发挥社区卫生服务中心的平台作用 社区卫生服务中心是健康管理的前沿阵地。政府应推动建立以社区为单元的健康管理网格化服务机制，加强社区层面的健康管理，确保服务的可及性和有效性。

4. 发扬中医药的优势 中医药在"治未病"方面具有独特的优势。政府应积极推动将中医药融入健康管理体系，促进实现预防为主的健康管理模式，充分发挥中医药在防治疾病中的作用。

5. 建立健康信息共享机制 健康管理服务流程的规范化建设离不开信息共享机制。政府应推动建立全国统一的健康信息共享平台，实现各级医疗机构、健康管理机构之间的数据互联互通，提高健康管理服务的效率和质量。

6. 加强健康管理人员的培养 建设一支高素质的健康管理专业队伍是实现健康管理目标的关键。政府应制定相关政策，加大对健康管理人员的培养力度，提高其专业能力，建立起中国特色的健康管理队伍。

7. 完善工作场所的健康管理体系 劳动人口的健康水平直接关系到国家生产力和经济发展。政府应推动在各类工作场所建立健全健康管理和促进体系，鼓励企业和单位积极参与健康管理，提高劳动人口的整体健康水平。

（二）制度监管者

随着健康管理事业的不断发展，健康服务为人民提供了多样化的选择，但也伴随了一系列潜在风险，如服务质量参差不齐、虚假宣传、过度医疗等问题。因此，政府在政策实施中的监管作用至关重要，必须通过制定严格的标准、规范行业行为、加强执法监督等措施，确保健康管理事业的有序发展。政府通过全面而严格的监管机制，能够有效遏制行业乱象，维护市场秩序，促进健康管理事业的可持续发展，切实保障人民的健康权益。

根据《中华人民共和国基本医疗卫生与健康促进法》，政府的监督职能被明确赋予了一系列具体职责。

1. 医疗服务和健康管理服务监管 县级以上地方人民政府卫生健康主管部

门应当建立健全医疗服务和健康管理服务监管机制，完善绩效评估制度。评估内容应包括医疗卫生机构的服务质量、医疗技术水平、药品和医用设备使用的合理性以及健康管理服务的规范性。评估过程中，应当吸收行业组织、专家和公众的意见，确保评估的公正和全面。评估结果可以适当方式向社会公开，并定期更新，作为对医疗卫生机构进行评级、资源配置和卫生监管的依据，推动医疗服务和健康管理服务的持续改进。

2. 医疗保险监管　在医疗保险领域，政府通过其医疗保障主管部门，加强对基本医疗保险基金支付范围内的医疗服务行为和医疗费用的监管。这不仅是为了确保医保基金的合理使用和安全控制，也是为了防范可能出现的过度医疗和欺诈行为，保障医保制度的公平性和可持续性。政府应不断提升医疗保障的监管能力，确保医保服务质量达到既定标准，并对违法行为予以严厉打击。

3. 公共卫生监管　在公共卫生领域，政府卫生健康等主管部门应加大对公共场所的卫生监督力度，创造有利于健康的环境和条件。这包括对餐饮、交通、学校等公共场所的卫生标准进行严格监督，并依法向社会公开相关监督信息，以确保公众知情权的落实。通过透明的监督信息公开机制，政府不仅能够增强公众的信任度，还能提高监督工作的公正性和有效性。

4. 食品和药品安全监管　加强食品安全风险监测评估和药品监督管理，确保食品和药品安全是公共健康的重要保障。政府应通过建立专门的食品药品管理机构，实行地方人民政府负总责的机制，加强对食品药品的监督检查。特别是在防范区域性、系统性食品药品安全风险方面，政府需设立重大信息直报制度，确保信息的及时传递和处理。通过这种机制，政府能够迅速响应潜在的食品药品安全事件，减少公共健康风险，维护社会稳定。

5. 个人健康信息监管　随着移动通信技术与健康行业的深度融合，个人健康信息的安全成为一个新的监管重点。健康医疗服务机构、医药保健公司、商业保险公司等可以利用这些数据进行精准服务和营销。然而，个人健康信息一旦被非法获取或滥用，将对个人隐私和安全构成严重威胁。因此，政府应建立健全监管机制，确保个人健康信息的合法合规使用。主要措施包括对健康信息的采集、存储、使用和分享进行全程监管，对可能存在非法获取数据行为的个人或机构进行严厉管控，防止数据泄露和滥用。

（三）服务保障者

在健康管理领域，政府不仅是政策的制定者和监管者，更是关键的服务保障者。世界卫生组织（WHO）在第51届世界卫生大会上明确提出了21世纪前20年人人享有卫生保健的总目标，旨在提升全体民众的预期寿命和生活质量，同时促进国内外卫生公平，使所有人都能获得经济上可持续且便利的卫生服务。我国政府已将基本医疗卫生制度作为公共产品向全社会提供，其核心理念是公平享有，无论年龄、性别、职业、地域或支付能力如何，所有公民都应享有同等的健康权利。

首先，在服务保障方面，政府的首要任务是确保公共卫生资源的公平分配，特别是在城乡之间以及发达地区与欠发达地区之间，以消除因资源分配不均导致的健康不公平现象。目前，虽然我国的医疗卫生事业取得了长足发展，但由于人口基数大、健康需求增长迅速，健康资源的整体供给仍然存在较大的不足。为此，政府需要在资源配置上扮演关键角色，通过引入社会力量和市场化手段，优化健康服务的供给侧结构，提升资源配置的效率和公平性。同时，政府应加大对基层医疗卫生机构的投入，提升其健康管理服务能力，确保健康管理能够深入社区和乡村，真正实现基本健康服务的普及。尤其是在资源匮乏的地区，通过政策引导和财政支持，政府可以推动健康管理技术和服务的创新发展，进一步提高健康管理的效率和效果。

其次，在提升服务质量方面，政府应当积极创造支持性环境，推动健康管理学科的发展。通过资助和支持各种健康相关的研究和项目，例如公共卫生研究、疾病预防控制项目等，政府可以推动健康科学的发展和应用，确保健康管理服务能够与时俱进、持续创新。政府还需重视健康管理人才的培养和服务岗位的设置。具体而言，政府应推动在社区卫生服务中心、综合医院、疾病预防控制中心等机构中设立健康管理相关岗位，并明确要求相关从业人员持有健康管理师资格证书。这不仅能提高服务的专业化水平，也能为健康管理人才的职业发展提供明确的路径和保障。与此同时，政府应加强对职业培训的监管，确保培训机构具备合法资质，并对培训过程进行全程监督，避免培训市场出现乱象。

此外，为了进一步优化健康资源的配置，政府应积极鼓励社会资本和创新力量参与到健康管理领域的资源配置中来。例如，通过税收优惠、政策支持等方式，吸引社会资本投入基层医疗卫生服务的建设和健康管理技术的开发中。这样不仅能够缓解政府在公共健康服务供给方面的压力，还能推动健康管理领域的多元化发展，使健康管理服务更加贴近人民群众的实际需求。

（四）疾病防控者

在健康管理中，政府作为疾病防控的重要力量，必须制定并实施有效的疾病预防和控制策略，以保障公众健康。疾病防控不仅涉及传染病的防治，还包括慢性非传染性疾病的管理、环境因素的控制等，全面推动实现全民健康。

首先，传染病的防控是政府健康管理职责中的重中之重。通过制定并推广疫苗接种计划，政府能够有效预防和控制传染病的传播。例如，在全球范围内，疫苗接种已被证明是消灭和控制许多传染病的最有效手段之一。政府应确保疫苗的广泛可及性，特别是在农村和偏远地区，并通过公共教育提高公众对疫苗接种的认知和参与度。此外，政府还应加强传染病的监测系统建设，建立快速响应机制，以便在疾病暴发时能够迅速采取措施，遏制疫情扩散。

其次，慢性非传染性疾病（如心血管疾病、糖尿病、癌症等）的防控也是健康管理中的重要组成部分。随着我国社会经济的发展和人口老龄化的加剧，慢性病已成为影响国民健康的主要问题之一。政府应通过健康教育、定期健康检查和早期干预等措施，推动慢性病的早发现、早治疗。例如，政府可以推行全民定期健康筛查项目，鼓励人民群众积极参与，以早期发现潜在的健康风险。同时，通过推广健康的生活方式，如鼓励合理膳食、适量运动、戒烟限酒等，可以有效降低慢性病的发病率。

另外，政府在疾病防控中还应重视环境健康和行为干预。环境因素，如空气污染、水污染等，直接影响民众的健康。政府需通过立法和政策干预，控制污染源，改善环境质量，营造有利于健康的生活环境。此外，行为干预也是政府的重要职责之一，如通过公共政策限制烟草和酒精的使用，推广公共场所的无烟环境，鼓励健康饮食和体力活动，政府可以大幅降低因不健康行为导致的疾病风险。

疾病预防控制中心（CDC）是政府实施卫生防病职能的专业机构，承担着疾病监测、预防控制、应用科研与指导等多重任务。CDC在全国范围内建立了完善的疾病监测网络，实时监测传染病和慢性病的流行趋势，并为政府提供决策支持。政府应进一步加强CDC的建设，提升其技术能力和服务水平，确保CDC能够及时应对各种公共卫生挑战。同时，政府还需在全国各地推动地方CDC的发展，使其能够根据当地的健康问题，制定并实施针对性的疾病防控措施，确保疾病防控的全覆盖和高效性。

（五）健康教育者

健康教育是健康管理中不可或缺的关键环节，发挥重要作用。现代社会中，由于工作压力大、生活方式不健康等因素，许多人处于亚健康状态，慢性病的患病风险日益增加。尤其是在主要城市中，高强度的工作节奏和不良的生活方式已成为常态。此外，个体对传染病预防的认知不足，在面对如新冠疫情这样的突发公共卫生事件时，往往难以采取有效的防护措施，导致医疗资源紧张和防控难度加大。因此，政府应重视健康行为的正确引导，通过健康教育普及慢性病、传染病等疾病的预防知识，以"治未病"的理念推动预防保健服务的发展。这不仅能降低疾病负担，还能提高全民的健康素养，进而促进整体社会的健康效益。作为健康管理的基础工具，健康教育贯穿于健康管理的各个环节，帮助大众树立正确的健康观念、养成良好的生活习惯，从而提升整体健康水平。

学校健康教育在形成健康素养方面具有举足轻重的作用。将健康科普与学校教育相结合，可以帮助未成年人从小树立正确的健康观念，养成良好的健康习惯。政府应加强对中小学健康教育的重视，推动健康科普进入校园，让学生在知识学习的过程中同步提升健康素养。这不仅为青少年未来的健康打下坚实基础，还能通过他们影响家庭和社区的健康行为，起到广泛的社会教育作用。

目前，我国不同地区的居民在健康素养水平上存在明显差距，特别是农村和经济欠发达地区。随着经济发展和城镇化进程的推进，这些地区居民对健康的需求和重视程度也在不断增加。为了缩小这种差距，政府需要加大对这些地区的健康教育投入，通过针对性的宣传和教育活动，提高农村和欠发达地区居民的健康素养。这不仅有助于实现地区间的健康平等，也是推进全民健康、实现共同富裕的重要途径。

作为健康教育的主要推动者，政府应通过多种渠道传播健康知识，包括公共宣传、社区活动、媒体推广等，以确保健康信息的广泛传播和有效覆盖。此外，政府应制定并实施健康教育的政策和标准，鼓励社会各界参与健康教育工作，如动员医疗机构、企业、学校等各类组织积极参与健康科普活动。同时，政府还应通过政策激励和资金支持，推动健康教育内容的创新与传播方式的多样化，使健康教育更贴近民众生活、更加生动有效。政府作为健康教育的引导者和支持者，应发挥主导作用，统筹协调各方资源，推进全民健康教育的深入开展，为"健康中国"战略的实现提供坚实保障。

二、政府层面促进健康管理工作的路径选择

（一）优化健康服务体系

随着时代的变迁和社会需求的不断变化，我国的卫生与健康工作方针必须持续创新，以满足新时代人民对健康服务的新要求。在"健康中国"战略的指导下，优化健康服务体系显得尤为关键。这不仅是推进健康管理的核心举措，也是实现经济社会可持续发展的必要保障。

首先，政府需强化预防为主的健康管理理念。"健康中国"战略首先强调预防为主的健康管理理念，要求在疾病发生前即采取措施，通过推行健康文明的生活方式和营造绿色安全的健康环境来减少疾病的发生。这一理念的落实需要对现

有的健康服务体系进行调整和优化，特别是在早诊断、早治疗、早康复等方面的能力建设上。政府应通过政策引导和资源投入，强化各级医疗机构的疾病预防和早期干预能力，从而有效降低重大疾病的发生率，减少医疗费用负担，实现健康管理的经济效益和社会效益最大化。

其次，政府应推进健康管理政策法规建设。健康管理事业的顺利发展离不开完善的政策法规体系。政府在这一领域的作用不仅限于政策的制定，还应包括法规的执行和监督。政府应进一步健全健康管理相关的法律法规，从法律上明确健康管理事业的性质、组织形式和具体运作程序，确保这一领域的规范化和有序发展。特别是要支持社区卫生服务机构在健康管理中的作用，确保这些机构能够为居民提供公平和可及的健康服务。

同时，政府应建立和完善健康管理组织的登记注册制度，明确准入门槛，防止不合规机构进入市场。这有助于规范健康管理服务的提供者，提升服务质量。此外，建立严格的监督管理机制，强化政府在健康管理中的监管责任，能够有效防范行业乱象，为健康管理事业的健康发展提供坚实的外部环境。

此外，政府应积极促进家庭医生签约服务和建立新兴健康管理模式。在优化健康服务体系的过程中，政府应大力推动家庭医生签约服务的发展。这种模式能够为居民提供连续、综合的健康管理服务，使得每个家庭都能够获得个性化的健康指导和管理。家庭医生不仅可以为居民提供基本的健康咨询和疾病预防服务，还可以在疾病的早期干预中发挥重要作用，从而减少严重疾病的发生。

最后，随着科技的发展，远程医疗、移动医疗等新兴健康管理模式正在崛起。政府应积极支持这些模式的发展，打破传统医疗服务的时间和空间限制，提升健康服务的可及性和便捷性。特别是在偏远和资源匮乏的地区，远程会诊服务可以让当地居民也能享受与大城市相同的优质医疗资源，从而有效缩小健康服务的区域差距，促进健康公平的实现。

（二）提高全社会认知

健康管理事业的蓬勃发展本质上依赖于公众对健康管理理念的广泛认同。各级政府和健康管理工作者必须把提升公众健康认知置于卫生健康工作的重要位置。实现这一目标需要采取一系列措施，从制定战略到实施多样化的教育形式，逐步提高全社会对健康管理的认识和参与度。

首先，政府应制定并推广全国性的健康教育战略。这一战略应涵盖学校教育、社区活动、媒体宣传等多方面，以全面普及健康知识。通过这些渠道，政府能够有效提高公众对健康管理的认知度和接受度。政府应当推动提供优质的健康管理服务，进一步提升公众对健康投资的重视程度，包括健康管理组织、医疗机构、保险公司等各方面的健康投资观念。宣传部门应积极引导大众媒体，传播健康管理文化，鼓励社会各界参与健康管理活动，形成人人参与健康管理的文化氛围，为健康管理事业的发展提供持续动力。

其次，政府应鼓励和支持健康教育的多样化发展。根据不同人群的健康需求，设计有针对性的健康教育内容和形式。对于健康知识相对缺乏的群体，如农村居民、贫困地区居民和老年人口，政府应提供更具针对性的健康教育服务。例如，利用基本公共卫生服务项目，提升农村医疗卫生资源的技术和服务水平。政府可以通过电视、广播、移动互联网等平台向这些地区传递健康信息，提升他们的健康管理意识和能力。考虑到老年人群体的健康需求和信息获取方式的特殊性，政府可以开展针对老年人的健康讲座、健康咨询和社区活动，帮助他们更好地管理健康问题，提高生活质量。还可以结合传统媒体和新兴媒体的优势，如社交媒体、短视频平台等，推出健康教育内容和互动活动。这种方式能够更有效地接触到不同年龄段和地域的公众，提升健康教育的覆盖面和影响力。鼓励研发和应用健康教育的新工具和方法，如虚拟现实（VR）健康教育模拟、在线健康教育平台等，以适应现代信息传播的趋势和公众的接受习惯。

最后，政府还应建立健康教育的反馈机制，以确保健康教育活动的效果和公众的参与度。通过定期评估健康教育活动的效果，收集公众的反馈和建议，政府可以不断改进健康教育策略和方法，确保其适应社会发展和公众需求的变化。

（三）推动健康科研创新

健康管理的进步离不开科技的支持，特别是在大数据、人工智能、基因检测等前沿领域。为了加速健康管理科技的研发与应用，政府需要发挥积极的推动作用，通过政策引导、资金支持等手段促进科技创新。

首先，政府应制定政策，引导并激励科研机构和企业在健康科技领域的投入。这包括设立专项资金支持健康科技研究，特别是针对大数据、人工智能、基因检测等前沿技术的研发。鼓励企业和科研机构参与相关项目，推动科技成果的转化和应用。可制定税收优惠、知识产权保护等政策，以激励企业和科研机构加大对健康科技的投入。例如，为在健康科技领域取得突破性进展的企业提供税收减免或奖励。还可以支持建立健康科技创新园区或孵化器，为创业企业和科研团队提供科研设施、技术支持和商业化服务。

其次，政府应推动建立全国性的健康数据平台，通过大数据分析提供精准的健康管理服务。具体措施包括：整合来自不同医疗机构、公共卫生系统、保险公司等的数据，构建全面的健康数据资源库。利用大数据分析技术，识别特定人群的健康风险，制定有针对性的健康干预措施。例如，根据数据分析结果提供个性化的健康指导和预防措施。通过健康大数据分析，为健康管理政策的制定提供科学依据，优化资源配置，提高政策的有效性。

此外，积极推广中西医结合。中医药学拥有悠久的历史和丰富的临床经验，特别是在预防疾病和健康管理方面具有独特的优势。政府应积极推动中西医结合的健康管理模式。资助中医药与现代医学结合的研究项目，探索中西医结合在健康管理中的应用潜力。例如，研究中医体质辨识在个性化健康管理中的作用。制定政策支持中医药在健康管理中的应用，鼓励医院和健康管理机构将中医药手段纳入健康管理服务中。并且，通过培训和推广活动，提升医疗机构和公众对中西医结合的认知和应用能力。例如，举办中西医结合的健康讲座和研讨会，展示成功案例和研究成果。在健康管理实践中结合中西医的优势，开发综合性的健康管理方案。通过整合中医药的治未病理念与现代医学的疾病预防技术，形成更全面的健康管理策略。

（四）促进全球化健康交流

全球化时代，健康问题往往具有跨国性质，成为全球公共事务的重要组成部分。这些问题不仅包括新发和重发传染病的防控，还涉及慢性非传染病的防控，以及社会、经济和环境因素对健康的深远影响。随着全球经济发展的不平衡，某些地区由于缺乏基本健康保障条件，导致因贫致病者的广泛存在，这种现象对全球人类健康构成了严重威胁。促进全球化健康交流有利于共同健康。

习近平总书记提出人类卫生健康共同体的崭新倡议，展现了我国对全世界各国人民平等的生命健康权等基本人权的尊重，增进各国民众的健康福祉。生命健康权无国界、无种族、无关社会发展水平，尊重全世界各国人民平等的生命健康权，这是人类命运共同体理念的题中应有之义。我国政府在全球健康治理中扮演的角色至关重要，需要通过多边合作和国际交流，积极参与全球健康问题的解决。

首先，加强国际合作与多边参与全球化健康交流。政府应积极参与世界卫生组织（WHO）等国际卫生组织和多边合作机制的工作，通过分享健康管理经验和技术，促进全球健康发展。全球健康问题的复杂性和跨国性要求各国在健康政策、技术援助和疾病控制等方面开展密切合作。通过与国际社会的合作，共同应对诸如流行病、气候变化对健康的影响以及健康资源的全球分配等挑战，能够更有效地应对全球健康风险。政府还应推动建立和完善全球疾病监测和预警机制，及时控制跨境疾病的传播，保障全球公共卫生安全。

其次，关注健康与全球化的相互影响。在全球化进程中，健康问题不再局限于单一国家的范围，而是受到全球经济、社会和环境变化的共同影响。因此，政府在制定健康政策时，应考虑到全球化对健康的影响，特别是全球卫生治理的变化趋势。重视跨国健康问题的治理，需要各国在政策制定上更加注重全球视野，推动超越国家和政策部门界限的相互依存关系，促进人类健康的共同提高。特别是在应对全球性健康威胁时，各国之间的相互合作与协调显得尤为重要。

此外，在全球健康治理中，要尊重文化多样性与包容性。政府需要尊重各国的健康认知差异和文化多样性。由于不同国家的传统文化、道德观念和价值取向的差异，全球健康问题的解决需要包容多元文化的声音。例如，在性健康、性道德和同性性行为的法律和道德认可方面，不同国家的立场差异明显。全球化虽然在某些方面推动了价值观的趋同，但各国在健康管理和社会发展中的价值取向仍然存在显著差异。政府在参与全球健康事务时，应以人类健康的公共理性为基础，推动不同文化背景下的道德共同体之间进行充分的对话和交流。通过这种包容性对话，能够找到共同的健康治理框架，促进全球范围内的健康平等与可持续发展。

三、政府引导社会参与健康管理的路径选择

健康管理是一项涉及全社会的系统工程。政府在引导社会力量参与健康管理方面发挥着关键作用，应采取多种措施鼓励社会力量的广泛参与，并完善相关机制，以充分发挥社会各界的积极性和创造力。

（一）鼓励社会力量参与

首先，鼓励健康类社会组织发展。政府应积极培育和支持健康类社会组织的发展。这包括：提供政策支持和资金资助，鼓励各类健康类社会组织的成立和发展。例如，支持老年人、学生、儿童等特定群体的健康宣传和预防活动。通过培训和资助，培育专业的社会工作者和志愿者队伍，提升他们在健康管理中的专业能力和服务水平。鼓励健康类社会组织和志愿者广泛参与爱国卫生运动，将其融入群众的日常生活中，提升全民健康意识和健康行为。

其次，激励企业、基金会和公民个人参与。鼓励企业和基金会在健康管理领域发挥作用，如资助健康宣传项目、提供公益健康服务等，尤其关注老年人、慢性病患者和精神健康问题等重点领域。通过设立健康促进奖项和奖励机制，鼓励个人参与健康活动和公益事业，提升个人的健康管理意识。

此外，要促进全民健身和体育活动。鼓励市民参与体育活动和健身运动，提供必要的设施和资源支持。可以通过举办社区运动会、健身课程等活动，提升全民身体素质。充分发挥社会力量在健康城市发展中的作用。例如，鼓励企业和社

会组织支持城市健康基础设施建设，推动健康城市的创建和发展。

（二）优化社会办医环境

政府引导社会参与健康管理可扩大社会办医的积极性，在资源配置和服务优化方面给予指导和支持。释放社会办医潜力，鼓励社会力量投资医疗事业，推动社会办医服务的创新和升级。政府应在政策上给予支持，促进医疗资源的多元化和服务的个性化。优化准入和审批流程，放宽社会办医的准入条件，简化审批流程，提高审批效率。优化社会办医环境，需坚持和落实"两个毫不动摇"，毫不动摇巩固和发展公有制经济，毫不动摇鼓励、支持、引导非公有制经济发展，保证各种所有制经济依法平等使用生产要素、公平参与市场竞争、同等受到法律保护，促进各种所有制经济优势互补、共同发展。确保社会办医机构在准入、执业、监管等方面与公立医疗机构一视同仁，创造公平竞争环境。同时，还应该为社会办医疗机构提供必要的政策支持，如财政补贴、税收优惠等。鼓励社会办医机构提供多层次、多样化的医疗服务。并且，加强对社会办医疗机构的监管，确保其服务质量和运营规范。

（三）推动社区健康管理

通过支持社区健康管理的社会参与，鼓励社会组织参与社区健康管理，支持社会组织和非政府组织（NGO）在社区健康管理中的作用，特别是在慢性病管理、老年人照护、精神健康等领域。通过与社会组织合作，利用其专业优势和创新能力，提升社区健康管理的整体水平。鼓励政府与社会力量合作。政府应与社会力量建立合作机制，共同制定社区健康管理的计划和实施方案。通过合作，能够更好地满足多样化的健康需求，提升健康管理服务的效率和效果。同时，整合社会资源，与社会力量共享健康管理经验和技术，推动健康管理服务的创新和发展。

（四）建立公众参与平台

积极提高健康管理工作的透明度和公信力。政府应建立健康管理咨询机构，定期召开公众听证会，广泛听取社会各界对健康管理政策的意见和建议。这不仅能提高政策制定的科学性和合理性，还能增强公众的参与感和认同感。还可利用互联网平台建立公众健康信息宣传与反馈途径，例如，通过社交媒体和在线论坛收集公众意见和建议，让公众及时反映健康管理中的问题和需求，实现政策的动态调整和优化。

同时，支持社区健康管理的社会化。鼓励居民加入社区健康管理志愿服务队伍，推动健康管理的常态化。通过志愿者服务，提升社区居民的健康意识和参与感。并利用社交媒体的互动功能，促进和改善人们的健康行为。政府可以通过这些平台发布健康信息、提供健康指导，并收集公众反馈，以便不断优化健康管理服务。

此外，还要倡导符合社会主义核心价值观的公益行为，倡导公众参与与卫生健康相关的公益活动，提升社会对健康管理的整体关注度和参与度。通过这些公益活动，可以进一步加强健康意识，促进社会共同体的健康发展。

参考文献

［1］黎东生. 如何树立公民是健康管理第一责任人理念［J］. 医师在线，2020，10（4）：1.

［2］杨淑芬. 浅谈定期体检的重要性［J］. 人人健康，2023，（33）：99.

［3］李小金，王楚怀，刘艳，等. 家庭成员辅助干预对脊髓损伤恢复期患者功能康复及心理的影响［J］. 中国康复，2008，23（4）：282-283.

［4］FADHILA MAZANDERANI, HUGHES, HARDY, et al. Health information work and the enactment of care in couples and families affected by Multiple Sclerosis.［J］. Sociology of health & illness, 2019, 41（2）: 395-410

［5］李晓艳，刘天琦，刘帅，等. 社区公共健康教育对中国流动人口健康的影响——机制与检验［J］. 中国卫生事业管理，2023，40（7）：500-507.

［6］沐婷玉. 基于社会支持理论的产后抑郁网络干预策略及网络平台的构建［D］. 安徽医科大学，2018.

［7］章程，董才生. 论残疾人社会支持网络之构建［J］. 学术交流，2015（4）：5.

［8］中共中央 国务院. 《"健康中国2030"规划纲要》［EB/OL］.（2016-10-25）［2024-08-12］. https：//www.gov.cn/zhengce/2016-10/25/content_5124174.htm

［9］曾汉君，熊进. 卫生政策制定与实施中的伦理关涉研究［J］. 人民论坛·学术前沿，2016，（23）：104-105.

［10］李红娟，赵艳华，徐乐. 我国妇幼保健机构卫生资源可及性与公平性研究［J］. 卫生经济研究，2023，40（11）：61-64.

［11］崔怡. 卫生资源合理配置研究［D］. 第三军医大学，2013.

［12］梁万年. 全科医学［M］. 北京：高等教育出版社，2004.

［13］中华人民共和国全国人民代表大会. 《中华人民共和国基本医疗卫生与健康促进法》［EB/OL］.（2019-12-29）［2024-08-12］. https：//www.gov.cn/xinwen/2020-05/18/content_5512678.htm

［14］徐书贤. 互联网医院建设新浪潮［J］. 中国医院院长，2020（10）：28-38.

［15］武留信，曾强. 中华健康管理学［M］. 北京：人民卫生出版社，2016.

［16］云南省政府办公厅. 云南省人民政府关于印发云南省"十四五"健康服务业发展规划的通知［EB/OL］.（2022-03-10）［2024-08-12］. https：//www.yn.gov.cn/ztgg/

lqhm/hmzc/yljk/202203/t20220310_238296.html

［17］深圳市卫生健康委员会.《深圳经济特区健康条例》解读［EB/OL］.（2022-03-10）
［2024-08-12］. http://www.sz.gov.cn/cn/xxgk/zfxxgj/zcjd/content/post_8294858.html

［18］徐永祥. 社区工作［M］. 北京：高等教育出版社，2004.

［19］卡尔·阿尔布瑞契特，让·詹姆克. 服务经济：让顾客价值回到企业舞台中心
［M］. 唐果，译. 北京：中国社会科学出版社，2004.

［20］郦烨琳，励晓红，孙禾奇，等. 我国老年健康管理相关政策的变迁［J］. 医学与社
会，2022，35（11）：1-6，12.

［21］董国营，杜芳，周佳栋，等. 深圳市全科医生人才体系建设研究［J］. 中国农村卫
生事业管理，2021，41（9），640-643，649.

［22］周元元，陈大方. "互联网＋医疗健康"中法律与政策保障现状分析与建议［J］. 中
国癌症防治杂志，2020，12（6）：606-610.

［23］谭震，刘珍，肖苹，等. 深圳市居民健康管理服务需求和利用现状调查［J］. 中国
社会医学杂志，2023，40（5）：610-613.

［24］武留信. 中国健康管理与健康产业发展报告［M］. 北京：社会科学文献出版社，
2018.

［25］李洁，郭丽娜. 健康管理：在国家、市场及个体之间［J］. 医学与哲学，2019，40
（1）：12-16.

［26］高红霞，张慧，叶清，等. 基于服务三角模型的农村老年人健康管理供给模型探讨
［J］. 医学与社会，2019，32（4）：32-37.

［27］陈振明. 公共政策分析［M］. 北京：中国人民大学出版社，2003.

［28］朱启星. 卫生学［M］. 北京：人民卫生出版社，2018：244-259.

［29］新华社. 中华人民共和国基本医疗卫生与健康促进法［EB/OL］.（2019-12-29）
［2024-8-15］. https://www.gov.cn/xinwen/2019-12/29/content_5464861.htm

［30］郭姣. 健康管理学［M］. 北京：人民卫生出版社，2018：12-60

［31］修晓蕾，钱庆，吴思竹，等. 健康医疗可穿戴设备数据安全与隐私保护存在的问题
及对策［J］. 中华医学图书情报杂志，2017，26（12）：15-20.

［32］毛振华，袁雪丹，郭敏. 优化健康资源配置路径［J］. 中国金融，2018，(3)：
91-92.

［33］王晓迪，王力，郭清. 健康中国战略背景下健康管理人才培养现状和发展策略分析
［J］. 中国社会医学杂志，2023，40（6）：633-636.

［34］郭泰鼎，秦雪征. 中国居民健康素养的水平、差异及影响因素［J］. 人口与经济，
2024，(2)：124-139.

［35］戴圣博. 高电位疗法与健康管理［M］. 北京：清华大学出版社，2019.

［36］刘培龙. 全球健康教程［M］. 北京：北京大学医学出版社，2021.

［37］王明旭，赵明杰. 医学伦理学［M］. 北京：人民卫生出版社，2018.

［38］赵娟. 上海市社区健康服务体系研究［D］. 上海工程技术大学，2021.

［39］国务院办公厅. 国务院办公厅关于支持社会力量提供多层次多样化医疗服务的意见

［EB/OL］.（2017-05-23 日）［2024-8-18］. https：//www.gov.cn/zhengce/con-tent/2017-05/23/content_5196100.htm

［40］赵焱，孙越，潘沙沙，等. 全国省级疾控中心应用微信公众平台的现况研究［J］.现代预防医学，2019，46（18）：3369-3372.

［41］沈霄，叶文杰，付少雄. 常态社会与危机情境下健康信息公众参与的差异性研究——以国家卫健委官方微博为例［J］. 情报杂志，2021，40（11）：99-106+61.

第十四章　企业健康管理实践与展望

在经济蓬勃发展和社会不断进步中，人们对健康的需求日益增长，企业健康管理的重要性也随之日益凸显。健康企业的建设不仅关乎员工的福祉，更是提高生产力的重要保证。健康管理通过一系列科学的干预手段和策略，在帮助企业建立健康文化、提高员工健康水平和生产力方面扮演着不可或缺的角色。深入探索和借鉴企业健康管理的成功模式和经验，将为提升员工健康、促进企业可持续发展提供重要支持。

企业健康管理通过健康体检、风险评估、健康干预等手段，帮助员工识别和管理健康风险，预防和控制慢性病，从而提高员工的整体健康水平。员工健康水平的提升，将直接促进国民健康水平的提高，助力"健康中国"战略的实现。

第一节　企业健康管理的重要性

一、我国职业人群的健康现状

（一）基本健康状况

我国职业人群的健康状况，慢性病患病率呈上升趋势。高血压、糖尿病、脑卒中等慢性病已成为威胁职业人群健康的主要因素。此外，职业病、工作相关疾病和伤害等问题也对职业人群的健康造成严重影响。

根据《中国居民营养与慢性病状况报告（2020年）》，我国18岁及以上居民高血压患病率为27.5%，糖尿病患病率为11.9%，高胆固醇血症患病率为8.2%。这些数据表明，慢性非传染性疾病在职业人群中也普遍存在，与不健康的生活方式密切相关。

（二）心理健康

随着工作压力和生活节奏的加快，职业人群的心理健康问题日益突出。焦虑、抑郁、失眠等心理问题已成为影响职业人群健康的重要因素。2021年，中国科学院心理研究所发布的《中国国民心理健康发展报告（2019—2020）》显示，我国成年人抑郁症终生患病率为6.8%，焦虑障碍终生患病率为9.3%。企业健康管理中强调通过医学和社会心理手段提高员工的企业忠诚度和工作效率，这也反映出心理健康的重要性。

（三）生活习惯与生活方式

不健康的生活习惯是导致职业人群健康问题的主要原因之一。《中国居民营养与慢性病状况报告（2020年）》显示，我国成年人经常锻炼率仅为23.2%，吸烟率为26.6%，饮酒率为34.7%。2019年《柳叶刀》杂志发表的一项研究显示，中国因饮食不健康导致的死亡人数占总死亡人数的1/5。此外，生活方式的改变，如缺乏运动和不健康的饮食习惯，进一步加剧了慢性病的发生率。通过改善生活方式，80%的心脏病与糖尿病，70%的脑卒中以及50%的癌症是可以避免的。

（四）健康素养

健康素养是指个人获取、理解和运用基本健康信息和服务，以维护和促进自身健康的能力。健康素养在职业人群中显得尤为重要。企业健康管理方案中提到，通过健康教育和咨询服务，员工可以学会降低高风险因素和改进健康行为。建立员工健康档案并进行动态维护，有助于提高员工的健康素养和自我管理能力。

2018年中国公民科学素质调查结果显示，我国具备科学健康素养的公民比例仅为10.25%。许多职业人群对慢性病的预防和管理知识了解不足，导致慢性病的早发现、早诊断、早治疗率较低。一些职业人群对心理健康问题的认识不足，甚至存在歧视和偏见，导致心理问题得不到及时干预和治疗。

（五）政策支持与引导

政策支持在促进职业人群健康管理中起着关键作用。国家高度重视职业人群的健康，出台了一系列政策法规，鼓励和支持企业开展健康管理，为职业人群健康提供了政策保障。《"健康中国2030"规划纲要》明确提出，把健康融入所有政策，鼓励企业履行健康责任。《中华人民共和国职业病防治法》规定了用人单位的职业病防治责任，要求用人单位采取措施保护劳动者健康。在政策的支持和引导下，企事业单位积极开展健康促进和健康教育活动，建立健康管理体系，开展健康促进活动，为员工提供健康服务和保障。

二、开展企业健康管理的意义

企业健康管理不仅关乎员工个人福祉，更对企业发展和社会进步产生深远影响。

（一）提升员工健康水平

企业健康管理通过系统化的健康干预和管理措施，能够有效提升员工的健康水平。健康管理可以降低员工的发病率和亚健康状态，减少慢性病的发生发展。通过定期体检和健康咨询，员工可以更好地了解自身健康状况，并采取积极措施改善生活方式，从而提高整体健康水平。

中国石油长庆油田实施"健康长庆2030"行动计划，通过健康知识普及、合理膳食、全员健身等干预措施，员工的健康素养和自我健康管理水平显著提升。

（二）提高生产效率

员工的健康状况直接影响其工作效率和生产力。企业健康管理通过改善员工的健康状况，提高员工的身体素质和心理健康水平，使员工精力充沛、积极主动，从而提高劳动生产率。此外，企业健康管理还有助于减少员工因病缺勤和带病上班的情况，进一步提升企业整体生产力。健康的员工往往表现出更高的工作效率。有数据表明，健康员工的生产效率比不健康员工高出3倍。美国通用汽车公司（GM）在实施健康管理项目后，员工的生产效率提高了10%，缺勤率降低了20%。美国强生公司实施健康管理项目后，员工的生产效率提高了10%，缺勤率降低了20%。企业健康管理通过减轻员工的工作压力和提高身体素质，使员工精力充沛，减少因生病缺勤对工作进度的影响。健康管理能够提高员工的企业归属感和工作热情，从而提升工作效率。

（三）降低企业成本

通过健康管理，企业可以降低员工的健康风险，从而减少因健康问题导致的人力资源损失。接受健康管理的企业和个人，其医疗费用可以降低到原来的10%。健康的员工减少了企业在医疗和保险方面的支出，同时也降低了因员工健康问题导致的生产力损失。企业通过健康管理可以实现人性化管理，降低运行成本。

美国强生公司实施健康管理项目后，员工的医疗费用支出平均降低了20% ～ 30%。健康管理不仅减少了员工的病假工时，还通过减少不必要的医疗消费和规范医疗行为，降低了企业的总医疗支出。美国疾病控制与预防中心研究显示，员工健康问题导致的生产力损失每年给美国企业造成约2258亿美元的经济负担。员工健康状况不佳会导致病假、工伤等情况增加，企业需要支付额外的工资和福利，增加人力成本。企业健康管理通过降低员工患病率和缺勤率，可以有效降低人力成本。

（四）提升企业形象和竞争力

企业健康管理体现了企业对员工的关怀和重视，有助于增强员工的归属感和忠诚度，改善员工的精神面貌和人际关系，提高员工满意度和工作积极性，从而增强企业凝聚力。企业健康管理体现了企业对员工的人文关怀和社会责任感，有助于提升企业形象和美誉度，增强员工对企业的认同感和归属感，吸引和留住优秀人才，从而提升企业竞争力。

（五）促进企业文化建设

健康管理与企业文化建设密切相关。通过倡导健康的生活方式和工作环境，企业可以营造积极向上的企业文化氛围。健康管理不仅提高了员工的归属感，还促进了企业与员工之间的良好关系，推动企业文化的良性循环和长期稳定发展。

（六）履行社会责任

企业健康管理是企业履行社会责任的重要体现。通过改善员工健康，企业不仅为员工创造了更好的工作环境，还为社会的和谐发展做出了贡献。健康管理减少了社会医疗资源的压力，体现了企业对员工和社会的责任感。

开展企业健康管理对提升员工健康水平、增强员工工作效率、降低企业成本、提升企业形象和竞争力、促进企业文化建设以及响应社会责任等方面具有重要意义。企业只有充分认识到健康管理的重要性，积极探索适合自身特点的健康管理模式，才能激励员工为企业创造更大的价值。

第二节　我国企业健康管理发展概况、探索与典型案例

一、企业健康管理发展概况

（一）企业健康管理的特点

近年来，随着健康中国战略的深入推进和人们健康意识的不断提高，企业健康管理市场呈现蓬勃发展态势。据相关数据显示，2020年中国企业健康管理市场规模已达600亿元，预计到2025年将突破千亿元大关，年复合增长率超过15%。这一快速增长的市场规模充分表明企业健康管理在我国具有巨大的发展潜力。

在市场发展趋势方面，企业健康管理呈现出服务模式创新、技术应用深入、产业融合加速等特点。

1. 服务模式创新　传统的健康体检模式正逐渐向全面的健康管理服务转变，包括健康风险评估、健康干预、健康促进等多维度服务。同时，个性化定制、线上线下融合等新型服务模式不断涌现，满足企业多样化的健康管理需求。

2. 技术应用深入　信息技术、人工智能、大数据等新兴技术在企业健康管理中的应用日益广泛，推动健康管理向智能化、精准化方向发展。包括可穿戴设备、健康监测APP等技术的应用，实现了员工健康数据的实时监测和管理，为个性化健康干预提供了数据支持。

3. 产业融合加速　企业健康管理与医疗、保险、体育、旅游等产业加速融合，形成了健康管理生态圈。一些企业将健康管理与员工福利相结合，提供健康保险、健身卡等福利，促进员工健康的同时也提升了企业吸引力和凝聚力。

企业健康管理市场具有巨大的发展潜力。随着信息技术的进步和健康管理理念的普及，越来越多的企业开始意识到健康管理对提升员工生产力和降低医疗成本的重要性。此外，政府政策的支持和健康保险业的发展也为市场的扩展提供了有力的保障。

（二）服务模式与内容

1. 服务模式与内容现状　当前，我国企业健康管理服务模式主要以健康体检为主，辅以健康咨询、健康讲座等形式。然而，这些服务往往较为分散，缺乏

系统性和持续性，尚未形成真正意义上的全面健康管理。

（1）健康体检：作为最基础的健康管理服务，健康体检通过定期检查帮助员工了解自身健康状况，及早发现潜在健康风险。

（2）健康咨询：通过医生或健康管理师为员工提供健康咨询服务，解答员工的健康疑问，提供个性化的健康建议。

（3）健康讲座：通过组织健康讲座，向员工普及健康知识，提高员工的健康意识和自我管理能力。

（4）健康干预：针对检出的健康问题或高风险人群，提供健康干预服务，如运动指导、营养咨询、心理疏导等，帮助员工改善健康状况。

2. 服务内容的发展变化　随着人们对健康需求的不断提升和健康管理理念的深入，企业健康管理服务内容呈现出以下发展趋势。

（1）从单纯的体检向全面的健康管理转变：企业健康管理不再局限于健康体检，而是涵盖健康促进、疾病预防、健康风险评估、健康干预等全过程的健康管理服务。

（2）从身体健康管理向身心健康管理转变：除了关注员工的身体健康，企业健康管理也越来越重视员工的心理健康，提供心理咨询、压力管理等服务，促进员工身心全面健康。

（3）从线下服务向线上线下融合服务转变：随着互联网技术的发展，企业健康管理服务逐渐从线下向线上线下融合模式转变。通过健康管理APP、在线咨询等方式，为员工提供更便捷、高效的健康管理服务。

3. 各类主体的参与与服务特点　企业健康管理服务的提供主体呈现多元化趋势，主要包括以下几类。

（1）体检中心：提供健康体检、健康评估等基础服务。

（2）健康管理公司：提供全面的健康管理服务，包括健康风险评估、健康干预、健康促进等。

（3）保险公司：通过健康保险产品，为企业员工提供健康保障和健康管理服务。

（4）社区卫生服务中心：为企业员工提供基本的健康管理和医疗服务。

（5）互联网健康平台：通过在线咨询、健康管理APP等方式，为员工提供便捷的健康管理服务。

各类主体在企业健康管理服务中扮演着不同的角色，相互之间既存在合作，也存在竞争。比如体检中心和健康管理公司可以合作，为企业提供一体化的健康管理服务；保险公司可以与健康管理公司合作，推出健康保险＋健康管理的组合产品。同时，各类主体也在不断创新服务模式和内容，以满足企业和员工日益增长的健康需求。

（三）企业文化与健康管理的结合

1. 健康管理融入企业文化　很多企业认识到健康管理不仅是一项福利，而是企业文化建设的重要组成部分。越来越多的企业将健康管理项目与企业文化建设、健康企业建设和幸福企业建设等工作相结合，营造"人人重视健康，人人监督健康、人人管理健康"的企业文化氛围。比如：阿里巴巴通过组织员工参与马拉松、健身等活动，营造了积极向上的企业文化氛围，增强了员工的凝聚力和团队精神。华为在公司内部推广"健康华为"理念，通过健康讲座、健康竞赛等活动，鼓励员工关注健康，养成健康的生活方式。

2. 健康管理促进企业与员工关系　健康管理不仅关注员工的身体健康，也关注员工的心理健康和工作幸福感。通过提供健康管理服务，企业向员工传递了关怀和重视的信息，增强了员工的归属感和忠诚度，促进了企业与员工之间的良好关系，大多数员工认为企业提供的健康管理服务能够提高他们的工作满意度和幸福感。企业实施健康管理项目，可以降低员工的离职率。

3. 健康管理助力企业可持续发展　健康管理通过提升员工健康水平、增强员工工作效率、降低企业人力资源成本等方式，为企业创造了实实在在的效益。同时，健康管理还有助于塑造企业形象，提升企业的社会责任感，为企业可持续发展奠定坚实基础。在这方面，已有很多企业实施健康管理项目，使员工的健康状况得到改善，工作效率提高，企业整体绩效也随之提升。

（四）中医"治未病"在企业健康管理中的应用

中医的"治未病"理念是我国健康管理的专有特色，它强调预防为主，未病先防、既病防变、愈后防复。其科学性、便捷性和广泛接受度使其在健康管理中具有显著优势。通过中医体质辨识和个体化健康干预，中医能够在疾病预防和健康促进中发挥重要作用。中医和养生服务在企业中的应用日益广泛，形式多样，包括以下几方面。

1. 康复保健按摩　通过按摩、推拿等手法，缓解员工肌肉疲劳，促进血液循环，改善身体机能。

2. 膏方　根据员工体质和健康需求，定制膏方，调理身体，增强免疫力。

3. 中医门诊　企业设立中医门诊，为员工提供中医诊疗服务，包括针灸、拔罐、中药等。

4. 中医养生讲座　邀请中医专家为员工开展健康讲座，普及中医养生知识，引导员工养成健康的生活方式。

5. 太极拳、八段锦等传统健身项目　鼓励员工参与太极拳、八段锦等传统健身项目，强身健体，修身养性。

将中医"治未病"理念融入健康管理，是企业健康管理发展的方向之一。通过发挥中医在疾病预防和健康促进方面的优势，可以丰富健康管理手段，提升服务质量，促进企业健康管理的多元化发展，更好地满足员工的多元化健康需求。

二、企业健康管理的探索

（一）企业人群健康体检

1. 健康体检频率与个性化体检项目选择　在现代快节奏的工作环境中，员工的健康问题日益引起企业管理者的重视。为了有效发现并管理员工的健康风险，企业逐步开始将健康体检作为一项重要的健康管理手段。在过去，很多企业可能都是三年左右才进行一次员工健康检查，这样的频率有时难以及时发现并应对独特的健康问题。不少企业开始逐步增加体检频次，有些已经实施每年一次的全面体检，确保能够及时发现员工的健康隐患。此外，根据员工的年龄差异，企业还可以设置"必检+自选"体检项目，以确保关键体检项目的全面覆盖。可以根据员工的年龄将他们分为35岁以下、36至44岁、45岁以上三个年龄段，每个年龄段都有针对性的必检项目。35岁以下的员工可以侧重于基础健康指标的检查，而45岁以上的员工则需要更全面的健康评估，尤其是心脑血管疾病、癌症筛查等方面。这种分年龄段的个性化体检方案，既能够提高体检的针对性，又能确保资源的有效利用。

2. 体检结果的信息化管理　信息化管理是现代健康管理不可或缺的一部分。企业应该推动体检管理的信息化进程，建设员工体检管理平台，实现体检全过程的信息化管理。利用移动应用APP或其他数字化工具，不仅可以方便员工随时查看体检报告和健康数据，还能帮助管理者及时掌握员工的整体健康状况。此外，将"检出管理"和"数据管理"作为健康检查的核心任务至关重要。企业需要对体检中发现的异常项目、一般疾病和重大疾病进行分级分类管理，并实施跟踪干预措施。对于检出的疑难病症或疑似危重症，要及时安排员工到上级医院进行复检或进一步检查就诊，确保重大疾病的医疗服务到位。特别是对于那些连续多年体检结果异常的员工，如血脂、血糖、血压、血尿酸、体重等指标连续异常，企业应采取措施督促其合理膳食、科学运动，改善健康指标，防控健康风险。对于体检中发现疑似重大疾病的员工，应督促其尽快就医，确保能够得到及时有效的治疗。

3. 专项检查与重点人群干预　面对长期在特殊环境下工作的员工，企业需要考虑增加专项检查，对特定年龄段的员工进行重点疾病筛查。有些在野外作业的员工由于长期不规律的饮食习惯，可能导致消化系统疾病较为普遍。对此，企业可以在常规体检的基础上，创新性地增加专项检查项目。如可以通过与专业医疗机构合作，启动消化系统专项检查，为40岁以上的员工每五年进行一次消化系统的全面检查，确保疾病的早期发现和及时治疗。通过这种方式，企业可以有效地降低员工因消化系统疾病导致的健康风险。此外，针对特定的健康问题，企业还可以启动防癌筛查项目，将检出的指标阳性员工纳入重点人群管理，并确保他们能够得到及时的治疗干预。

定期的健康体检、个性化的体检项目设置、信息化管理与检出管理相结合、专项检查与重点人群干预，这些都是企业在健康管理中不可或缺的组成部分。只有通过这些综合措施，才能确保员工的身体健康，进而支持企业的可持续发展。

（二）健康监测

1. 定期健康筛查与综合监测　在企业健康管理中，定期健康筛查是发现员工健康风险并及时干预的重要手段。为了确保员工的健康状况得到有效监测，企业应定期组织开展健康筛查工作。这包括通过年度体检、定期检测、信息登记等多种方式，对员工的病死率、重大疾病发病率、患病情况、重大疾病风险、重点医学指标、关键危险因素以及基础健康素养等内容进行全面筛查和统计。通过对这些数据的综合分析，企业能够准确把握员工队伍的整体健康趋势，及时发现潜在问题，并采取相应的干预措施进行治疗。这种全方位的健康监测体系不仅有助于预防疾病的发生，还能提高员工的健康意识，增强他们的自我保健能力。

2. 环境健康风险因素监测与预警　除了关注员工个体的健康状况外，企业还需要加强对影响员工健康的环境风险因素的监测与预警。例如，在生产一线地区，企业可以构建特定的环境监测模型，如花粉监测模型，并搭建相应的监测仪器和系统，实时监测季节性花粉浓度。通过及时发布预警信息，企业可以有效预防和缓解员工的过敏性鼻炎等问题。此外，在油气区等特殊环境中，企业还可以安装水质和空气质量监测设备，以便及时掌握环境中的危害因素，并提醒员工做好防护工作。这些措施不仅有助于改善员工的工作环境，还能提高员工的安全感和满意度，从而增强企业的凝聚力和稳定性。

3. 公共卫生监测与病媒生物防治　为了进一步保障员工的健康，企业还需加强对生产生活区域的公共卫生监测管理。结合病媒生物防治工作，企业可以开展病媒生物防治评估，并配备相应的设施和工具。例如，在食堂、下水道、墙角等处投放毒饵盒，定期喷洒除虫灭蚊蝇药水，以有效预防传染病的发生。通过这些综合措施，企业能够确保员工在一个清洁、卫生的工作环境中工作，降低疾病传播的风险。此外，企业还可以通过健康宣教活动，提高员工的卫生意识，让他们养成良好的生活习惯，从而根本上改善员工的整体健康状况。

（三）健康评估

为了提升员工对自身健康风险的认识，企业需要积极开展健康风险评估工作。通过"评估风险、知晓风险、预防疾病"的原则，可以利用健康评估的工具或软件平台，围绕未来几年内患糖尿病、缺血性心血管病、高血压病等疾病的风险，以及健康生活方式和健康年龄评价等内容，结合个人体检结果、家族史、生活习惯等因素，生成详细的健康评估报告。报告的内容包括但不限于未来5年内患糖尿病的风险、未来10年内患缺血性心血管病的风险、未来4年内患高血压病的风险、健康生活方式及健康年龄评价、是否属于代谢综合征高危人群等。这些报告不仅能够帮助员工了解自身的健康状况，还能让员工意识到潜在的健康风险，从而采取积极的预防措施。通过这种方式，企业能够确保员工的健康问题得以早发现、早预警、早干预，从而提高员工的健康水平。

（四）健康干预

健康干预在企业健康管理中扮演着至关重要的角色。为了响应"健康中国"战略的号召，企业需要及时调整工作方向，推动服务转型，制定全面的健康干预行动计划。计划应包括健康知识普及、合理膳食、全员健身、心理健康促进、健康环境促进等多方面的干预措施。这些措施旨在提升员工的健康意识和生活质量，帮助员工养成健康的生活方式，从而实现以治病为中心向以健康为中心的转变。

1. *健康知识普及与教育*　通过建立健康科普专家库、开发科普资源、开展健康讲座等方式，向员工普及急救、营养、心理、慢性病防治等方面的知识，提升员工的健康素养和自我管理能力。一些企业还编制健康教育手册、录制科普视频，利用线上线下渠道，让健康知识触手可及。

2. *膳食营养管理与干预*　积极推进健康食堂建设，提供均衡营养的膳食，并通过智能化技术手段，实现对员工膳食摄入的实时监测和个性化指导。通过建立油、盐、糖摄入量台账，引导员工合理膳食，降低慢性病风险。

3. *全员健身与运动促进*　鼓励员工积极参与体育锻炼，营造良好的健身氛围。通过推广工间操、组织健身赛事、建设健身场馆等方式，激发员工运动健身的热情，增强员工体质。

4. *心理健康关怀与支持*　关注员工心理健康，通过心理健康教育、咨询辅导、心理普查等方式，帮助员工识别和应对心理问题。一些企业还设立心理咨询室、开通心理援助热线，为员工提供专业的心理支持。

5. 健康工作环境营造 改善工作环境，为员工创造健康的工作场所。通过加强环境保护、降低职业病危害、创建无烟环境等措施，保障员工的职业健康。

6. 慢性病综合防治 针对心脑血管疾病、癌症、糖尿病等慢性病，开展健康监测、风险评估、早期筛查和干预等工作，提高慢性病的早发现、早诊断、早治疗率。部分企业还引入智能可穿戴设备，实现对员工健康数据的实时监测和预警。

7. 职业健康保护 加强职业病防治，开展职业病危害因素检测和治理，降低员工职业健康风险。同时，通过技术改造、优化工作流程等手段，降低员工劳动强度，保护员工身心健康。

（五）医疗救助

1. 构建多层级医疗救助体系 为了应对生产一线医疗资源匮乏、交通不便的挑战，企业普遍采用多层级医疗救助体系，以解决员工健康管理中的难点和痛点。

2. 线上线下一体化健康服务平台 企业可以通过建设线上线下一体化健康服务平台来创新性地解决员工就医难的问题。平台通常包括健康医疗应急专家库和应急就医服务中心，通过与周边医院和专家签约，员工能够通过移动终端进行远程健康咨询。这种模式不仅提高了员工的健康管理效率，还能帮助员工在不离开岗位的情况下，享受到便捷的医疗咨询服务。

3. 应急联动体系的优化 为了提高重大伤病的救治效率，企业可以创新服务模式，优化资源配置，构建高效的应急联动体系。通过大数据和互联网技术将内外部医疗资源和救护设施联通，形成"发病有预判、自救有指导、求救有定位、急救有路线、救治有医院"的完整应急链条。这种体系能够实现从突发疾病到最终救治的无缝衔接，极大地提高员工生命救治效率。

（六）健康小屋

健康小屋作为企业健康管理的重要组成部分，通过提供便捷、高效的健康服务，有效提升了员工的健康意识和自我管理能力，推动了健康管理的关口前移，为员工的健康保驾护航。健康小屋也有助于降低企业医疗成本，提高员工工作效率，为企业创造更大的价值。在医疗点覆盖不足的区域，可以根据员工人数和健康需求，在设立健康小屋、医务室的同时，配备专兼职健康员，提供基础医疗服务和健康咨询，形成健康管理的前哨站。

为充分发挥健康小屋的作用，企业应加强其功能建设，具体措施包括以下几点。

1. 配备专业人员　配备具备一定医疗知识和技能的专职或兼职健康员，为员工提供基础医疗服务、健康咨询和健康教育。

2. 完善设施设备　根据员工需求和健康小屋规模，配备必要的医疗设备、药品和健康监测设备，满足员工的基本医疗和健康管理需求。

3. 提供多样化服务　除了基础医疗服务，健康小屋还可以提供健康讲座、健康咨询、心理疏导、健康监测等多样化服务，满足员工的不同健康需求。

4. 建立转诊机制　与周边医疗机构建立合作关系，为需要进一步诊疗的员工提供转诊服务，确保员工得到及时有效的治疗。

5. 加强信息化建设　利用健康管理信息系统，实现员工健康数据的采集、存储和分析，为健康管理提供决策支持。

（七）健康食堂

在企业健康管理中，创建健康食堂是一项重要的实践。目前，很多单位都在根据国家膳食营养标准与技术指南，积极推进以"三减三健"为核心的健康食堂建设，控制员工摄入油、盐、糖的水平，促进均衡饮食。为了达到这一目标，企业也都采取了多种措施来保障目标的实现，主要有以下几点。

1. 应用智能化和物联网技术，如智慧餐盘等手段，建设数字化健康食堂，实现全过程自动化记录员工营养摄入情况。

2. 优化员工食堂营养监测与慢病预警智能平台，为员工提供健康饮食指导，开展慢性病风险提示和预警。

3. 针对重点人群，遵循吃动平衡原则，建立员工个性化管理的机制，实现精准管理。

4. 加大健康饮食宣传力度，提高员工的健康意识，鼓励员工主动参与健康食堂相关活动。

三、企业健康管理案例

在健康中国建设的方针下，大型医疗服务集团和大型企业积极响应，积极开展企业人群的健康管理工作，涌现出很多优秀的健康管理案例。医疗集团充分发挥专业优势，为企业员工提供专项、全面、特殊人群、中医药、数字化等多样化健康管理服务，采用医企合作、一站式服务、分级管理等模式，取得了显著成效。企业则通过健康小屋、健康宣教、心理干预等方式，营造健康氛围，提升员工健康意识，改善健康行为，实现员工健康与企业发展的双赢。这些案例充分展示了健康中国建设在企业层面的积极实践，为其他企业提供了宝贵经验，共同推动全民健康水平的提升。

（一）中国通用技术集团打造全方位、多层次、立体化的健康管理服务体系

中国通用技术集团凭借其覆盖企业人群广、服务触点多的优势，积极整合医疗健康资源，构建了全方位的健康管理服务体系。他们充分利用自身资源，为员工提供多样化的健康服务，包括专项健康管理、全面健康管理、特殊人群健康管理、中医健康管理以及数字化健康管理等。通过与企业合作、搭建健康管理平台、应用数字化技术等方式，实施标准化流程与技术创新，提供个性化与定制化服务，为健康管理行业的发展提供了先行先试的宝贵经验。

中国通用技术集团的健康管理服务体系建设主要有以下几个特色。

1. 专业化平台　专门成立中国通用技术集团健康管理科技有限公司，作为集团健康管理的专业化平台，负责体系搭建、标准制定、资源整合等。

2. 数字化赋能　搭建健康管理数字化平台，开发"健康小屋""智慧健康亭"等数字化产品，实现健康数据采集、分析、监测等功能。

3. 多元化服务　提供健康体检、健康咨询、疾病预防、慢性病管理、心理健康、中医健康管理等全方位服务。

4. 多层次覆盖　服务对象涵盖集团内部员工、家属以及外部企业、社区等，实现健康管理服务的广泛覆盖。

5. 标准化流程　建立标准化服务流程，确保服务质量和效率。

（二）从体检评估到心理支持的企业健康管理服务链初具规模

近年来，企业健康管理在全方位覆盖和全生命周期管理方面取得了显著进展，形成了一定的规模和效应。企业不仅关注员工的健康，还将其家庭成员纳入健康管理体系，提供从预防、诊断到治疗的全流程服务。这种全面的健康管理模式通过个性化的健康评估、定制化的健康方案以及多学科的协作，确保了员工及其家庭成员在整个生命周期内的健康需求得到满足。此外，企业还利用互联网医疗和大数据技术，建立健康档案和风险评估系统，实现了健康管理的便捷性和持续性。这些措施不仅提高了员工的健康水平和生活质量，也增强了企业的凝聚力和竞争力。

1. 在健康体检和评估方面　航天医科七三一医院提供全面的健康体检，涵盖身体、心理和社会等多个方面，并通过标准化流程和技术创新确保体检的准

确性和效率。内蒙古包钢医院航天健康医学中心则通过客户健康分级和多学科结合，为客户提供个性化的健康管理方案。吉林市化工医院定期开展健康风险评估，加强对中、高危人群的健康管理，并提供多学科会诊和个性化用药指导。中国通用技术集团健康管理科技有限公司则通过数字化技术和数据驱动的体重管理，为不同群体提供个性化的体重管理方案。

2. 在健康咨询和指导方面　航天医科七三一医院提供个性化的健康咨询和指导，并整合医院内各科室资源，为员工提供多学科的健康咨询和指导。建立用户反馈与持续改进机制，收集员工反馈，不断优化健康咨询和指导服务。内蒙古包钢医院航天健康医学中心通过健康档案管理和个性化管理方案，为员工提供全面的健康咨询服务。吉林市化工医院通过多维度提升健康宣教模式和对接沟通平台，提供专业的健康咨询服务。兰州石化总医院通过"1+4"健康管理服务模式，为慢性病中高风险人群提供一对一的健康管理服务。松原吉林油田医院与吉林油田电视台联合推出"网e健康"网络直播，通过知名专家讲解健康知识，打造良好健康氛围。并坚持定期电话或上门回访、健康检测、宣教和用药指导等，为员工提供多样化的健康服务。

3. 在心理健康服务方面　华北石油管理局总医院通过教育和培训提升员工的心理健康意识，并提供专业的心理支持。新疆宝石花医院制定心理EAP管理手册，并提供心理测评和心理危机干预服务。盘锦辽油宝石花医院在为员工提供减重服务的同时，联合心理医师提供心理平衡指导，通过健康管理，帮助员工缓解压力与抑郁、焦虑情绪，提高生活质量，维护心理健康。

4. 在中医健康管理方面　通用医疗太航医院结合女性和儿童的健康需求，提供多样化的中医服务，包括产康传统疗法、儿童生长发育管理、定制颈椎药枕、孕妇腰枕、儿童耳枕、中药面膜、中药蒸汽眼罩、足浴包、儿童中药棒棒糖、中药果冻布丁、中药香囊等。内蒙古包钢医院航天健康医学中心推出以智慧中医为特色的健康管理服务，以智能中医四诊为创新触点，借助AI快速辨识客户体质、融合中西医数据、绘制个性化健康画像。通用医疗旗下医院统筹规划中医健康管理，建设统一品牌形象的中医治未病中心，开展名医治未病中医健康管理服务。形成中医健康教育、服务及产品的联动生态，打造央企办医连锁中医品牌。

在用药指导、健康需求和诊疗对接方面，兰州石化总医院通过下发健康包，定期推送疾病相关健康知识，帮助职工了解自身疾病状况和预防控制措施，养成健康生活习惯，促进长期健康，提高用药依从性。航天医科七三一医院推出体检-就医一站式服务，实现体检与就医之间的无缝对接。检中、检后异常及时就诊，依托医院丰富的医疗资源，通过MDT诊疗模式，所有就医流程均在一站式服务中完成。内蒙古包钢医院航天健康医学中心通过互联网医院为需要复查的体检者提供远程诊疗服务，满足检后复查和健康咨询的需求。

（三）长庆油田创建企业端健康管理模式

长庆油田的健康管理工作代表了企业端的主动作为，将员工健康视为企业发展的根本，积极响应国家号召，秉承"生命至上、健康第一"的理念，构建自身的健康管理服务体系。长庆油田通过一系列举措逐步形成了涵盖健康检查、健康评估、健康监测、健康干预和医疗保障在内的综合健康管理框架。

长庆油田在健康管理方面建立了三级职能架构，并构建了从单井站到大型办公基地的五级医疗保障机制。这一机制不仅确保了员工在各个工作环节都能获得必要的医疗服务，还通过"一库两中心"（长庆健康医疗专家库、长庆应急就医服务中心、长庆员工智能健康服务中心）的建设，提升了健康管理的专业化水平。此外，长庆油田还启动了"健康长庆2030"行动计划，针对大病人群、慢病人群、异常人群、高风险人群和健康人群这五类群体实施精细化管理，并结合油田实际情况制定了多项健康管理制度，保障了健康管理与服务体系的有效运转。

借助新一代数字智能技术和健康医疗技术，长庆油田加速了科技与健康管理的深度融合，打造了高端高效的智能健康管理平台。通过这一平台，长庆油田不仅解决了基层员工就医难的问题，还实现了全员健康体检的常态化，提高了疾病风险发现的效率。针对不同年龄段员工开展的专项检查，则有助于更早地发现潜在的健康隐患。健康监测和评估机制则帮助长庆油田精准掌握了员工队伍和生产环境的风险因素，增强了健康干预措施的针对性。同时，一线医疗点的建设和健康干预措施的实施，不仅有效解决了基层员工的基本医疗保障问题，还提升了突发医疗事件的应急处理能力。

这一系列创新举措相互配合，形成了一个闭环式的健康管理流程，不仅提升了员工的健康预防意识，也为长庆油田的员工健康工作带来了实质性的进展，最大程度地保障了员工的生命安全和身体健康。

（四）小通诊所：打通百姓看病就医"最后一公里"的创新探索

"小通诊所"是中国通用技术集团积极践行"健康中国"战略的重要成果，致力于打通百姓看病就医的"最后一公里"。通过依托现有的医疗资源，"小通诊所"着力推进统一品牌建设，实现连锁化发展，为百姓提供便捷、优质的医疗健康服务。

"小通诊所"的理念是"五统一"，即统一品牌、统一形象、统一服务、统一标准、统一信息化平台。服务模式丰富多样，集诊疗、体检、保健、健康教育、健康咨询及促进健康的一系列健康管理服务为一体，形成了规模性的医疗健康服务保障能力。同时，通过引入"移动"、"云端"及"移动+数字"等创新元素，"小通诊所"不断完善建设模式，丰富服务内容，建设线上线下一体的大健康服务体系。

截至2024年底，"小通诊所"数量超过500家，服务遍及全国15个省（自治区、直辖市）、25个地级市，覆盖超500万人。涵盖云小通诊所、实体小通诊所和移动小通诊所三种类型，满足不同人群的需求。凭借其便捷、优质的服务，"小通诊所"受到了社会各界广泛赞誉和普遍欢迎。

第三节　企业健康管理的未来展望

在全球经济快速发展的背景下，健康和生产力管理成为企业和社会可持续发展的关键议题。随着城市化进程加速和慢性病高发，如何有效整合健康资源、提升员工健康水平、优化生产力，已成为各界关注的焦点。企业在发展健康管理的同时，将会更关注数字化与智能化健康管理、全方位健康干预措施、环境健康与职业安全、健康教育与宣教活动、政策支持与制度保障以及跨部门合作与资源整合。通过这些措施，企业可以全面提升员工的健康水平，提高工作效率，降低医疗成本，为企业的可持续发展奠定坚实的基础。

1. 智能化与个性化服务　随着科技的进步，企业健康管理将迎来智能化和个性化的浪潮。人工智能、大数据和物联网等新兴技术将被广泛应用于健康管理领域，为员工提供更精准、便捷和高效的服务。

2. 个性化健康计划　未来，健康管理将更加注重个性化，通过分析员工的健康数据、生活方式和行为习惯等因素，为员工量身定制健康计划，包括饮食、运动、睡眠等方面的建议，以更有效地预防疾病和提升健康水平。

3. 数字化健康管理平台　通过数字化平台，企业可以实时监测员工的健康状况，提供个性化的健康指导和干预措施，并及时发现和预警潜在的健康风险。

4. 智能健康设备　可穿戴设备、健康监测设备和健康管理APP等将成为健康管理的重要工具，通过实时监测员工的生理指标和行为数据，为个性化健康管理提供数据支持。

5. 心理健康与压力管理　压力是现代职场不可避免的一部分，但过度的压力会对员工身心健康造成严重损害。企业健康管理将通过压力管理培训、心理疏导、放松技巧等方式，帮助员工有效应对压力，提升心理韧性。同时，关注工作环境的改善，营造积极的工作氛围，也有助于缓解员工压力，提升幸福感和工作效率。

员工帮助计划（EAP）作为一种综合性的心理健康服务，将得到更广泛地应用。EAP通过提供心理咨询、压力管理、职业发展咨询等服务，帮助员工解决工作和生活中的各种问题，提升心理健康水平和工作绩效。

6. 全职业生涯健康管理　企业健康管理将从关注员工的当前健康状况，转向关注员工整个职业生涯的健康管理。从员工入职到退休，提供全面的健康促进、疾病预防、健康风险评估和干预等服务，帮助员工实现全生命周期的健康管理。

全职业生涯健康管理将贯穿员工的整个职业生涯，关注员工在不同阶段的健康需求，提供针对性的健康服务。例如，在员工入职时进行全面的健康评估，帮助员工了解自身健康状况；在工作期间定期进行健康检查和风险评估，及时发现和干预潜在健康问题；在员工退休后，继续提供健康指导和关怀，保障退休员工的健康和生活质量。通过全周期的健康管理，企业不仅可以提升员工的健康水平和工作效率，更能增强员工的归属感和忠诚度，为企业创造更大的价值。

7. 健康企业建设　自党的十八大以来，健康工作已被提升为国家战略，习近平总书记多次强调推进健康中国建设的重要性。从国家层面来看，健康企业建设是推动"健康中国"战略的重要组成部分。健康的劳动力是国家经济和社会发展的基石。

随着中国经济的快速发展，健康问题已成为影响可持续发展的关键因素。通过健康企业建设，可以有效降低慢性病的发病率，提高国民健康水平，从而促进经济的长期稳定增长。从企业层面来看，健康企业建设直接关系到企业的核心竞争力。健康的员工是企业最宝贵的资产，他们的生产力和创新能力是企业持续发展的动力。研究表明，健康管理可以显著提高员工的工作效率，降低医疗成本，改善企业形象和文化。通过健康管理，企业可以减少员工的"亚健康"状态，提高整体生产力，进而提升企业的市场竞争力。从个人层面来看，健康企业建设满足了员工对健康生活的追求。健康不仅是个人的美好愿望，也是实现个人价值和幸福生活的基础。通过企业提供的健康管理服务，员工可以更好地管理自己的健康风险，改善生活方式，提升生活质量。这不仅有助于员工的个人发展，也为企业创造了一个积极向上的工作环境。

健康企业建设是一项系统工程，需要企业长期坚持、不断完善。未来，企业应进一步加强健康管理的宣传引导，提高员工参与度；强化健康干预，尤其是针对慢性病和职业病的预防和管理；提升医疗服务水平，构建便捷高效的医疗救助体系；持续深化健康信息化建设，利用大数据和人工智能等技术手段，实现健康管理的智能化和精准化。同时，企业应继续加强健康文化建设，将健康理念融入企业文化，营造全员参与、共建共享的健康氛围。

参考文献

［1］王陇德. 健康管理师基础知识［M］. 北京：人民卫生出版社，2019.

［2］李江，陶沙，李明，等. 健康管理的现状与发展策略［J］. 中国工程科学，2017，19（2）：8-15.

［3］姚军，刘世征. 健康管理职业导论［M］. 北京：人民卫生出版社，2019.

［4］郑艳泽. 企业健康管理探讨［J］. 医学信息，2009年，22（12）：2679-2682.

第十五章　健康管理的未来发展

健康管理的未来，正迎来一场由数字化、智能化引领的深刻变革。新兴技术将为健康管理注入新的活力，使其更精准、更个性化、更贴近生活。同时，预防为主、全周期管理的理念将成为健康管理的新常态，每个人都将成为自己健康的第一责任人，健康管理将成为我们生命旅程中不可或缺的伙伴，助力人们实现健康、幸福的人生。

第一节　健康管理服务体系发展趋势

一、从"以治病为中心"到"以健康为中心"的转变

随着健康管理理念的深入人心，健康管理服务体系将从传统的"以治病为中心"转向"以健康为中心"。这一转变强调预防为主、防治结合的理念，促进健康管理与医疗服务的深度融合。据统计，实施预防性健康管理可使慢性病发病率降低30%，医疗费用降低20%。

二、数字化、智能化、精准化

数字化、智能化、精准化将是健康管理未来发展不可逆转的趋势。大数据、人工智能、物联网等技术将为健康管理带来革命性的变革。通过可穿戴设备、健康管理APP等智能终端，个体可以实时监测和管理自己的健康数据；人工智能将辅助医生进行更精准的诊断和风险评估，提供个性化的健康管理方案；基因检测和生物标志物监测等技术将使得健康管理更加精准化，真正实现"量体裁衣"式的健康服务。

三、全方位、全周期、连续性

未来的健康管理将覆盖个体全生命周期和健康全过程，涵盖生理、心理、社会等多个维度，实现全方位、连续性的健康呵护。从出生到老年，从健康状态到疾病管理，从家庭到社区，从生活方式到疾病管理，健康管理服务将无处不在，成为人们生活的一部分。提供连续、综合的健康服务，为每个阶段的健康保驾护航。这意味着，我们将从关注单一的疾病治疗，转向对个体全面的身心健康和社会适应能力的关注，实现全方位、全周期的健康管理。

四、整合型、协同化、一体化

健康管理服务将打破部门、学科、行业的壁垒，实现多主体、多学科、多领域的深度融合和协同发展。医疗机构、保险公司、社区组织、科研院所等将紧密合作，医疗机构、健康管理机构、社区、企业、家庭、个人等各方将共同参与，构建一体化的健康管理服务体系，为个人和群体提供无缝衔接、全流程的健康服务。

第二节　健康管理服务体系面临的挑战

尽管健康管理的未来充满希望，但我们也必须清醒地认识到，在实现这一美好愿景的过程中，仍然面临着一些挑战。

一、人才短缺、技术瓶颈

健康管理是一项复杂的系统工程，需要大量具备医学、管理学、信息技术等多学科知识和技能的复合型人才。然而，目前我国健康管理人才队伍建设相对滞后，存在人才短缺、专业能力不足等问题。同时，健康管理涉及的大数据分析、人工智能算法等关键技术尚不成熟，亟需攻克一系列技术难题。

二、服务不均、资源配置不合理

目前，我国健康管理服务主要集中在大中城市，农村和偏远地区的服务供给严重不足。我国地域辽阔，经济发展水平不均衡，导致健康管理服务存在着城乡差距、地区差距等问题。优质的健康管理资源主要集中在大城市，而农村和偏远地区的服务能力相对薄弱。此外，健康管理资源的配置也存在不合理现象，需要进一步优化。

三、政策法规不完善、标准不统一

我国健康管理领域的政策法规体系尚不健全，缺乏系统性、协调性和可操作性。不同地区、不同机构之间的健康管理标准和规范不统一，影响了服务质量和效果。此外，在隐私保护、数据安全等方面也面临诸多法律和道德挑战。同时，健康管理服务的定价、支付等机制也需要进一步完善，以保障服务的可持续性。

第三节　健康管理服务体系发展机遇

尽管面临诸多挑战，但我国健康管理服务体系的发展也面临着难得的机遇。

一、健康中国战略深入实施

健康中国战略的实施，将健康管理提升到前所未有的战略高度。《"健康中国2030"规划纲要》以及"十四五"国民健康规划等重要文件的发布，为健康管理与疾病预防深度融合，促进医养结合发展提供了重要的政策支持。在国家战略的指引下，健康管理将迎来广阔的发展空间。

二、科技创新不断涌现

大数据、人工智能、物联网等新兴技术的快速发展，为健康管理提供了强大的技术支撑。5G、物联网、区块链等新一代信息技术的应用，将推动健康管理模式从经验型向精准型、从被动型向主动型转变。据预测，到2025年，我国数字医疗市场规模将达到5320亿元。这些技术将推动健康管理服务模式的创新，提高服务效率和质量。

三、人民群众健康需求日益增长

随着经济社会发展和人口老龄化加剧，慢性病发病率不断攀升，健康管理需求快速增长。2020年，我国60岁及以上老年人口达到2.64亿，占总人口的18.7%。"未富先老"的国情，为健康管理服务体系建设带来巨大机遇。随着经济社会的发展和人民生活水平的提高，人们对健康的需求日益增长，对健康管理服务的期待也越来越高。这为健康管理行业的发展提供了广阔的市场空间。

第四节　健康管理的发展策略

为了抓住机遇、应对挑战，推动健康管理服务体系的建设，我们可从以下几方面入手。

一、推动产业链建设、完善健康管理服务闭环

健康管理的未来，很大程度上取决于是否能够建立完整的健康服务闭环，将健康监测、评估、指导、干预等服务整合起来，形成一个有机循环的健康管理闭环系统，为个体提供全方位、全周期的健康服务。同时，也要打破医疗、预防、养老等服务之间的壁垒，通过推动医防融合与医养融合，将预防、医疗和养老服务有机结合起来，提供连续性和综合性的健康服务。

二、加强健康管理研究与科技转化、提高服务的精准化和个性化效果

健康管理的精准化和个性化离不开研究和科技转化的支持。首先，需要加大对健康管理领域的科研投入，深入研究影响个体健康的各种因素，包括遗传、环境、生活方式等，解析个体健康的差异性和复杂性。例如，中国科学院开展的"中国人群精准医学研究"项目，通过对10万名中国人的基因组、表型、生活方式等数据进行分析，旨在揭示中国人群的健康特点和疾病风险，为精准化、个性化健康管理提供科学依据。

其次，要加快科技成果在健康管理领域的转化应用。近年来，大数据、人工智能、可穿戴设备等新兴技术为个性化健康管理提供了有力工具。例如，复旦

大学附属中山医院开发了"智慧健康管理系统",通过整合电子病历、体检报告、可穿戴设备数据等多源异构数据,建立个人健康档案,实现健康状况的动态评估和精准预警,为个性化健康干预方案的制定提供依据。类似的科技成果转化有助于将前沿研究转化为精准化、个性化的健康管理服务,让科技惠及大众健康。

此外,精准医学、生物标志物、微生物组等领域的研究进展,也为健康管理的精准化和个性化提供了新的机遇。通过对个体的基因组、蛋白质组、代谢组等多组学数据进行整合分析,可以发现与健康状况和疾病风险相关的生物标志物,实现疾病的早期预警和精准防控。对个体肠道微生物组的研究也表明,通过调节肠道菌群结构,可以有效改善肥胖、糖尿病等代谢性疾病,为个性化健康管理提供了新的思路和方法。

研究和科技转化是推动健康管理精准化、个性化的关键动力。我们要加强健康管理领域的科研攻关,加快科技成果转化,用先进的技术手段赋能健康管理服务,不断提升健康管理的针对性和有效性,为民众提供更加优质、个性化的健康管理服务,提高国民健康水平。

三、开展服务体系创新,建设健康管理服务的中国模式

为了满足大众日益增长的健康服务需求,我们亟需探索出一条符合国情的健康管理之路,打造"病有所医、健有所管"的健康生态,营造"医疗治病,健管防病"的社会氛围。这也需要我们从健康管理的功能定位、内涵外延、使命任务、模式路径、标准规范等多个维度进行深入研究,建立起完善的专业理论体系、人才培训体系、技术创新体系、行业标准体系和产业规范体系。同时,要积极探索具有中国特色的健康管理方案,构建起覆盖个人、家庭、社区、省市乃至全国的健康管理服务网络,让每个人都能享受到便捷、优质的健康管理服务。

在建设健康管理服务的中国模式过程中,我们需要坚持"以健康为导向、以管理为抓手"的理念,将"寓治于管、三分治七分管、治管联动"的原则贯穿始终,通过早防早管,打造"病要早防,健要早管"的健康生态,营造"医疗治病,健管防病"的社会氛围。

四、加快人才培养与队伍建设

加快人才培养与队伍建设是推动健康管理行业发展的关键步骤。当前,健康管理领域普遍面临机构执行能力不足和人员短缺的问题。为解决这些问题,需要从以下两个方面着手:

1. 提升现有从业人员职业技能和岗位能力　目前，我国健康管理从业人员的专业水平参差不齐。因此，有必要明确健康管理师、营养师、心理咨询师等职业在健康管理服务中的职责和工作范围，并开展以职业技能和岗位能力提高为主的培训，使其具备执业资质后上岗。同时，鼓励卫生医疗系统从业人员，尤其是经验丰富的护理人员，通过培训转岗为健康管理专业人员，充分发挥他们的经验优势。

2. 培养专业健康管理人才　为满足日益增长的健康管理需求，我们需要大力培养专业人才。鼓励医学院校开设健康管理课程甚至专业，培养具备扎实理论基础和实践能力的专科及本科毕业生。我国已有百余家院校开设健康管理相关专业，教育系统应加大学历教育力度，深化产教融合、校企合作，构建院校教育、毕业后教育、继续教育三阶段有机衔接的人才培养培训体系。同时，宣传和引导其他医学专业毕业生从事健康管理相关职业，拓宽健康管理人才的来源渠道。

健康管理的未来，犹如一幅徐徐展开的画卷，描绘着科技与人文交织的崭新图景。健康管理的未来充满机遇和挑战。我们将见证一个更加智能化、个性化、全方位、预防为主的健康管理新时代的到来。在这个时代，每个人都将成为自己健康的第一责任人，而健康管理将成为我们生命旅程中不可或缺的伙伴，助力我们实现健康、幸福的人生。让我们共同迎接这个健康管理的春天！

参考文献

［1］王陇德. 健康管理概论. 健康管理师基础知识［J］. 北京：人民卫生出版社，2019.

［2］王秀峰. 健康中国战略背景下强化全民健康管理的若干思考［J］. 中华健康管理学杂志，2020，14（2）：105-109.

［3］李江，陶沙，李明，等. 健康管理的现状与发展策略［J］. 中国工程科学，2017，19（2）：8-15.

［4］姚军，刘世征. 健康管理职业导论［M］. 北京：人民卫生出版社，2023.

［5］郑艳泽. 企业健康管理探讨［J］. 医学信息，2009，22（12）：2679-2682.